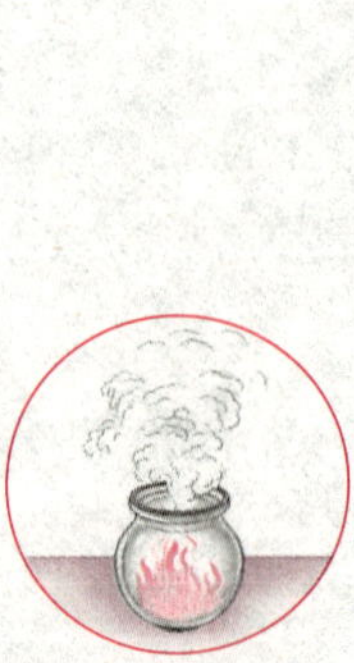

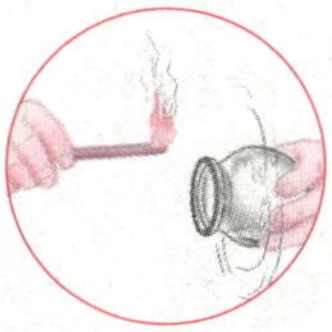

拔罐对症治疗保健全书

张威 ○ 编著

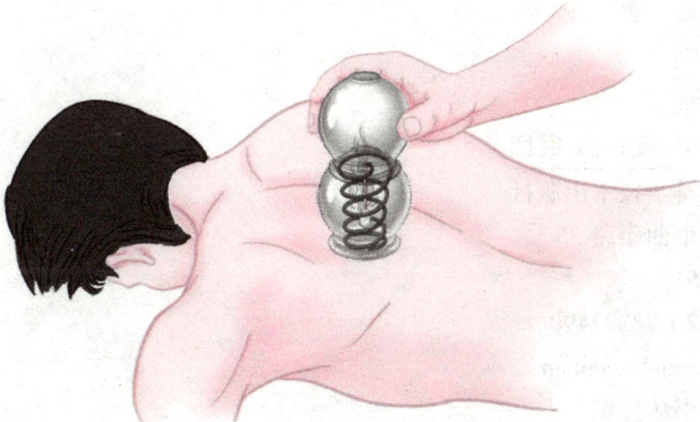

天津出版传媒集团
天津科学技术出版社

图书在版编目（CIP）数据

拔罐对症治疗保健全书 / 张威编著 .—天津：天津科学技术出版社，2014.1（2021.4 重印）
ISBN 978-7-5308-8717-2

Ⅰ . ①拔… Ⅱ . ①张… Ⅲ . ①拔罐疗法 Ⅳ . ① R244.3

中国版本图书馆 CIP 数据核字（2014）第 007761 号

拔罐对症治疗保健全书
BAGUAN DUIZHENG ZHILIAO BAOJIAN QUANSHU
策划编辑：刘丽燕　张　萍
责任编辑：孟祥刚
责任印制：兰　毅
出　　版：天津出版传媒集团 / 天津科学技术出版社
地　　址：天津市西康路 35 号
邮　　编：300051
电　　话：（022）23332490
网　　址：www.tjkjcbs.com.cn
发　　行：新华书店经销
印　　刷：三河市万龙印装有限公司

开本 720 × 1020　1/16　印张 16　字数 300 000
2021 年 4 月第 1 版第 2 次印刷
定价：45.00 元

前言

拔罐疗法，又称“火罐气”“角法”，是一种以杯罐作工具，利用燃烧、抽气等方法，排出罐内空气，造成罐内负压，使其吸附于人体特定穴位，通过对经络、穴位的吸拔作用，将毛孔吸开并使皮肤充血，使体内的病理产物从皮肤、毛孔中被吸出体外，最终达到扶正祛邪、调整阴阳、疏通经络、调节脏腑、散寒除湿、行气活血的目的，被称为21世纪的“自然疗法”或“绿色疗法”。

考古发现，早在西汉时期，中国就已经有了拔罐疗法。到晋、唐时代就已非常流行用火罐疗病了。唐以后的医家们，不仅继承了先人的成果，而且还进一步发展了拔罐疗法，使之发挥出了更大的作用。比如，宋代的医家就将拔罐疗法的适应证扩大到了内科疾病中。新中国成立后，拔罐疗法取得了更大的发展，临床应用从比较单一的范围已经扩展到内、外、妇、儿、骨、皮肤、五官等诸多分科。不仅如此，拔罐疗法还走出国门，受到了世界各国人民的喜爱。总之，拔罐疗法已经被越来越多的人所接受。

拔罐疗法如此受人们喜爱，是因为生活中的很多常见病都可以通过拔罐得到有效的治疗，不用吃药，不用打针，更不用开刀，还没有什么副作用，而且操作起来简单，最主要的是许多常见病短时间内就会治好，疗效又比较显著。例如：有人因受风寒感冒了，还发着高烧，感觉腰酸背痛，家里有经验的老人就会找一个适合的茶杯或罐头瓶，找一张纸，折一下，点着后往杯子或罐子里一放，然后迅速扣在患者的后颈或两肩上。不一会儿工夫，被罐子覆盖部位的皮肉就会鼓起来，像个正在炙烤着的小面包一样。15～20分钟后，用示指或拇指把罐子边缘的皮肤向下一按，罐子就拿下来了。这样一来，感冒很快就会好转。一般情况下，小病吸拔一次就好了；老毛病可多吸拔几次，症状就会缓解，甚至治愈。

本书共分十章，分别讲述了拔罐疗法基础知识、拔罐与经络、拔罐疗法实践操作、内科疾病拔罐治疗方法、外科疾病拔罐治疗方法、妇科疾病拔罐治疗方法、儿科疾病拔罐治疗方法、皮肤科疾病拔罐治疗方法、五官科疾病拔罐治疗方法和美容科拔罐治疗方法。全书采用了读者易读、易学、易懂的图解形式，将拔罐的过程、手法、技巧以及穴位的准确位置展现的一览无余，使读者一目了然，一学就会，一看就懂，一用就灵，既节省了时间，又能准确操作，更适合家庭保健治疗使用。

使用说明

标题：

也就是疾病名称，显示本节拔罐疗法将要治疗的疾病。

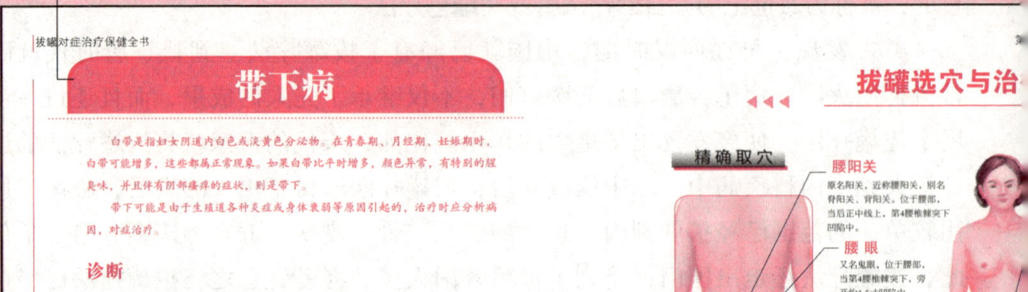

带下病

白带是指妇女阴道内白色或淡黄色分泌物。在青春期、月经期、妊娠期时，白带可能增多，这些都属正常现象。如果白带比平时增多，颜色异常，有特别的腥臭味，并且伴有阴部瘙痒的症状，则是带下。

带下可能是由于生殖道各种炎症或身体衰弱等原因引起的，治疗时应分析病因，对症治疗。

诊断

（1）由滴虫性阴道炎引起的带下症症状：黄白色泡沫状白带，有酸臭味，大多外阴瘙痒或刺痛，有爬虫感，白带多。做阴道检查时可发现阴道壁充血，有时可有红点，在显微镜下白带中可找到滴虫。

（2）由霉菌性阴道炎引起的带下症症状：乳白色凝块状白带，有时外阴剧痒或刺痛，白带多。做阴道检查时可发现阴道壁上有一层白膜，不易擦去，擦去后可见阴道壁充血，在显微镜下白带中找到霉菌。

（3）由慢性宫颈炎引起的带下症症状：黏稠，黄脓样分泌物，有时有赤带。做阴道检查时可发现患者下腹部会胀痛不适，腰酸或无症状，宫颈有不同程度的糜烂或增生肥大，有小囊肿、息肉。

选穴及治疗方法

刺络罐法

所选穴位：腰阳关、腰眼、八髎。

治疗方法：让患者取俯卧位并对穴位皮肤进行常规消毒，然后用三棱针迅速刺入穴中，出针后立即用闪火法将火罐吸拔在穴位上，留罐10~15分钟。每隔3~4日作1次这样的治疗，7次为1个疗程。

艾灸罐法

所选穴位：关元、曲骨、足三里、丰隆。

治疗方法：让患者取仰卧位，先用艾灸每个穴位10分钟，灸后再以闪火法将火罐吸拔在穴位上，留罐10~15分钟。每隔1~3日1次。

拔罐选穴与治

精确取穴

取穴技巧速查索引

腰阳关穴见29页	次髎穴见29页
腰眼穴见31页	关元穴见26页
上髎穴见29页	曲骨穴见25页
中髎穴见29页	足三里穴见34页
下髎穴见29页	丰隆穴见34页

选穴及操作步骤

刺络罐法　腰阳关　腰眼　八髎（指人体双侧上髎　次髎

刺络罐法操作步骤：

让患者取俯卧位并对穴位皮肤进行常规消毒 → 用三棱针迅速刺入穴中 → 出针后立即用闪…穴位上，留罐10

艾灸罐法　关元　曲骨　足三里　丰隆

艾灸罐法操作步骤：

让患者取仰卧位 → 用艾灸每个穴位10分钟 → 灸后再以闪…穴位上，留…

精彩正文：

简便明了的文字清晰地阐述了每种疾病的症状和拔罐疗法的具体操作步骤。

最新国际标准穴位和取穴法，形象地、直观地和准确地展现了穴位的精确位置。

颈椎病

尔颈椎综合征，是一种以退行性病理改变为基础的疾病，是颈椎骨
颈椎炎、颈神经根综合征、颈椎间盘脱出症的总称。

的主要症状是头、颈、肩、背、手臂酸痛，脖子僵硬，活动受限。
头枕部和上肢，有的伴有头晕，重者伴有恶心呕吐。有的一侧面
异常。肩背部有沉重感，上肢无力，手指发麻，肢体皮肤感觉减
有时不自觉地握物落地。另一些病人下肢无力，步态不稳，双脚
棉花的感觉。
病累及交感神经时，可出现头晕、头痛、视力模糊，双眼发胀、
、耳鸣、耳堵、平衡失调、心动过速、心慌，胸部紧束感，有的
等症状。有少数人出现大、小便失控，性功能障碍，甚至四肢瘫
，发音困难等症状。

疗方法

椎。
患者在椅子上倒座以充分暴露背部，在对穴位皮肤进行消毒后，
，以轻微出血为度，然后再用闪火法将大号火罐吸拔在大椎穴
钟，以被拔罐部位充血发紫，并有少量瘀血和黏液（5~10毫升）
的治疗两日1次，10次为1个疗程。

杼。
患者取坐位，先用双手在大杼穴周围向中央部位挤压，以使血液
在对穴位皮肤进行常规消毒后，先捏紧穴位皮肤，然后将三棱针
分深，出针后用闪火法将罐吸拔在点刺穴位上，以渗血为度，留
日1次，10次为1个疗程，每个疗程之间间隔1周时间。

拔罐选穴与治疗方法

精确取穴

大椎
位于人体背部，第7颈椎与第1胸椎棘突之间即是。

大杼
位于人体背部，当第1胸椎棘突下，旁开1.5寸处即是。

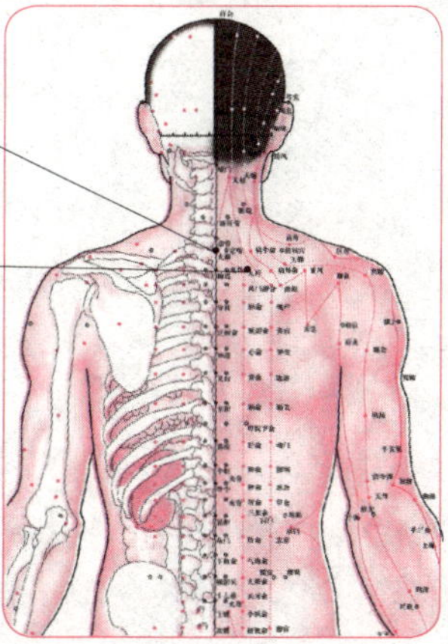

取穴技巧速查索引

大椎穴见24页
大杼穴见28页

选穴及操作步骤

刺络罐法 1 大椎

刺络罐法①操作步骤：
让患者在椅子上倒座以充分暴露背部 → 对穴位皮肤进行消毒 → 用梅花针重叩穴位，以轻微出血为度 → 用闪火法将大号火罐吸拔在大椎穴位上，留罐10~15分钟，以拔罐部位充血发紫，并有少量瘀血和黏液（5~10毫升）拔出为度

刺络罐法 2 大杼

刺络罐法②操作步骤：
让患者取坐位 → 用双手在大杼穴周围向中央部位挤压，以使血液聚集于针刺部位 → 对穴位皮肤进行常规消毒 → 捏紧穴位皮肤，将三棱针迅速刺入穴位1~2分深 → 出针后用闪火法将罐吸拔在点刺穴位上，以渗血为度，留罐10~15分钟

113

拔罐流程表格：

直观的流程表格，使复杂的拔罐操作步骤一目了然。

穴位速查索引：

按照索引的指导，本节出现的每一个穴位都可以找到简便的取穴技巧。

目 录

第一章 拔罐疗法基础知识

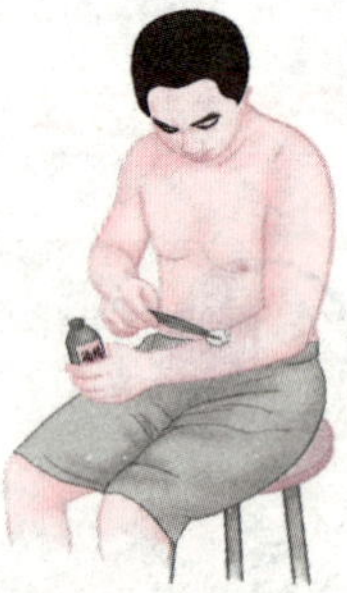

第二章 拔罐与经络

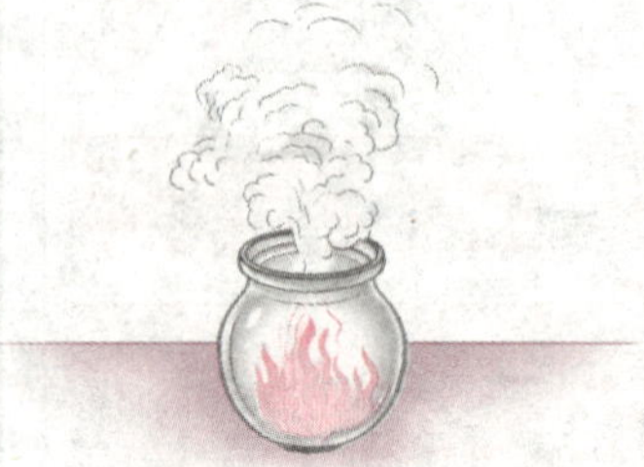

第三章 拔罐疗法实践操作

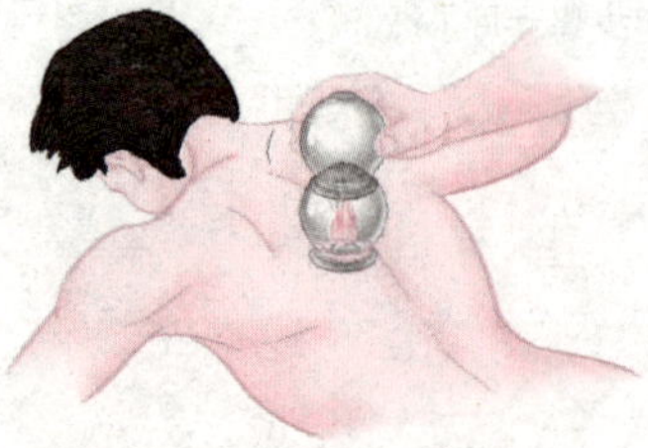

第四章 内科病症拔罐疗法

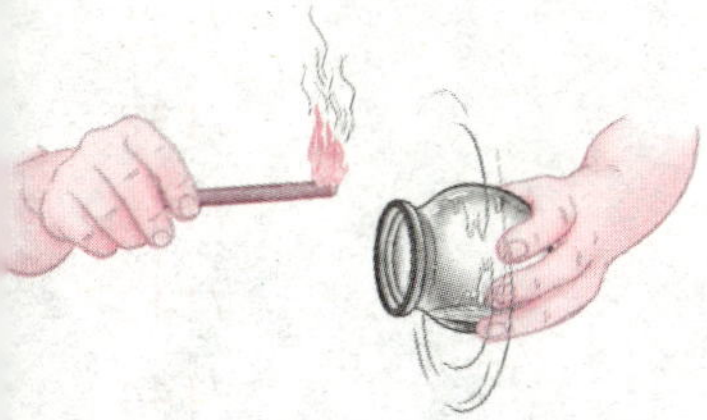

第五章 外科病症拔罐疗法

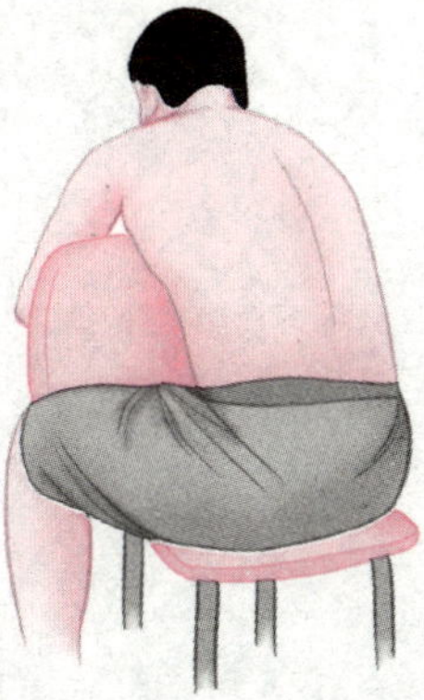

第六章 妇科病症拔罐疗法

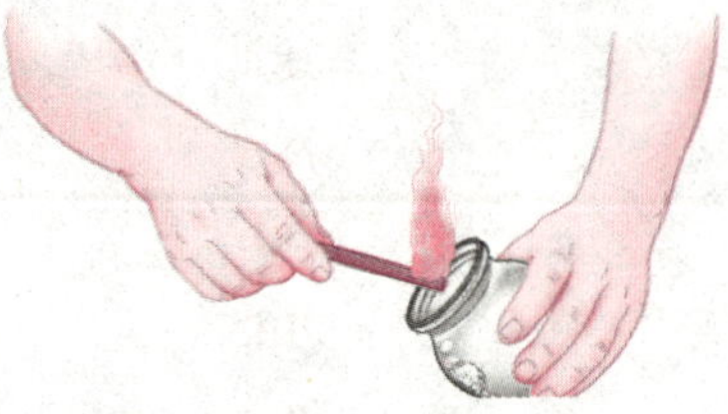

第七章 儿科病症拔罐疗法

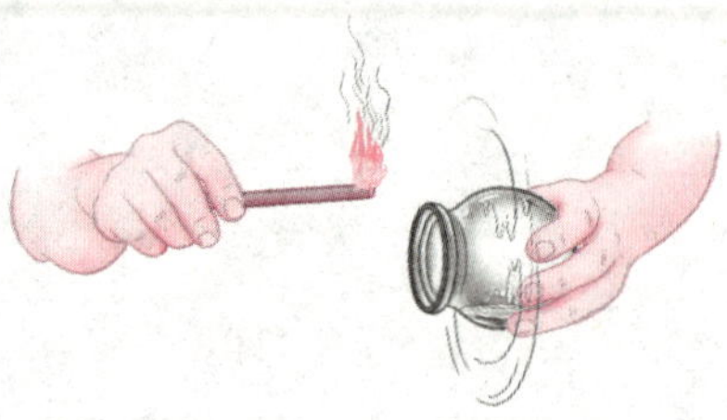

第八章 皮肤病拔罐治疗

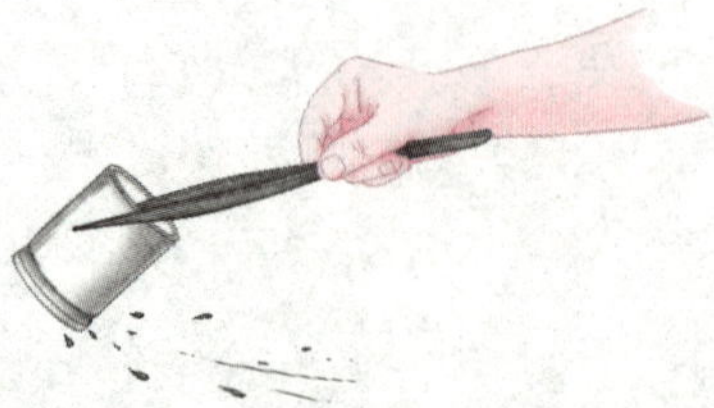

第九章 五官科病症拔罐疗法

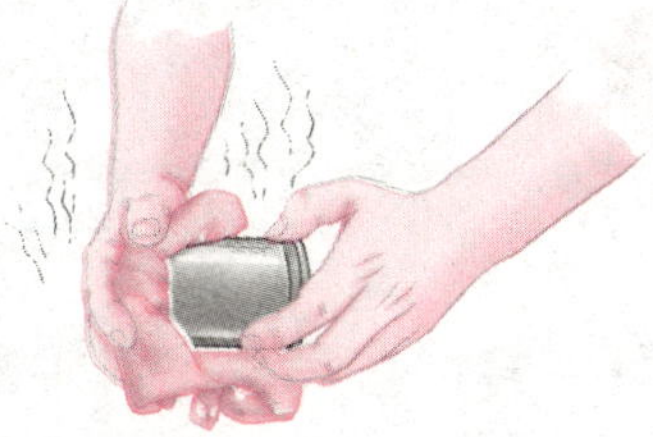

第十章 美容拔罐疗法

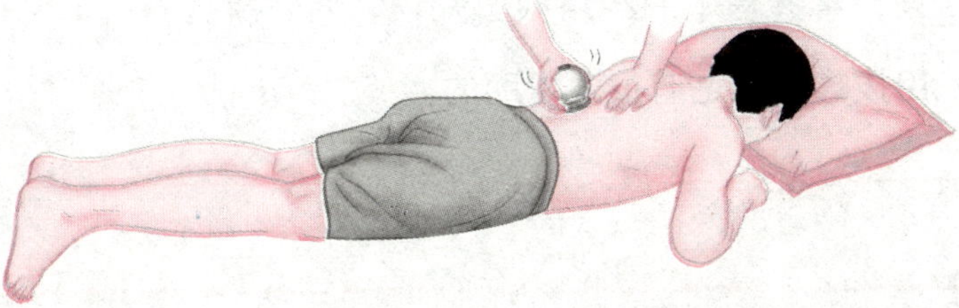

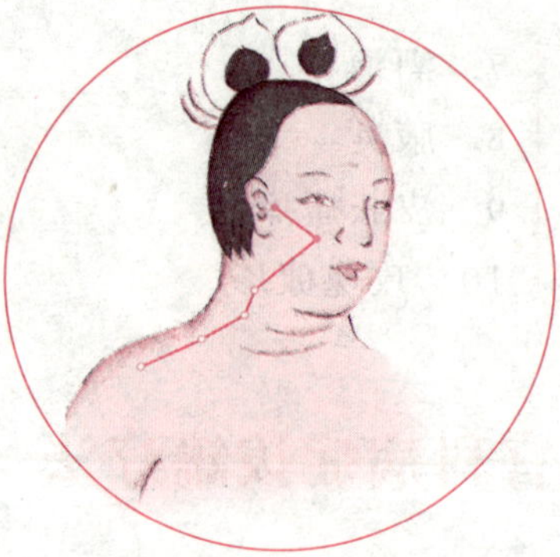

拔罐与十二经脉

人体内存在着一个完整的经络系统，这个系统营运气血，濡养周身的组织器官，从而保证人体健康、有序地运行。拔罐疗法正是通过罐具吸拔于人体经络上分布的特定穴位来治疗疾病的，治疗时只有准确地刺激经络穴位，才能收到良好的治疗效果。正因为拔罐与经络系统之间存在着非常密切的关系，所以对人体经络系统有一个基本的认识就显得尤为重要。此处，我们就对人体的主要经络系统——十二经络系统作一介绍，标明每一条经络上的所有穴位以及其主要治疗范围。总之，掌握基本的经络穴位知识，对正确应用拔罐疗法是有很大帮助的。

手太阴肺经

主治： 呼吸系统疾病以及本经脉所经过部位的病症。

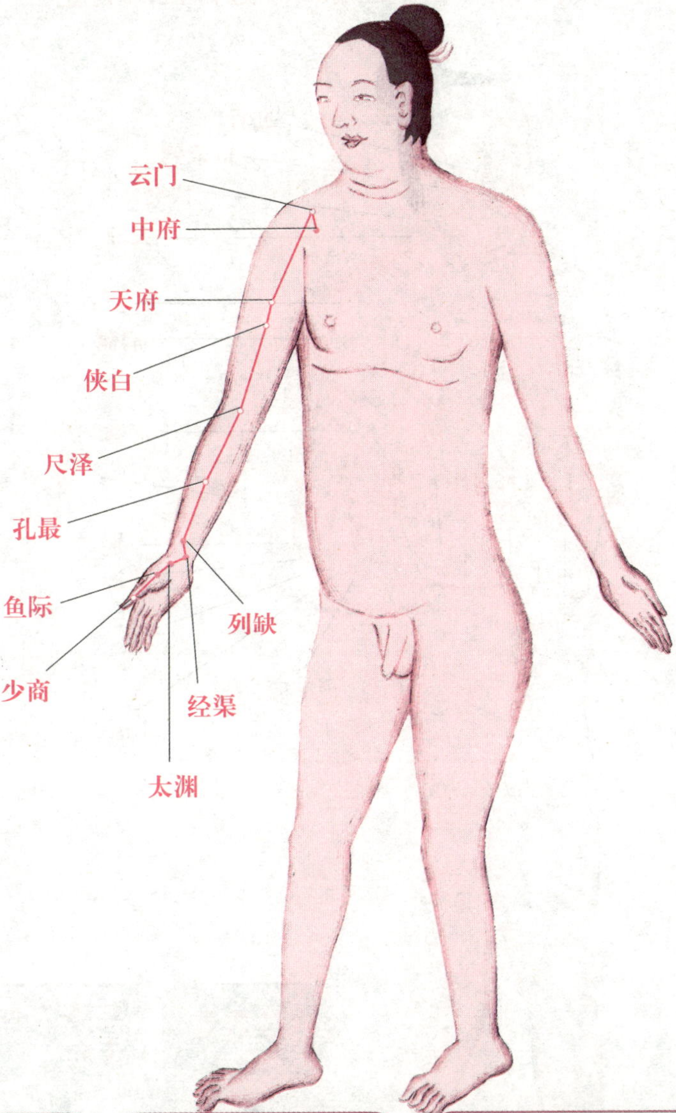

穴位数量	经络穴位走向	穴位分布
11个	首穴中府 末穴少商	2个穴位是在前胸上部，其他9个分布在上肢掌面桡侧

手阳明大肠经

主治： 眼、耳、口、牙、鼻、咽喉等器官病症，胃肠等腹部疾病、热病和本经脉所经过部位的病症。

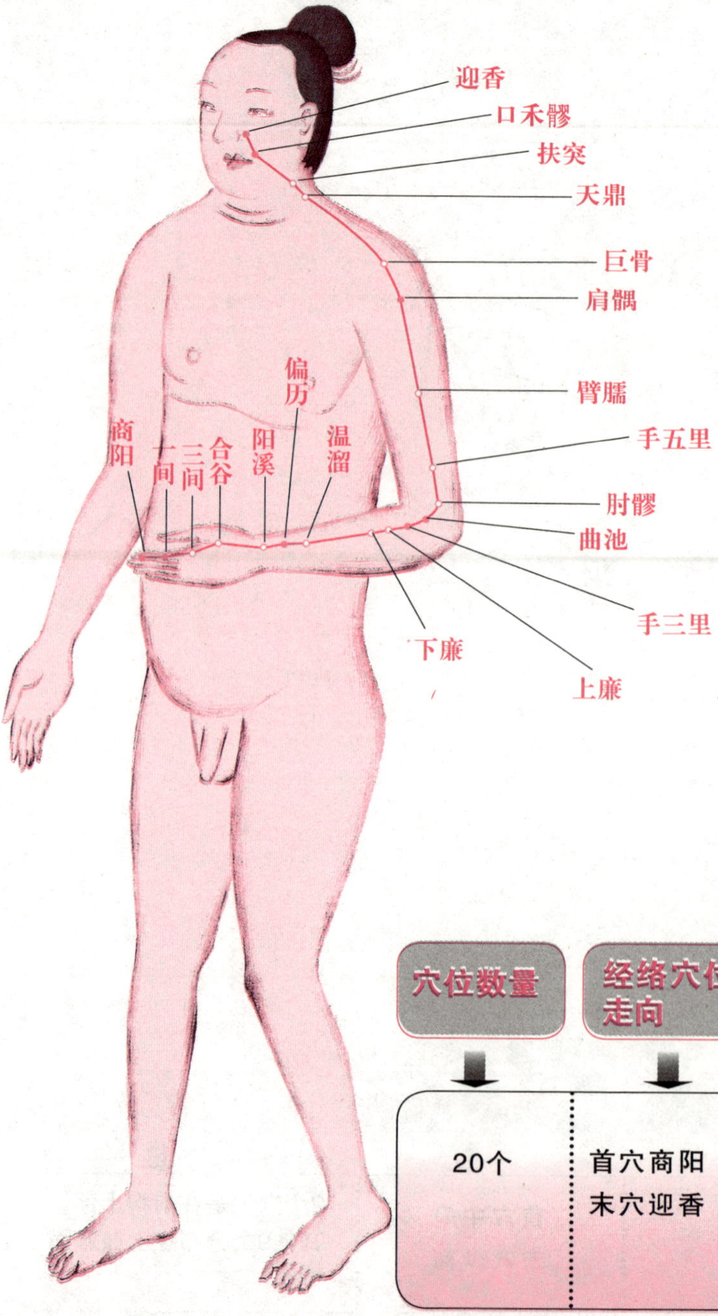

穴位数量	经络穴位走向	穴位分布
20个	首穴商阳 末穴迎香	5个穴位在颈、面部，其他15个则分布在上肢背面的桡侧

足阳明胃经

主治： 胃肠等消化系统，神经系统，呼吸系统，循环系统和头、眼、鼻、口、齿等器官病症和本经脉所经过部位的病症。

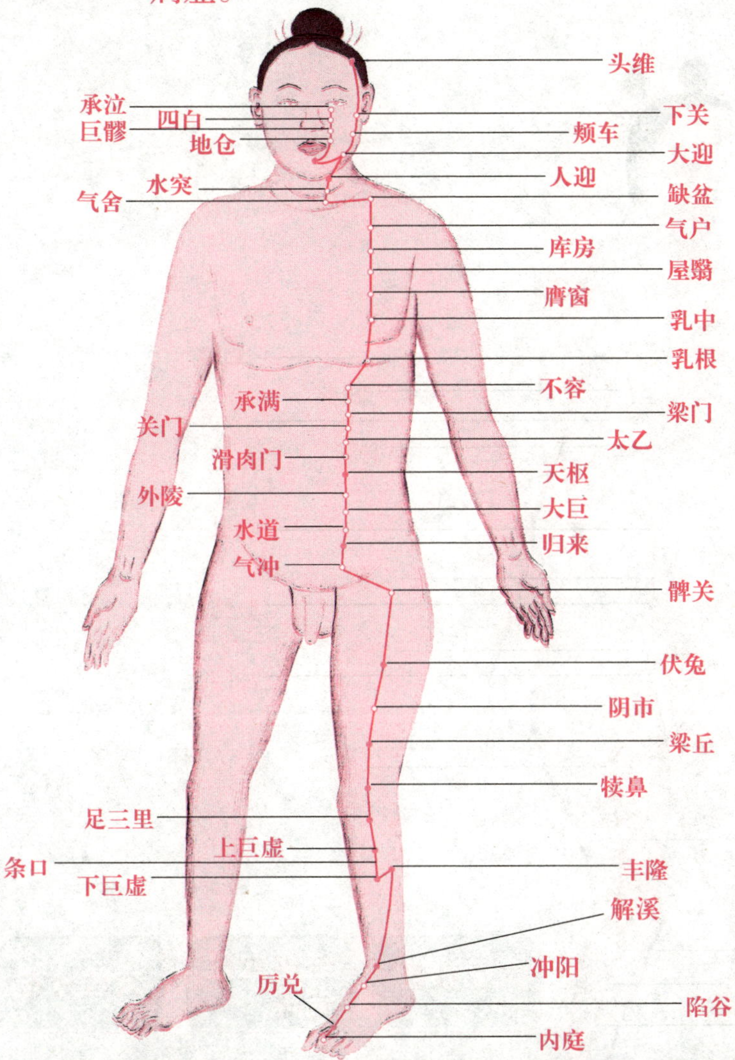

穴位数量	经络穴位走向	穴位分布
45个	首穴承泣 末穴厉兑	30个穴位在腹、胸部和头面部，而其他15个则分布在下肢的前外侧面。

足太阴脾经

主治： 脾、胃等消化系统病症。例如黄疸、身重无力、舌根强痛及下肢内侧肿痛、厥冷等。

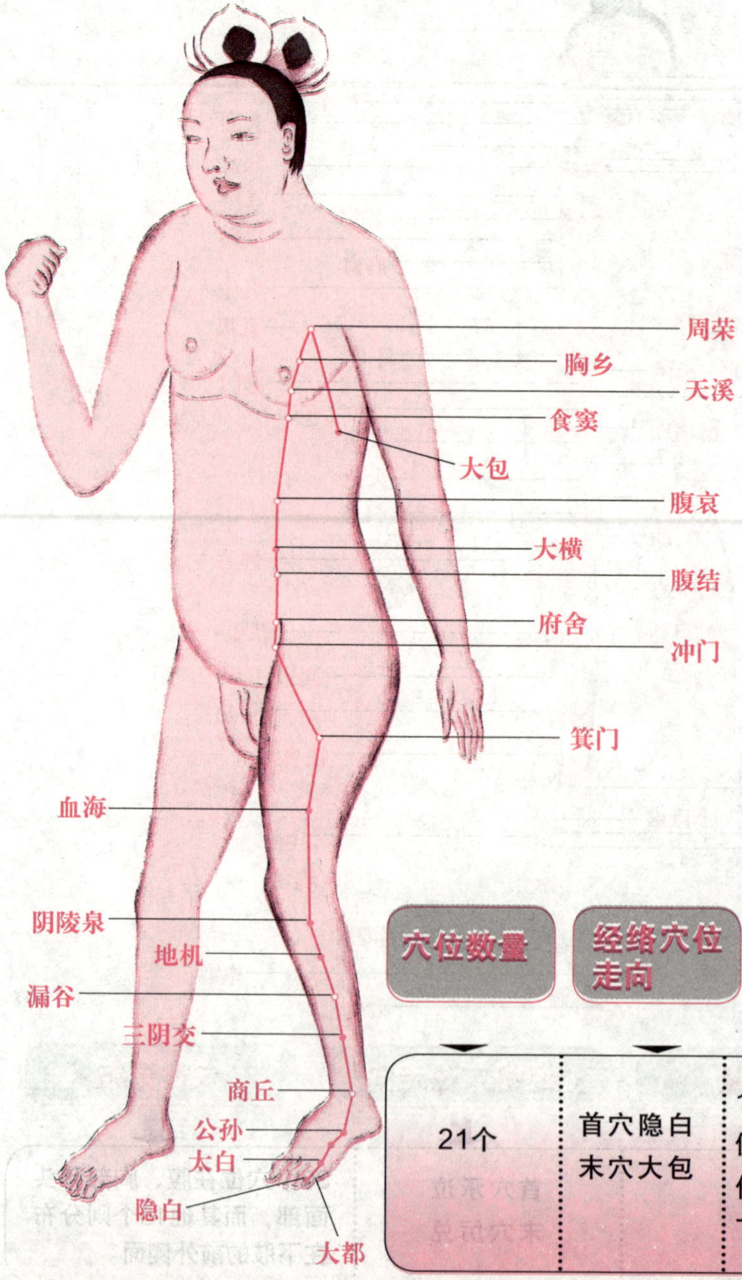

穴位数量	经络穴位走向	穴位分布
21个	首穴隐白 末穴大包	10个穴位分布在侧胸腹部，而其他11个则分布在下肢内侧面

手少阴心经

主治: 胸、心、循环系统病症、神经精神系统病症以及经脉循行所过部位的病症。

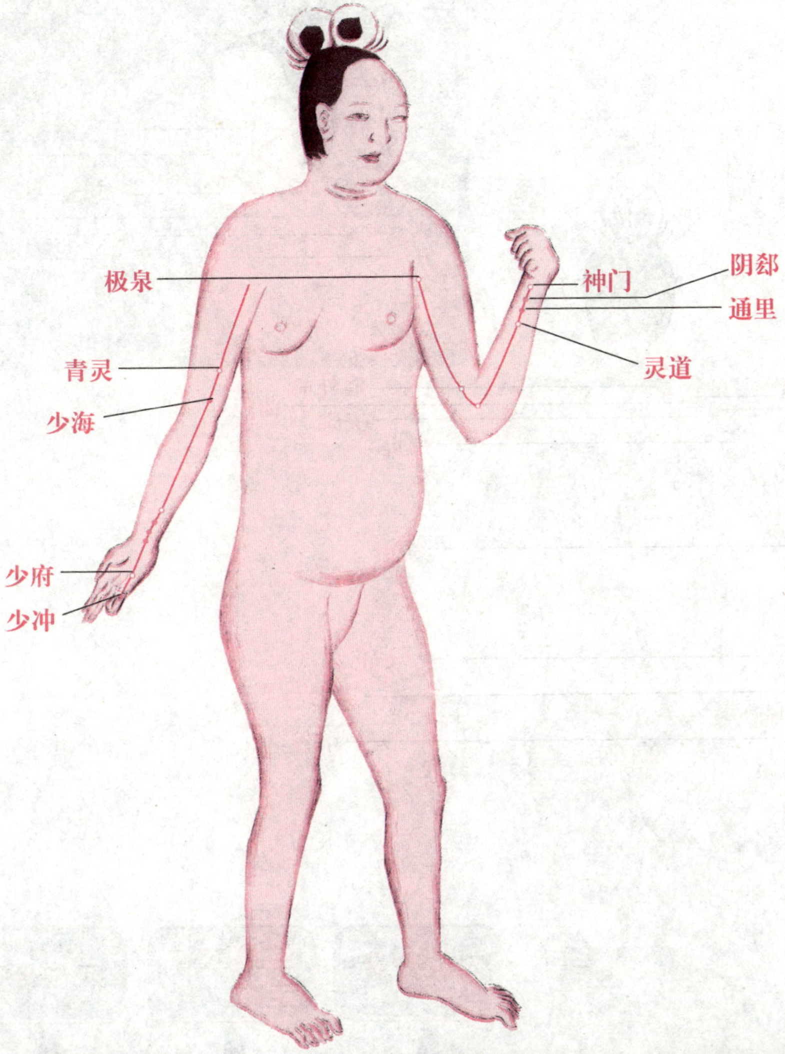

穴位数量	经络穴位走向	穴位分布
9个	首穴极泉 末穴少冲	1个穴位在腋窝部，而其他8个穴位则位于上肢掌侧面的尺侧

手太阳小肠经

主治： 腹部小肠与胸、心、咽喉病症，神经方面病症，头、颈、眼、耳病症，热病和本经脉所经过部位的病症。

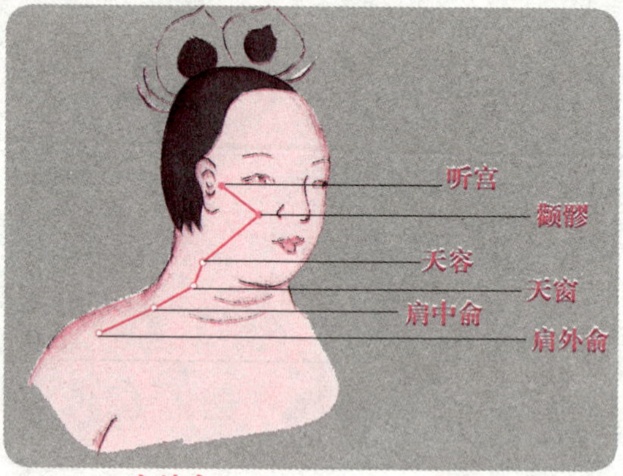

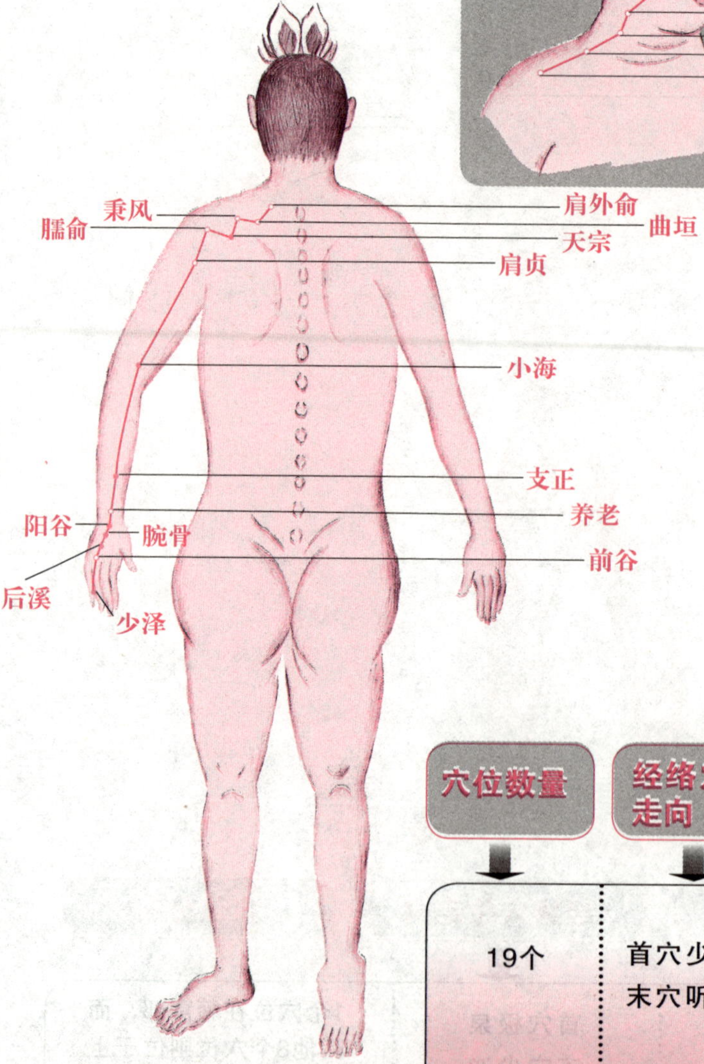

穴位数量	经络穴位走向	穴位分布
19个	首穴少泽 末穴听宫	8个穴位分布在上肢背面的尺侧，11个穴位在肩、颈、面部

足太阳膀胱经

主治： 泌尿生殖系统、精神神经系统、呼吸系统、循环系统、消化系统的病症及本经所过部位的病症。

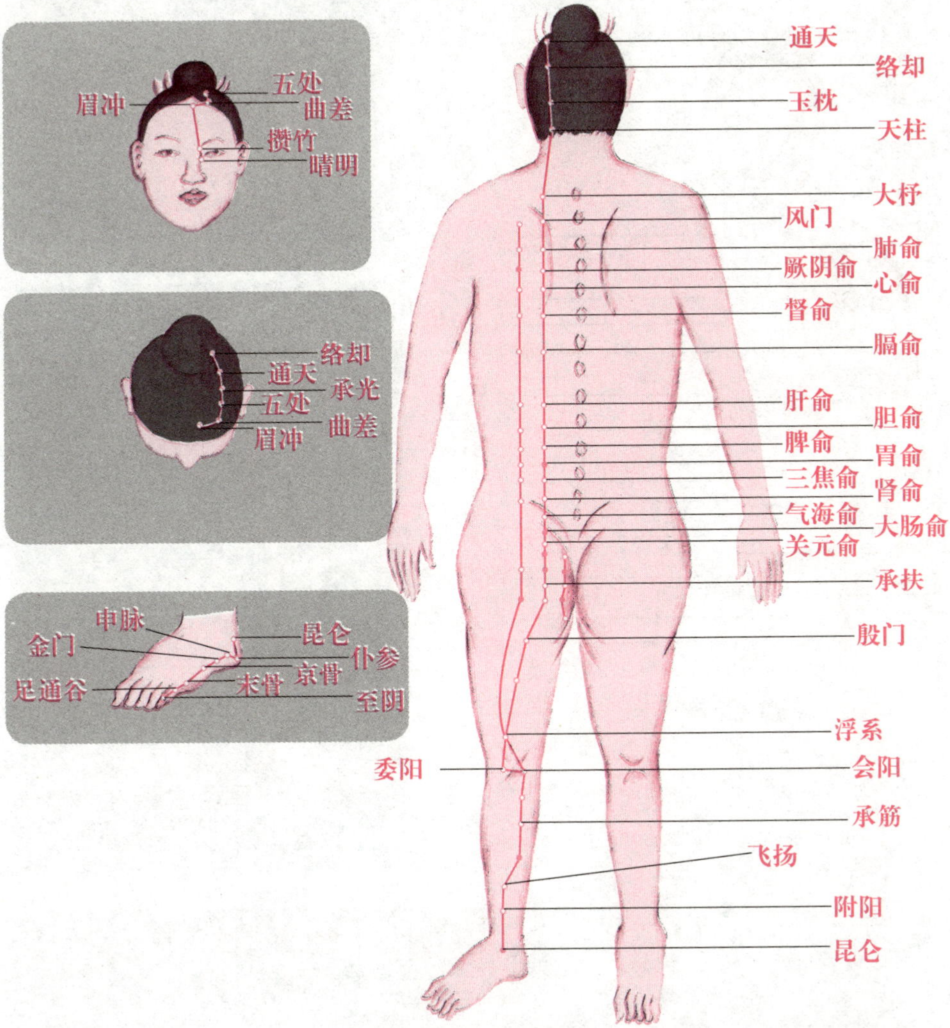

穴位数量	经络穴位走向	穴位分布
67个	首穴睛明 末穴至阴	49个穴位分布在头面部、项背部和腰背部，18个穴位分布在下肢后面的正中线上和足的外侧部

足少阴肾经

主治： 泌尿生殖系统、精神神经系统、呼吸系统、消化系统、循环系统等病症和本经所过部位的病症。

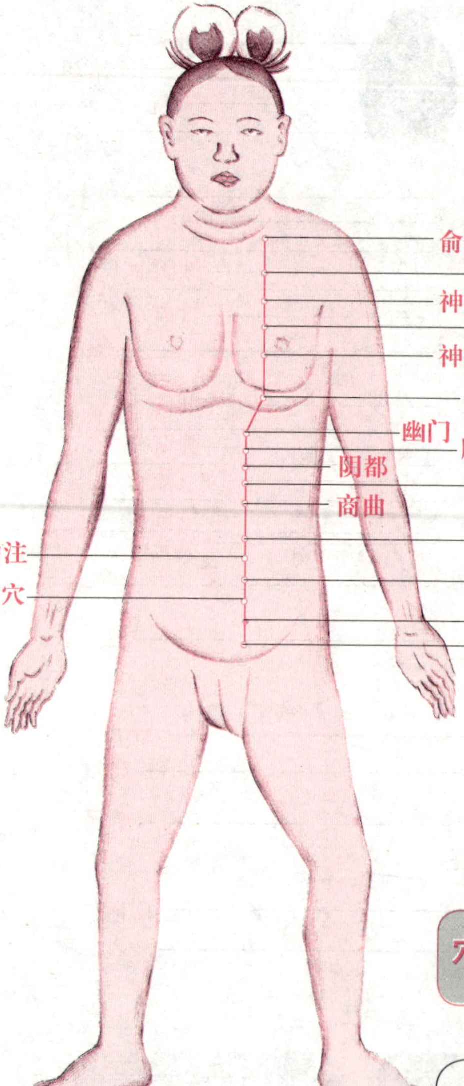

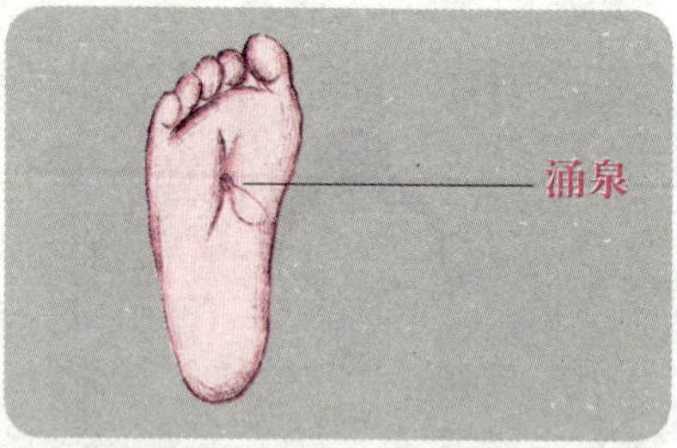

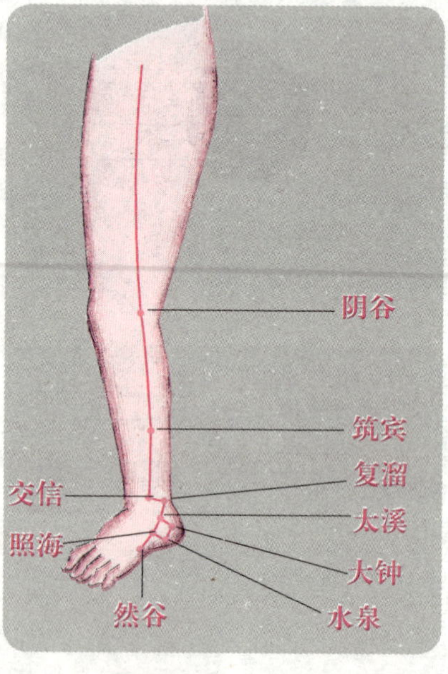

穴位数量	经络穴位走向	穴位分布
27个	首穴涌泉 末穴俞府	10个穴位分布在下肢内侧，17个穴位分布在胸腹部前正中线的两侧

手厥阴心包经

主治： 胸部、心血管系统、精神神经系统和本经经脉所经过部位的病症。

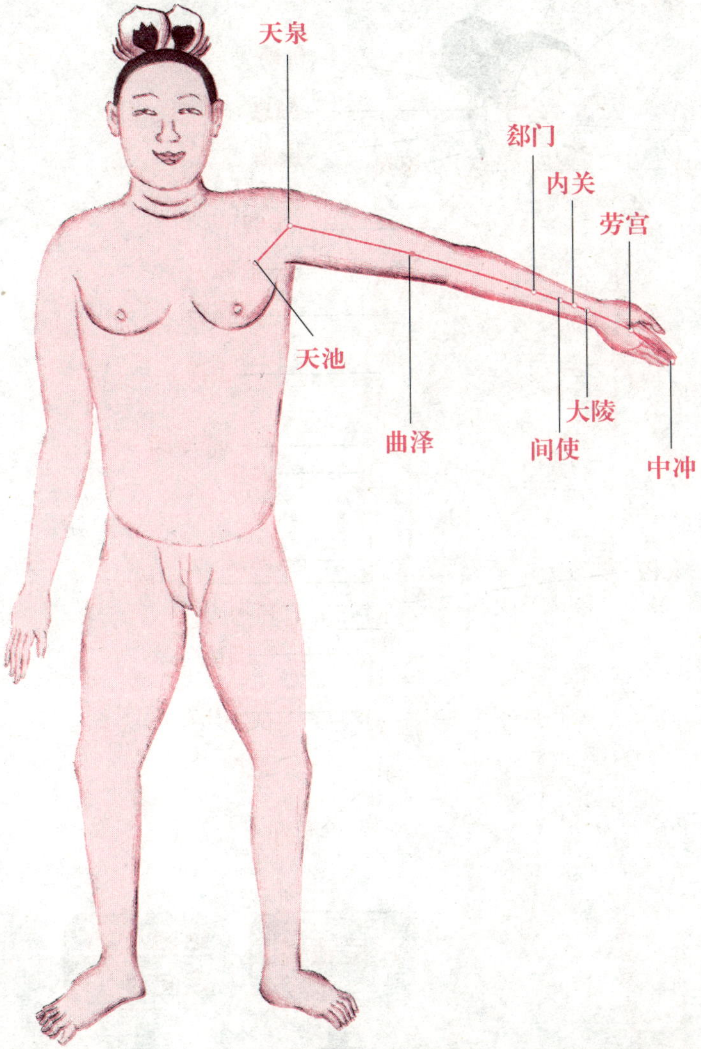

穴位数量	经络穴位走向	穴位分布
9个	首穴天池 末穴中冲	8个穴位分布在上肢掌面，1个穴位在前胸上部

手少阳三焦经

主治： 热病、头面五官病证和本经经脉所经过部位的病症。

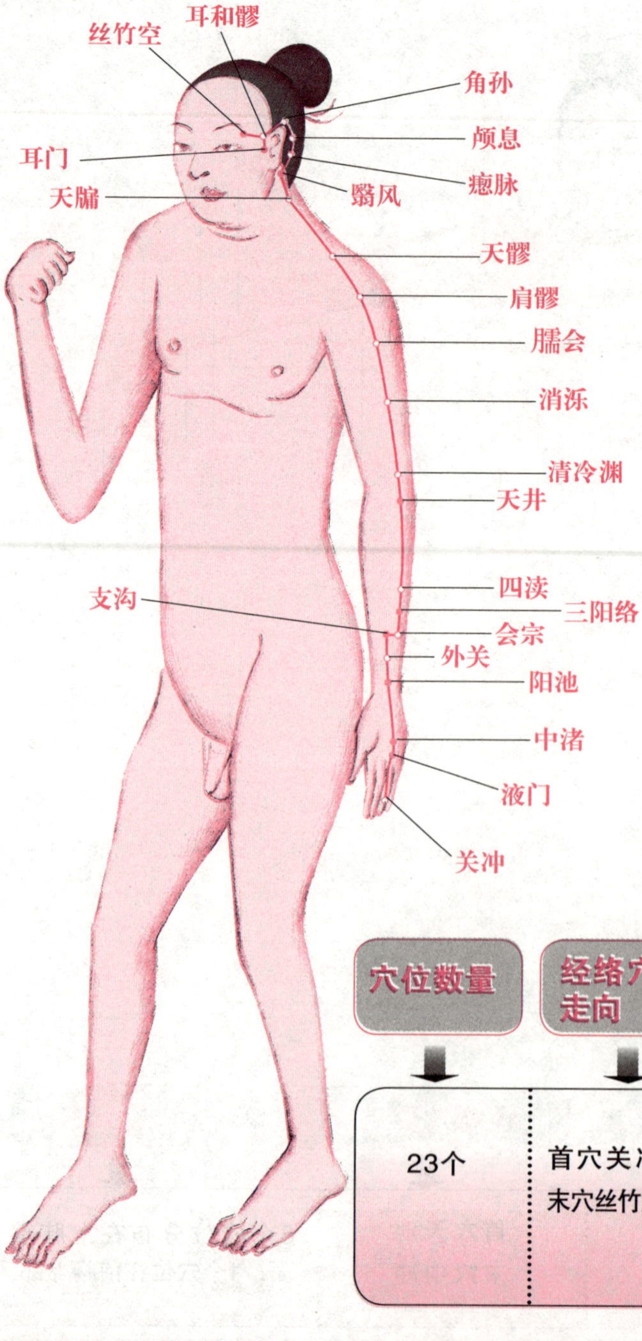

穴位数量	经络穴位走向	穴位分布
23个	首穴关冲 末穴丝竹空	13个穴分布在上肢背面，10个穴在颈部，耳翼后缘，眉毛外端

足少阳胆经

主治： 头面五官病症、神志病、热病以及本经脉所经过部位的病症。

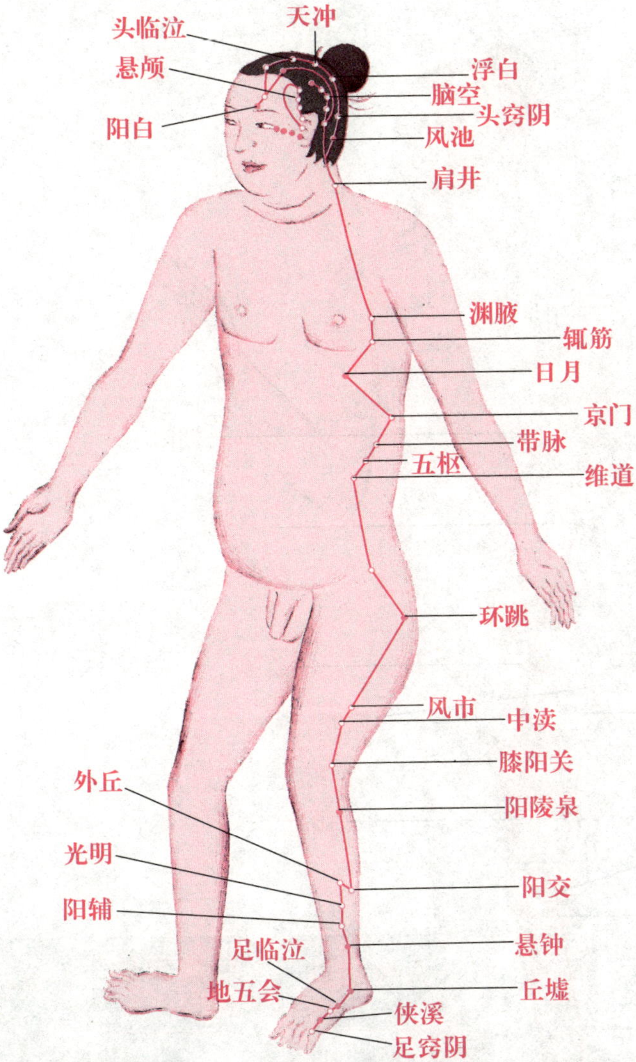

穴位数量	经络穴位走向	穴位分布
44个	首穴瞳子髎 末穴足窍阴	15个穴位分布在下肢的外侧面，29个穴位在臀、侧胸、侧头部

足厥阴肝经

主治: 肝胆病症、泌尿生殖系统、神经系统、眼科疾病和本经经脉所经过部位的疾病。

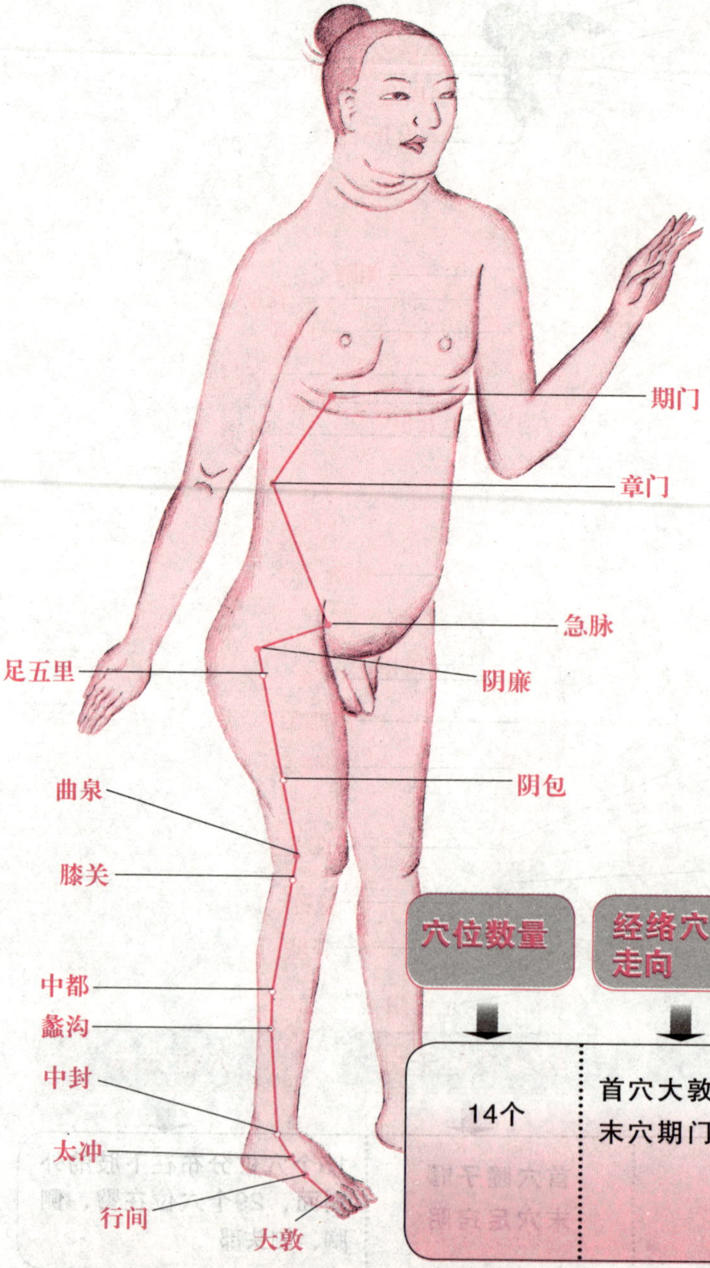

穴位数量	经络穴位走向	穴位分布
14个	首穴大敦 末穴期门	2穴分布于腹部和胸部，12穴在下肢部

穴位速查图集

头面颈项部

风池穴

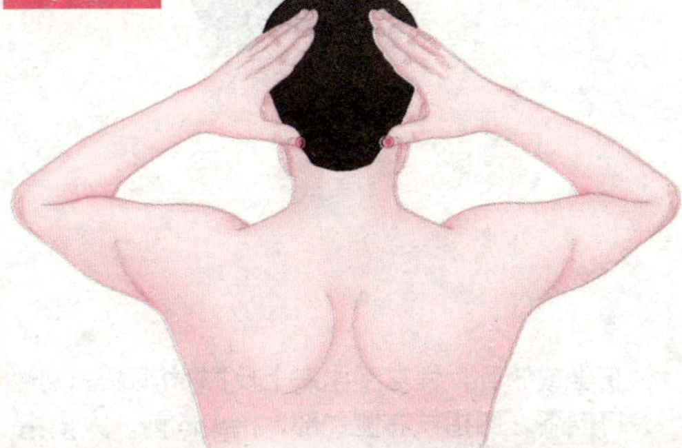

正坐，举臂抬肘，肘约与肩同高，屈肘向头，双手置于耳后，掌心向内，指尖朝上，四指轻扶头（耳上）两侧。大拇指指腹位置的穴位即是。

四白穴

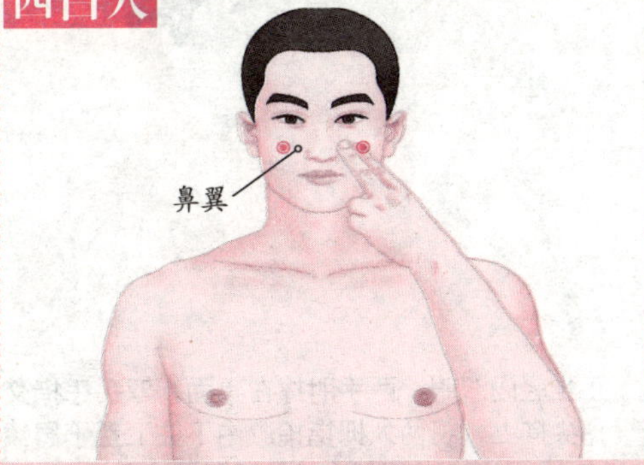

先以两手中指和示指并拢伸直，不要分开，然后中指指肚贴两侧鼻翼，示指指尖所按的位置即是。

丝竹空穴

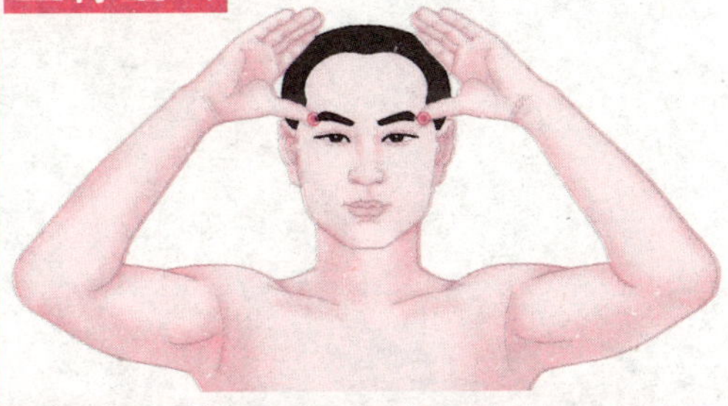

正坐，举双手，四指指尖朝上，掌心向内，大拇指指腹，向内按两边眉毛外端凹陷之穴位即是。

颊车穴

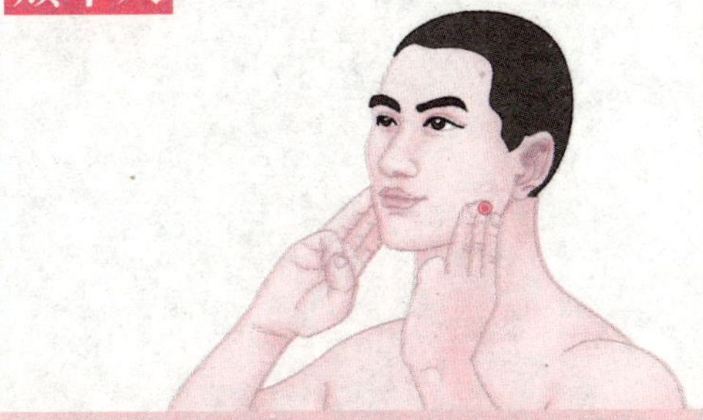

正坐或仰卧，轻咬牙，双手大、小指稍曲，中间三指伸直，中间三指放于下巴颊部，中指指腹压在咬肌隆起处即是。

百会穴

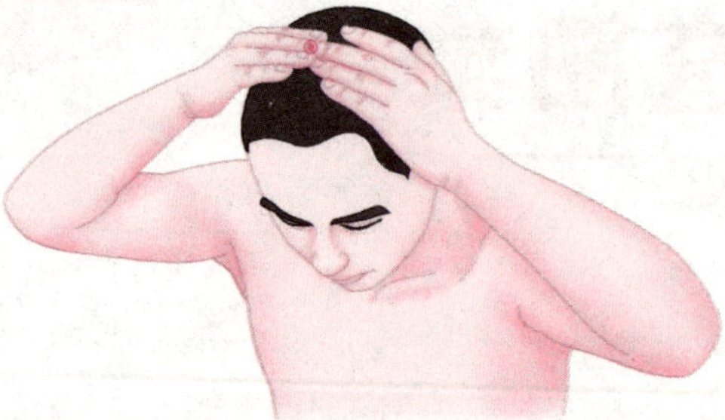

正坐，举双手，虎口张开，大拇指指尖碰触耳尖，掌心向头，四指朝上。双手中指在头顶正中相碰触所在穴位即是。

下关穴

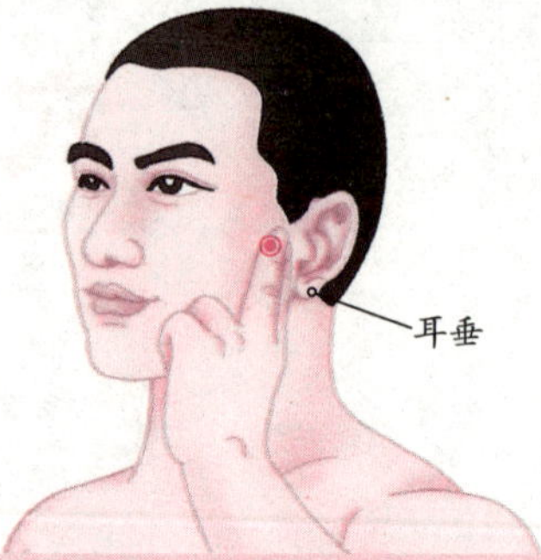

正坐或仰卧、仰靠，闭口，手掌轻握拳，示指和中指并拢，示指贴于耳垂旁，中指指腹所在位置即是。

攒竹穴

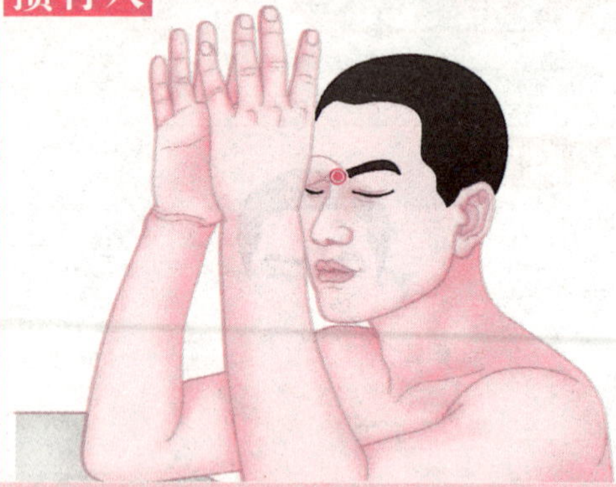

正坐轻闭双眼，两手肘撑在桌面，双手手指交叉，指尖向上，将两大拇指指腹由下往上置于眉棱骨凹陷处，则拇指指腹所在的位置即是该穴。

大椎穴

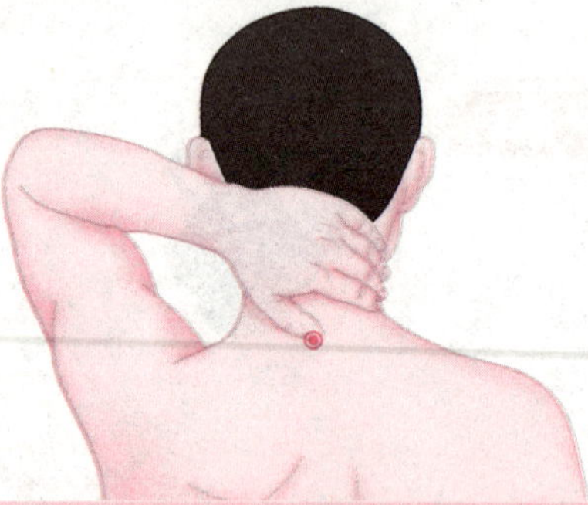

正坐或俯卧，伸左手由肩上反握对侧颈部，虎口向下，四指扶右侧颈部，指尖向前，大拇指腹所在位置的穴位即是。

太阳穴

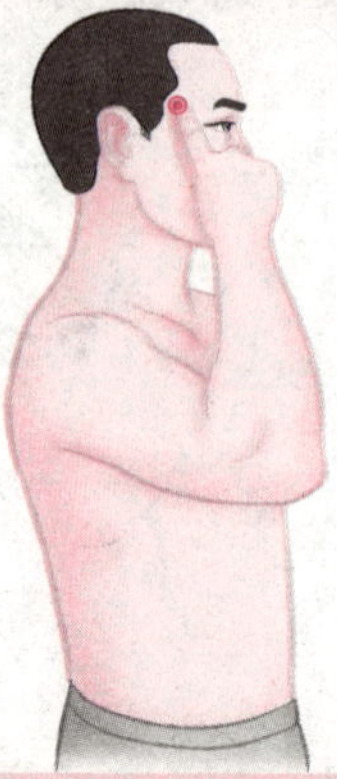

该穴位位于耳郭前面，前额两侧，外眼角延长线的上方。在两眉梢后的凹陷处。

印堂穴

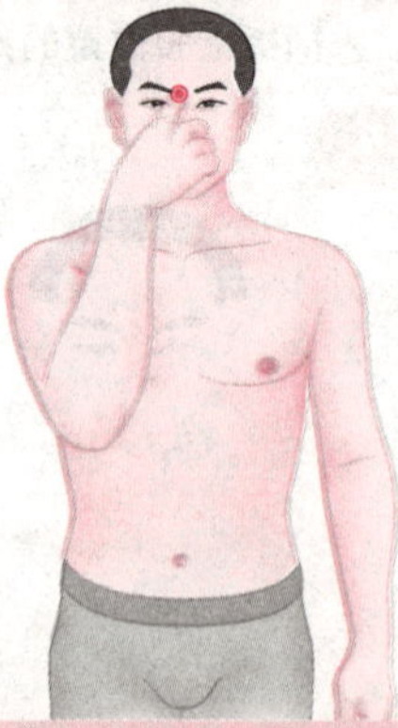

采正坐、仰靠或仰卧姿势，面部两眉头连线中点即是。

胸腹胁部

归来穴

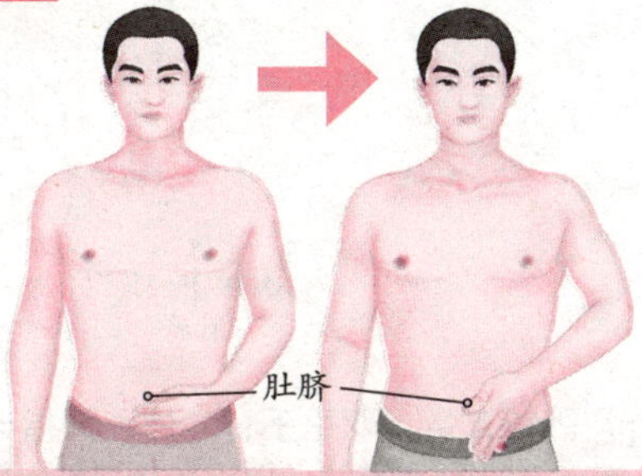

仰卧，左手五指并拢，拇指贴于肚脐处，其余四指位于肚脐下，找到肚脐正下方小指所在的位置，并以此为基点，跷起拇指，并拢其余四指，手指朝下，则小指所在的位置即是左穴。以同样方法找到右穴。

大横穴

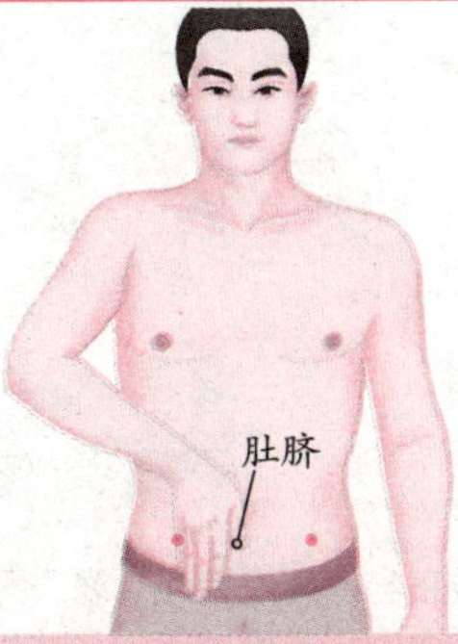

正坐或仰卧，右手五指并拢，手指朝下，将拇指放于肚脐处，则小指边缘与肚脐所对的位置即是。再依此法找出左边穴位。

肩髃穴

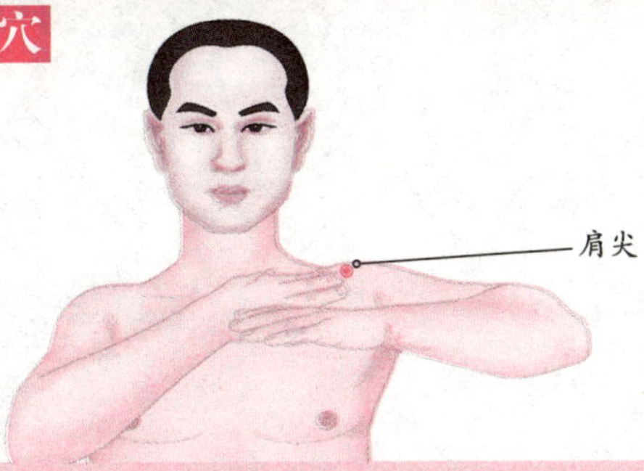

正坐或仰卧，将右手三指（示、中、无名指）并拢，放在胸窝上、中指指腹所在的锁骨外端下即是。

膻中穴

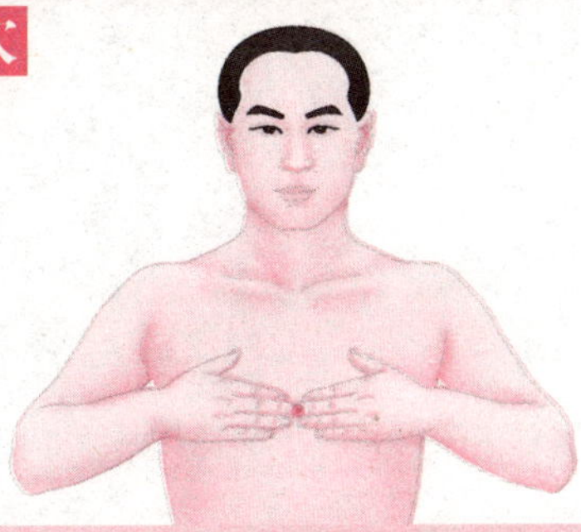

正坐，伸双手向胸，手掌放松，约成瓢状，掌心向下，中指指尖置于双乳的中点位置即是。

中府穴

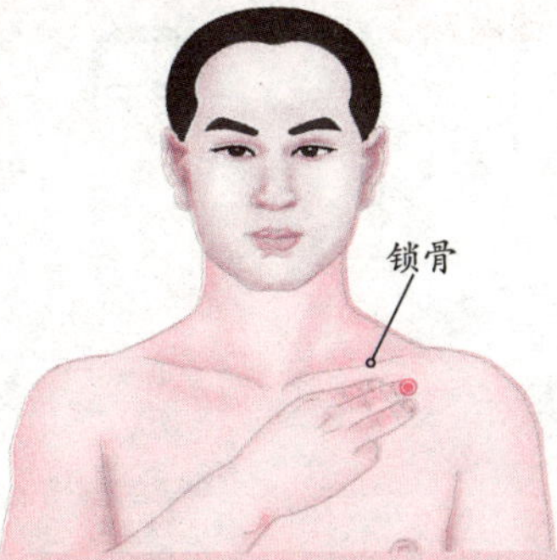

正坐，屈肘抬臂，大约与肩同高，以另一手中指按压肩尖下，肩前呈现凹陷处即是。

曲骨穴

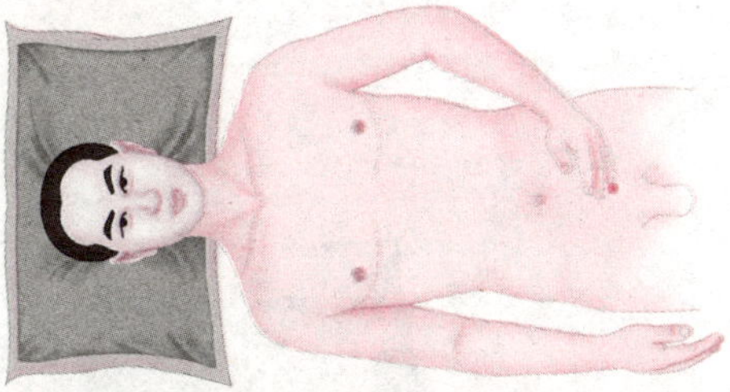

平躺，将一手掌放于腹部，掌心朝内，拇指刚好位于肚脐眼，无名指所处的位置即是。

乳根穴

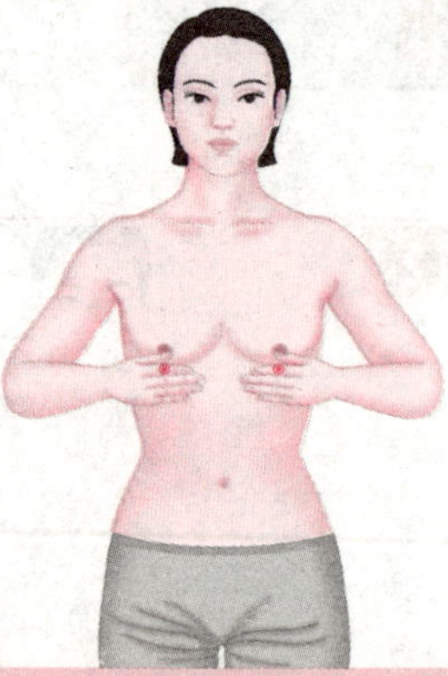

仰卧或正坐，轻举两手，覆掌于乳房，大拇指在乳房上，其余四指在乳房下，示指贴于乳房边缘，示指指腹所在的位置即是。

天枢穴

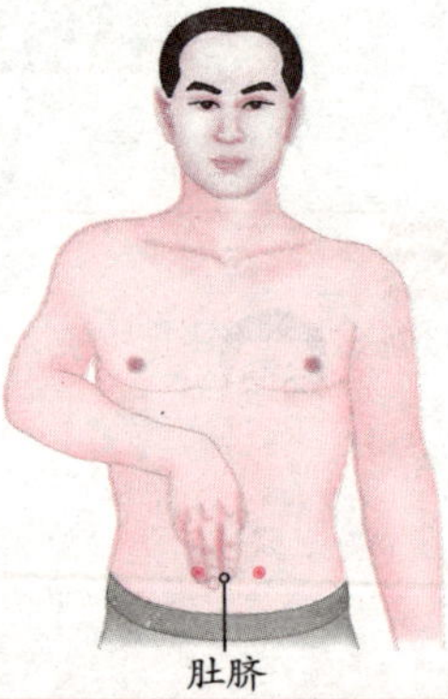

仰卧或正坐，双手手背向外，拇指与小指弯曲，中间三指并拢，以示指指腹贴于肚脐，无名指所在的位置即是。

关元穴

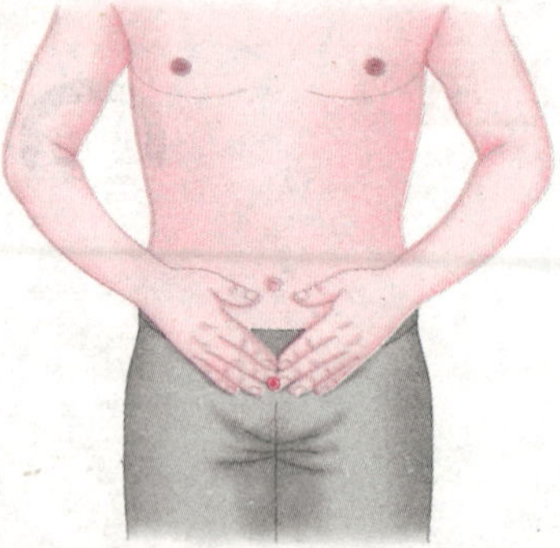

正坐，双手置于小腹，掌心朝下，左手中指指腹所在位置的穴位即是。

中极穴

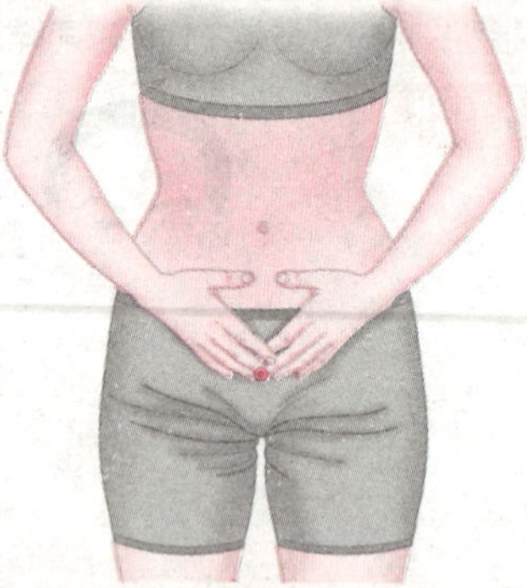

正坐，双手置于小腹，掌心朝下，左手中指指腹所在位置的穴位即是。

神阙穴

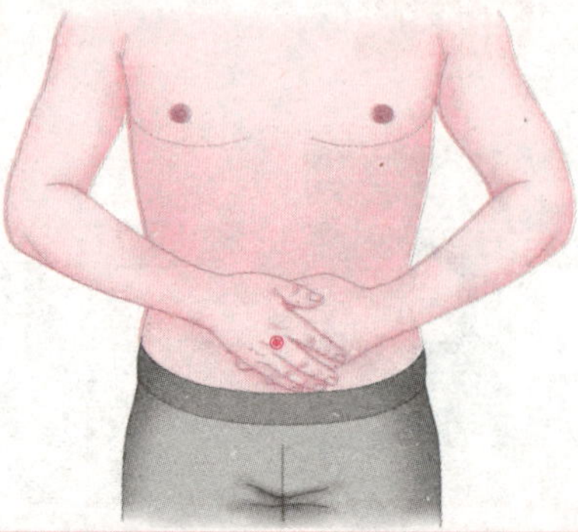

在肚脐正中取穴即可。

巨阙穴

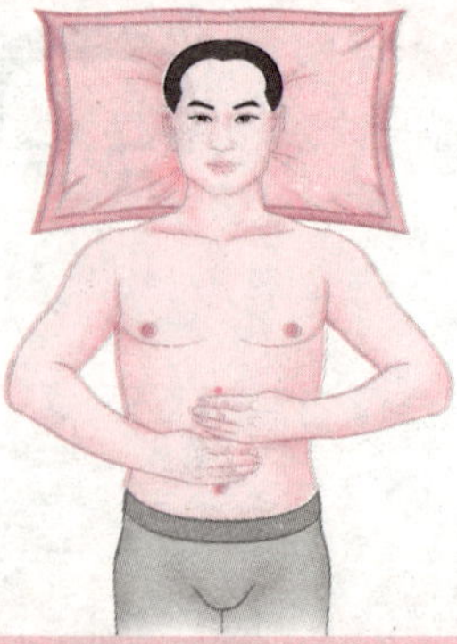

仰卧，双手四指并拢，上下叠加。一手的小拇指位于肚脐上缘，另一手的示指上缘所在位置即是。

气海穴

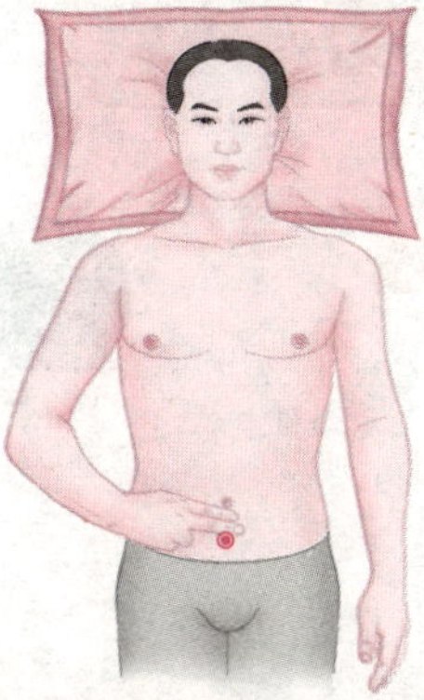

取仰卧位，示指与中指并拢，将示指横放中线处，位于肚脐下缘，与之相对中指下缘处即是该穴。

京门穴

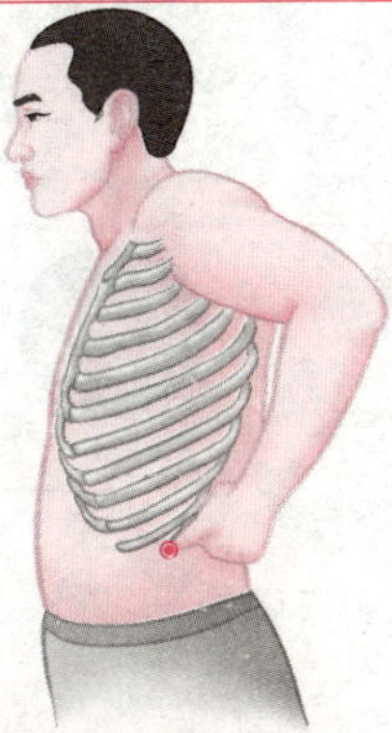

侧位，用手摸到第12根肋骨，其游离端下方凹陷处即是该穴。

中脘穴

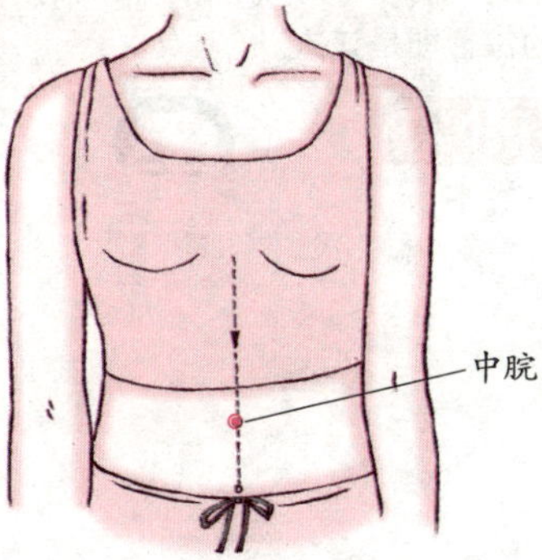

取胸骨剑突与脐的中间点即是。

上脘穴

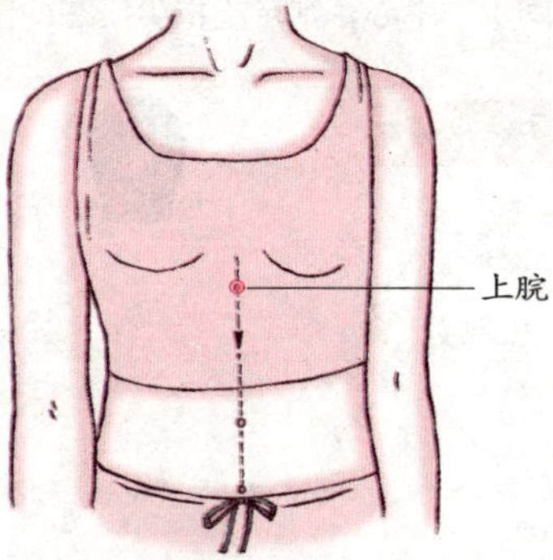

在正中线上，当脐中上5寸即是。

水分穴

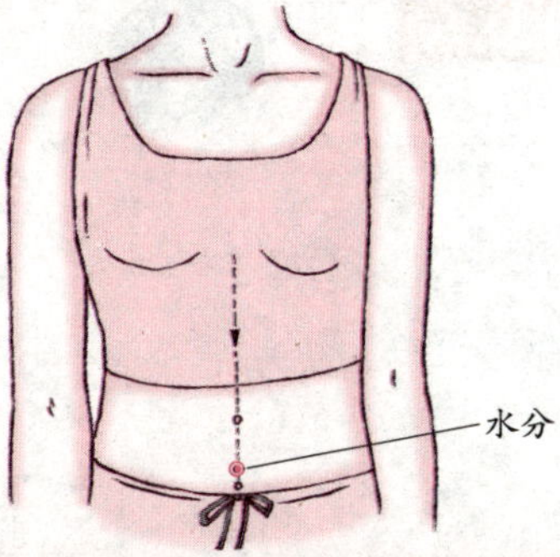

腹部正中线上，当脐上1寸处即是。

肩背腰骶部

风门穴

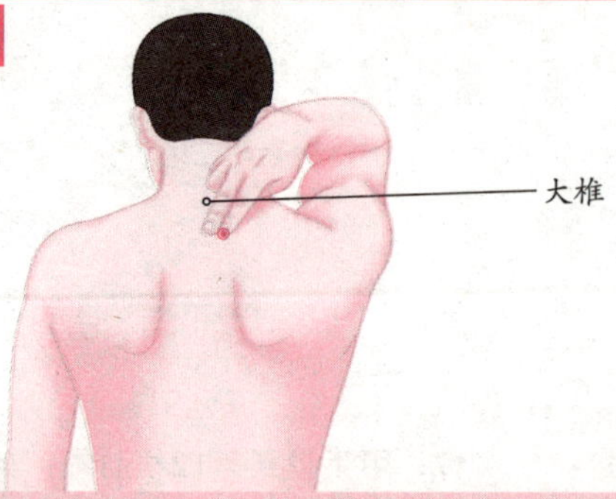

正坐头微向前俯，双手举起，掌心向后，并拢示中两指，其他手指弯曲，越过肩伸向背部，将中指指腹置于大椎下第二个凹洼（第二胸椎与第三胸椎间）的中心，则示指指尖所在的位置即是该穴。

大杼穴

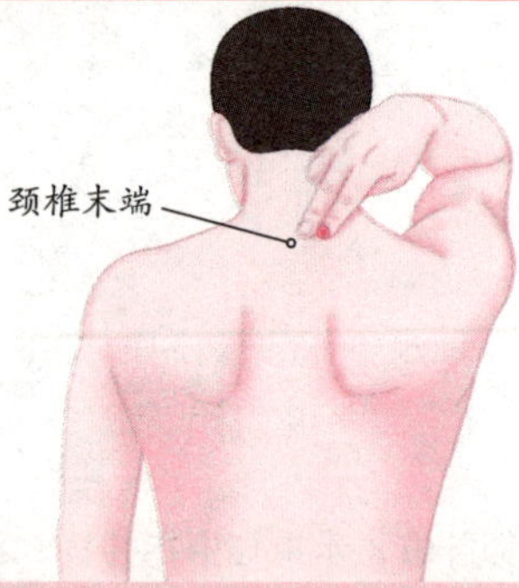

正坐头微向前俯，掌心向后，并拢示中两指，其他手指弯曲，越过肩伸向背部，将中指指腹置于颈椎末端最高的骨头尖下的棘突（第一胸椎的棘突）下方，则示指指尖所在的位置即是该穴。

天宗穴

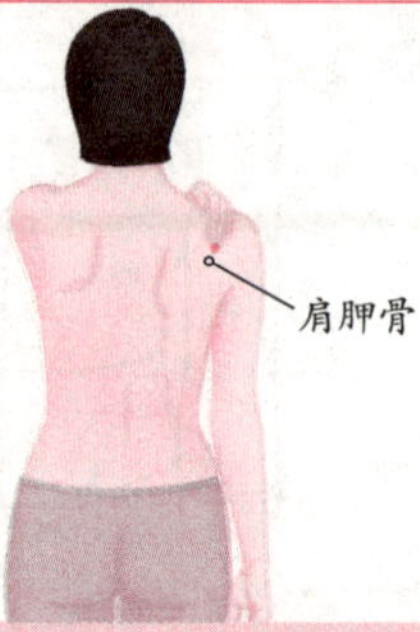

以对侧手，由颈下过肩，手伸向肩胛骨处，中指指腹所在的肩胛骨冈下窝的中央处即是该穴。

肩井穴

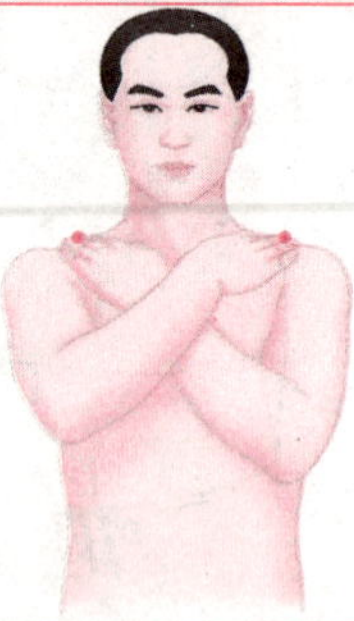

正坐，交抱双手，掌心向下，放在肩上，以中间三指放在肩颈交会处，中指指腹所在位置的穴位即是。

命门穴

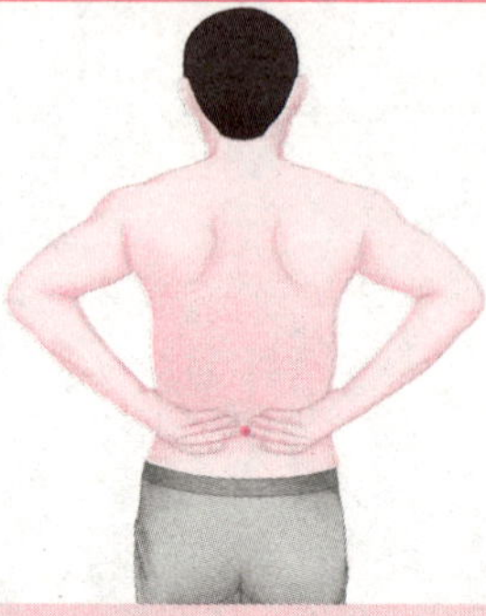

正坐，伸两手至背腰后，大指在前，四指在后。左手中指指腹所在位置的穴位即是。

身柱穴

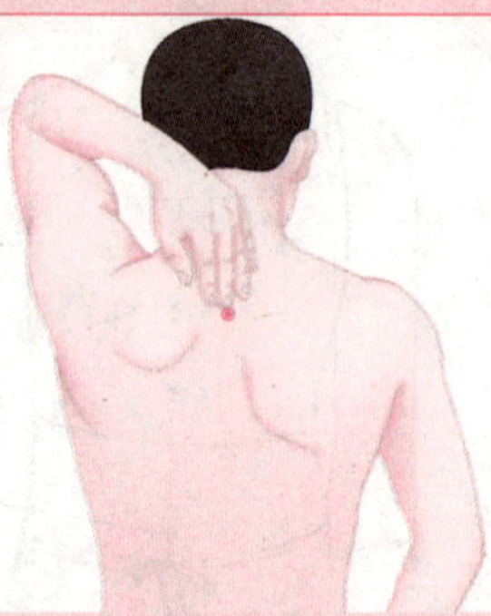

正坐或俯卧，伸左手由肩上尽力向后，中指指尖所在的位置即是。

至阳、筋缩、腰阳关、上髎、次髎、中髎、下髎、灵台诸穴

采站位或正坐位，挺直背部，低头，用手摸后颈部底端凸起（即大椎穴），然后沿脊椎骨向下数其节数，按照图中提示，便可找到相应穴位所在。

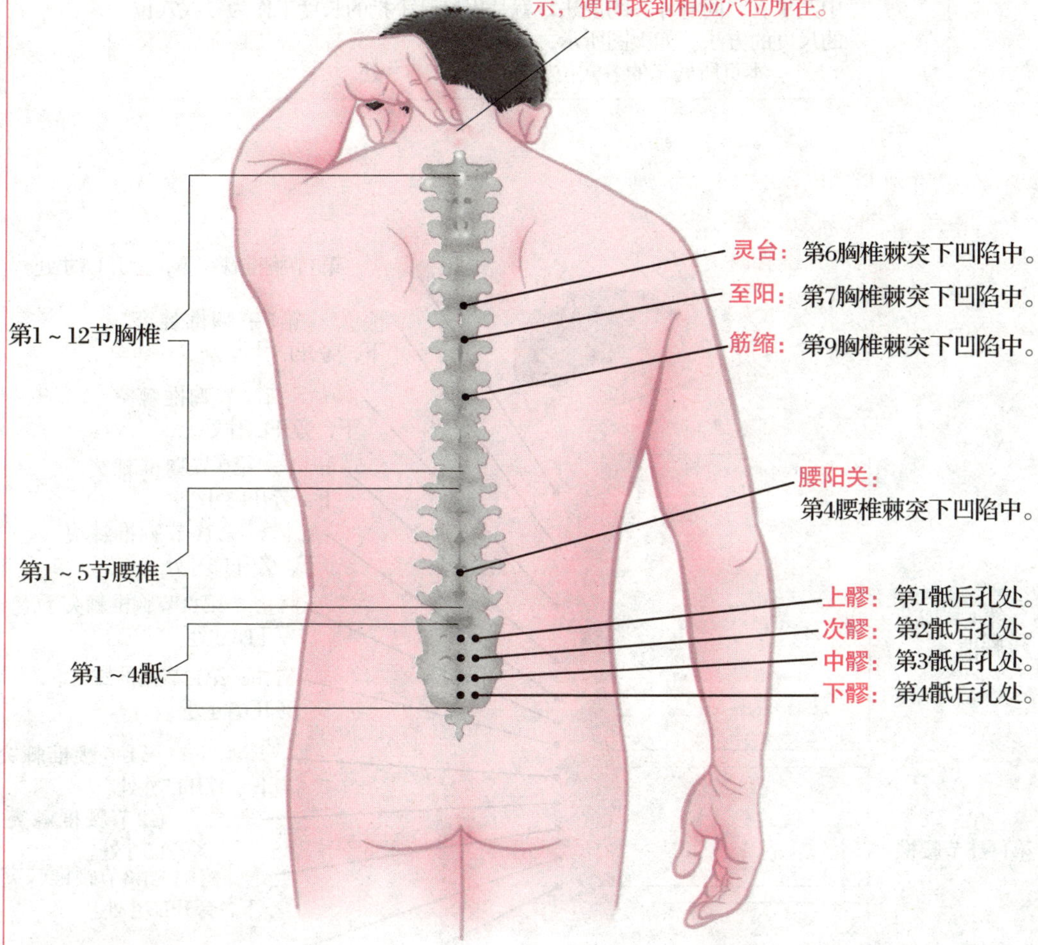

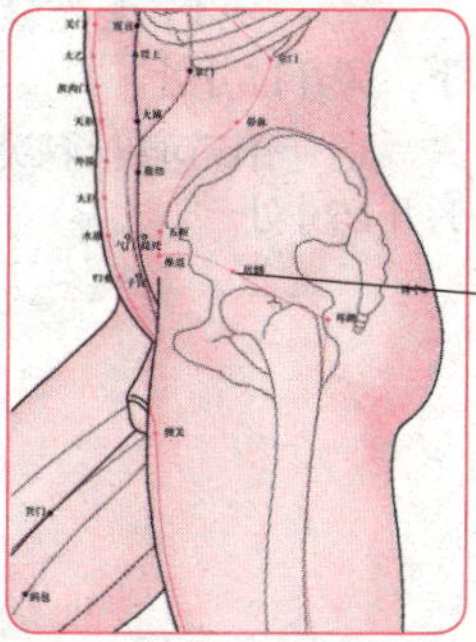

居 髎

当髂前上棘与股骨大转子最凸点连线的中点处。

心俞、膈俞、肾俞、脾俞、肺俞、胆俞、肝俞、胃俞、三焦俞、气海俞、关元俞、大肠俞诸穴

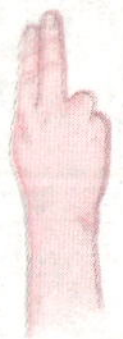

中医里有“同身寸”的说法，就是用自己手指的长度来作为寻找穴位的尺度的方法。如上图所示，每人示指与中指并拢的宽度即是自身的1.5寸。本页所展示的各穴位皆在脊柱旁1.5寸处。

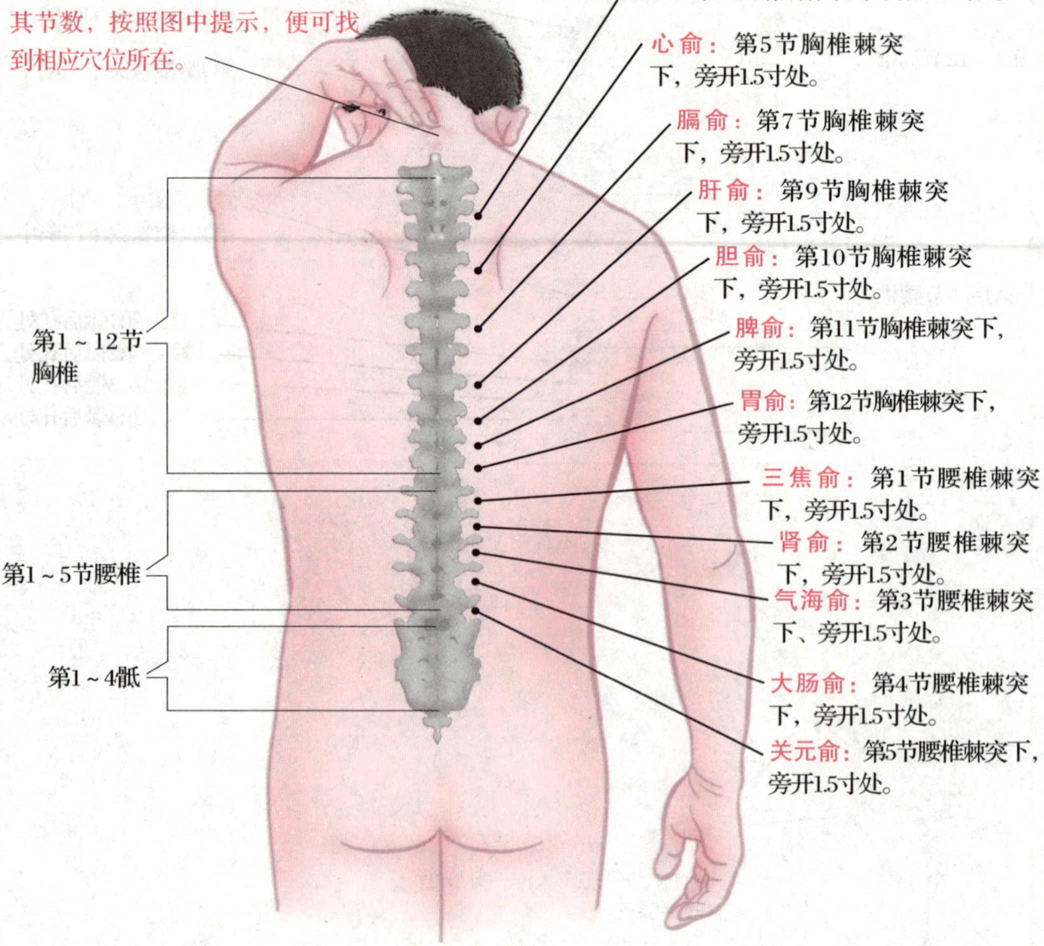

志室、胃仓、腰眼、秩边诸穴

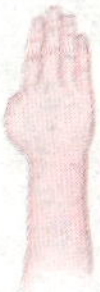

中医里有“同身寸”的说法，就是用自己手指的长度来作为寻找穴位的尺度的方法。如上图所示，每人除大拇指外，4指并拢的宽度即是自身的3寸。本页所展示的各穴位皆在脊柱旁3寸处。

采站位或正坐位，挺直背部，低头，用手摸后颈部底端凸起（即大椎穴），然后沿脊椎骨向下数其节数，按照图中提示，便可找到相应穴位所在。

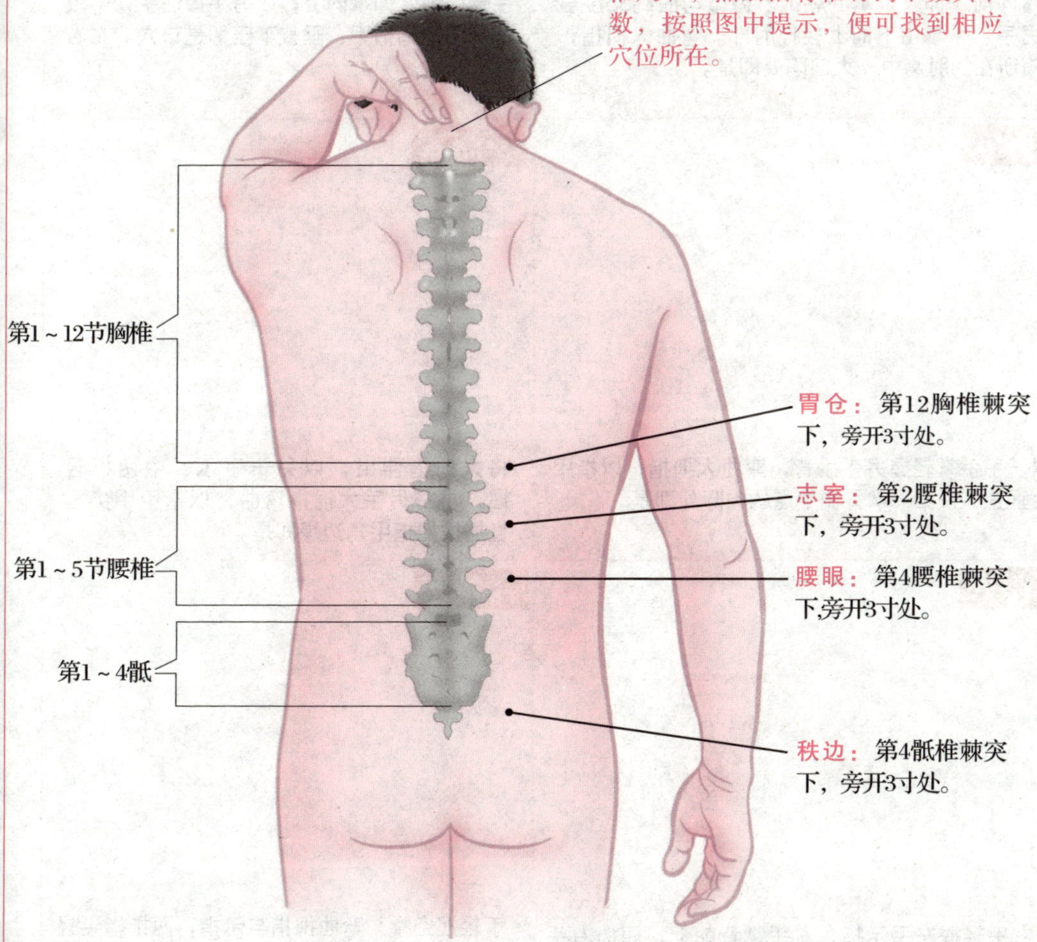

上肢部

尺泽穴

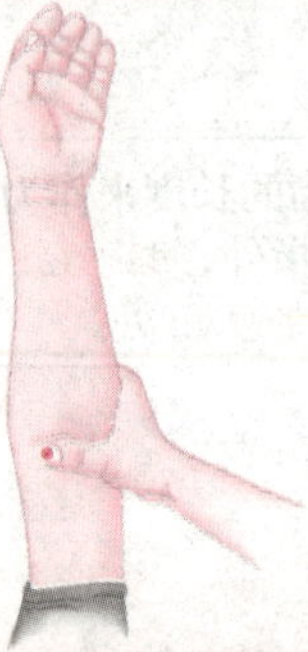

伸臂向前，仰掌，掌心朝上。微微弯曲约35度。以另手、手掌由下而上轻托肘部。弯曲大拇指，指腹所在的肘窝中一大凹陷处即是。

孔最穴

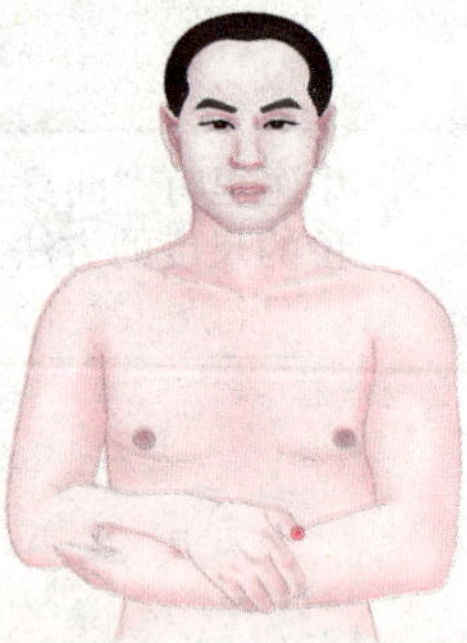

手臂向前，仰掌向上，以另手握住手臂中段处。用拇指指甲、垂直下压即是该穴。左右各有一穴。

鱼际穴

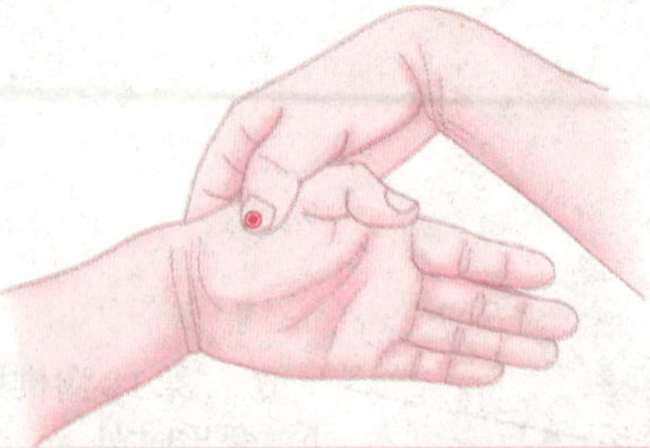

以一手手掌轻握另手手背，弯曲大拇指，以指甲尖垂直下按第一掌骨侧中点的肉际处即是。

少商穴

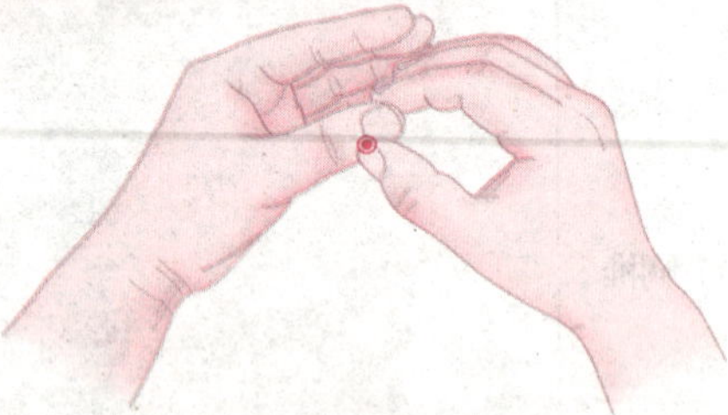

将大拇指伸出，以另一手示、中两指轻握，再将另手大拇指弯曲，以指甲甲尖垂直掐按拇指甲角边缘即是。

商阳穴

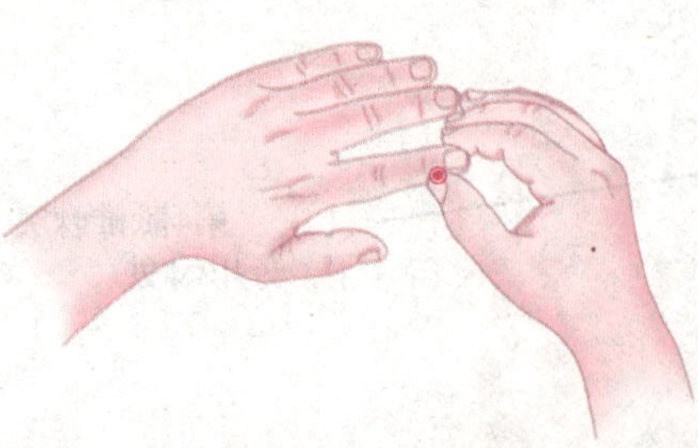

以右手轻握左手示指，左手掌背朝上，屈曲右手大拇指以指甲尖垂直掐按靠拇指侧的位置即是。

合谷穴

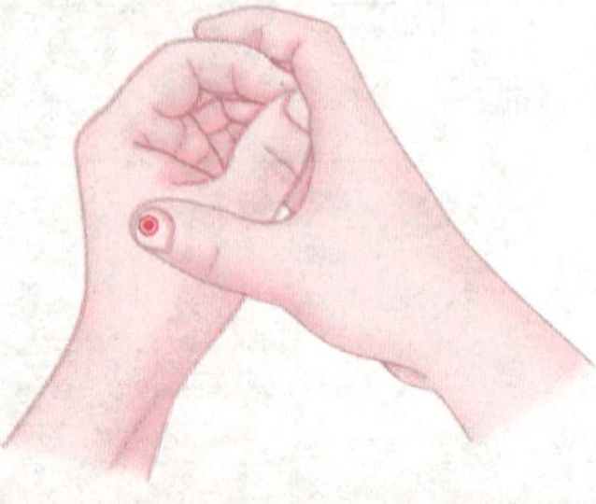

手轻握空拳，弯曲拇指与示指，两指指尖轻触、立拳，以另手掌轻握拳外，以大拇指指腹、垂直下压即是该穴。

曲池穴

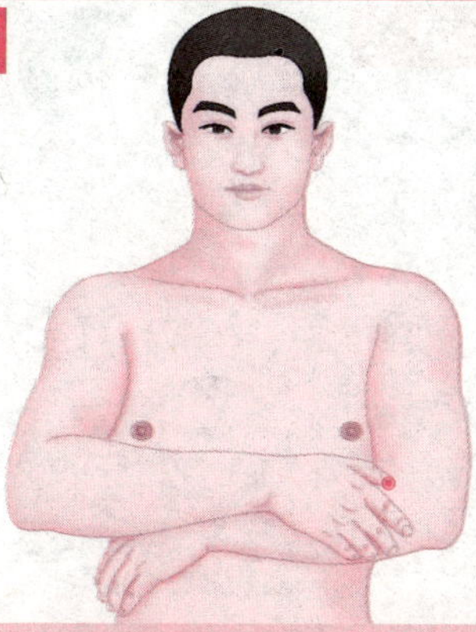

正坐，轻抬左臂，屈肘，将手肘内弯，用另一手拇指下压此处凹陷处即是。

极泉穴

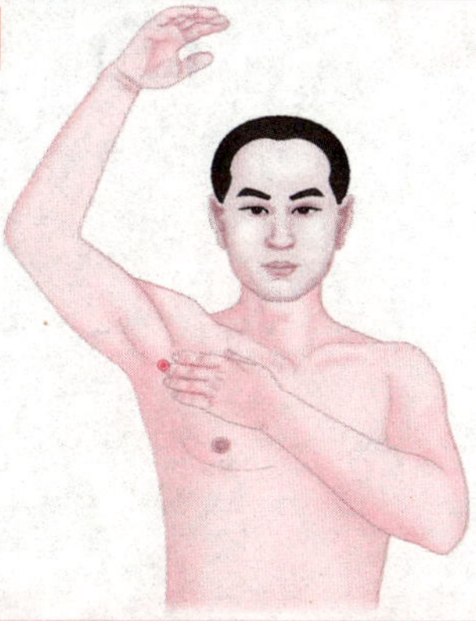

正坐，手平伸，举掌向上，屈肘，掌心向着自己头部，以另一手中指按腋窝正中陷凹处即是。

少海穴

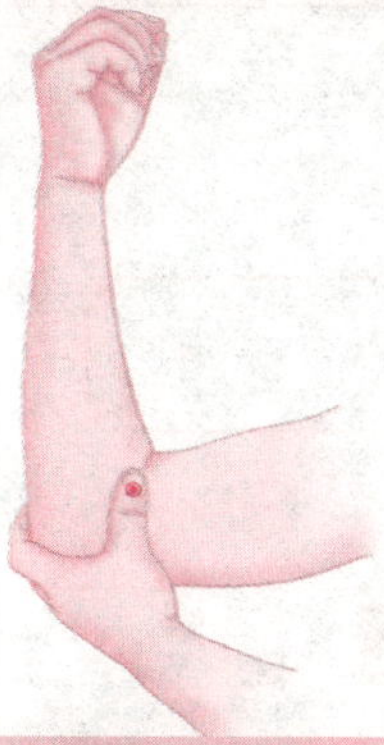

正坐、抬手，手肘略屈，手掌向上，用另手轻握肘尖、四指在外，以大拇指指腹所在的内肘尖内下侧、横纹内侧端陷凹处即是。

少泽穴

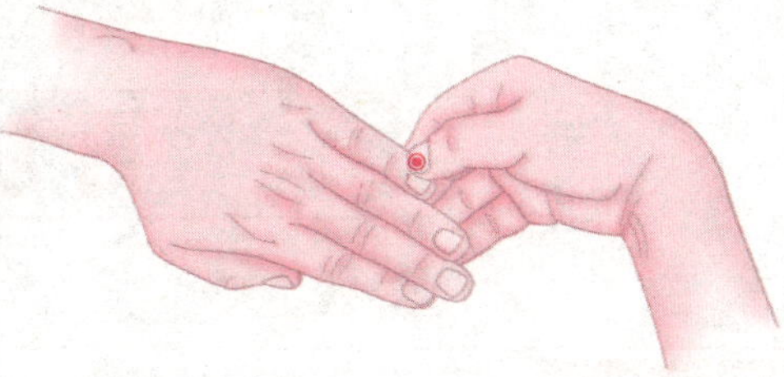

掌背向上、掌面向下，以另手轻握小指，弯曲大拇指，指尖所到达的小指指甲外侧下缘处即是该穴。

内关穴

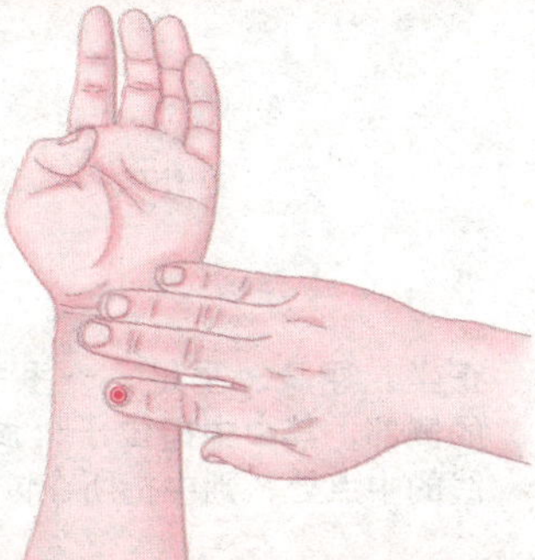

将右手三个手指头并拢，无名指放在左手腕横纹上，这时右手示指和左手手腕交叉点的中点，就是内关穴。

阳池穴

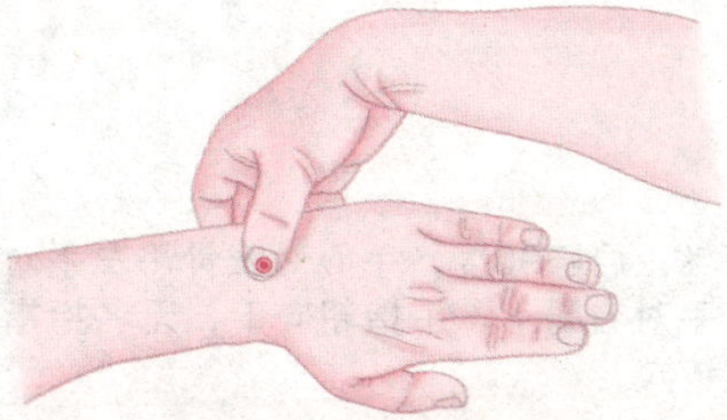

正坐，手平伸，屈肘向内，翻掌，掌心向下，用另一手轻握手腕处，四指在下，大指在上，弯曲大拇指，以指尖垂直按手表腕横纹中点穴位即是。

外关穴

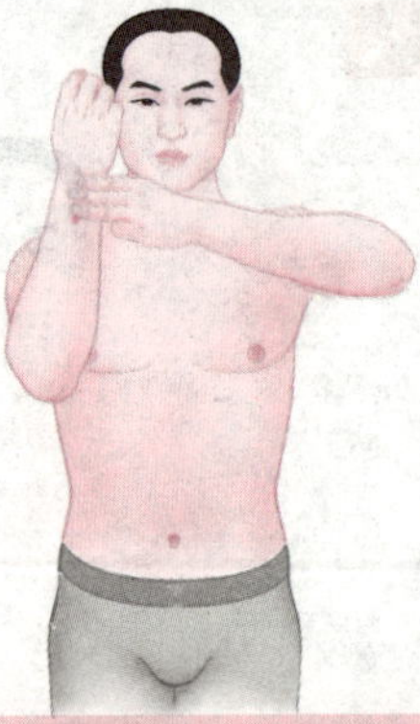

取正坐或站位，一手屈肘手背向前，一手三指并拢，示指横纹贴住腕背横纹中点处，与之相对的无名指边缘处即是该穴。

手三里穴

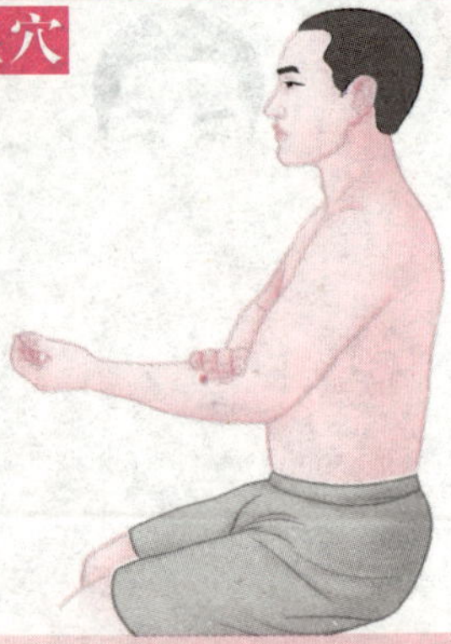

侧坐，一手屈肘呈90度，一手三指并拢覆于其上，示指边缘贴住屈肘横纹处，与之相对的无名指横纹处即是该穴。

臀腿足部

足三里穴

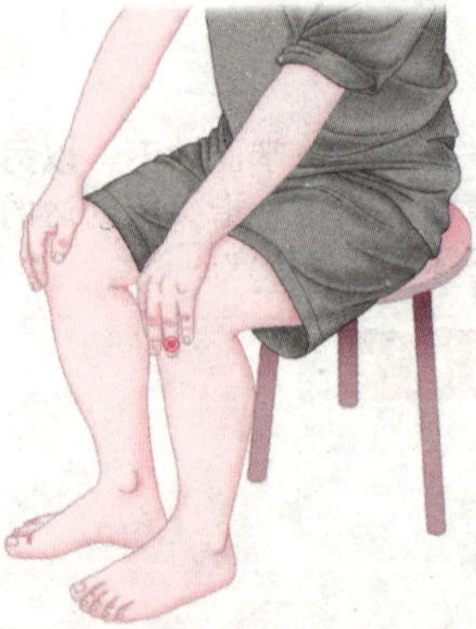

正坐，屈膝90度，手心对髌骨（左手对左腿，右手对右腿），手指朝向下，无名指指端处即是该穴。

丰隆穴

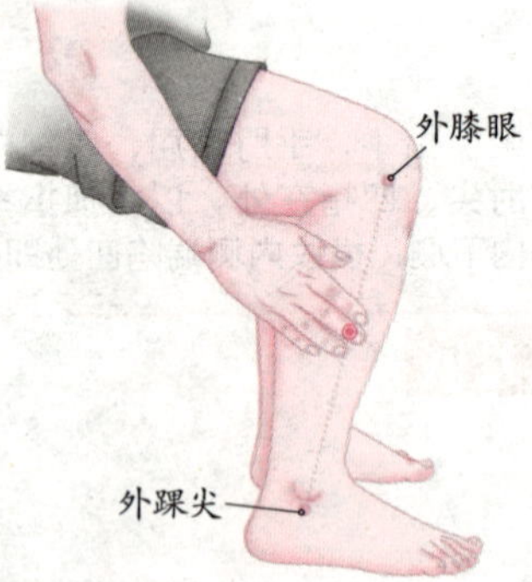

正坐、屈膝、垂足，一手手指放于同侧腿的侧部，其中中指位于外膝眼到外踝尖连线的中点处，则中指所在位置即是穴位。

三阴交穴

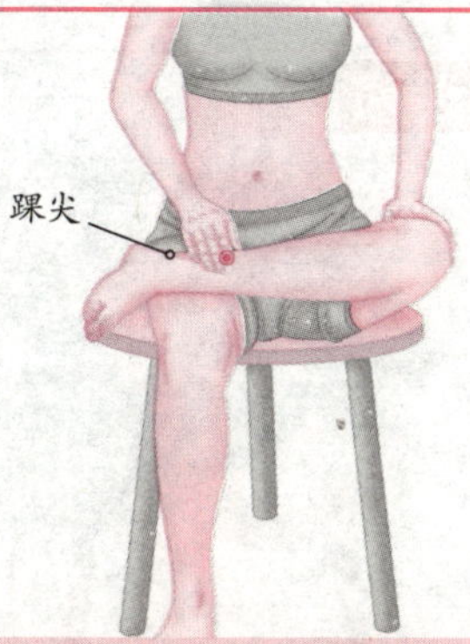

正坐，抬脚置另一腿上，以另一侧手除拇指外的四指并拢伸直，并将小指置于足内踝上缘处，则示指下，踝尖正上方胫骨边缘凹陷处即是该穴。

阴陵泉穴

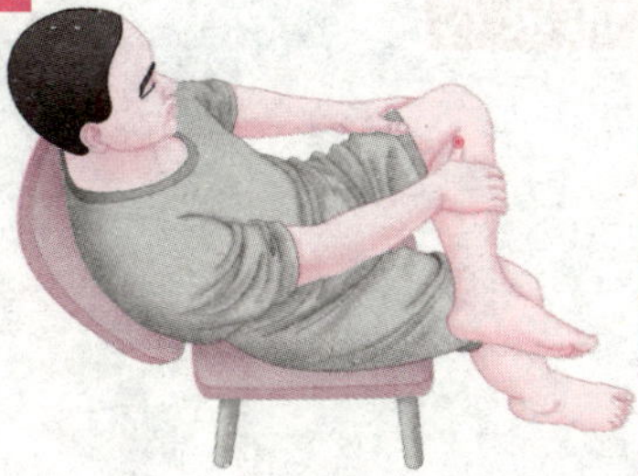

正坐，将一脚翘起，置放于另腿膝上。另一侧手轻握膝下处，拇指指尖所在的膝下内侧凹陷处即是。

血海穴

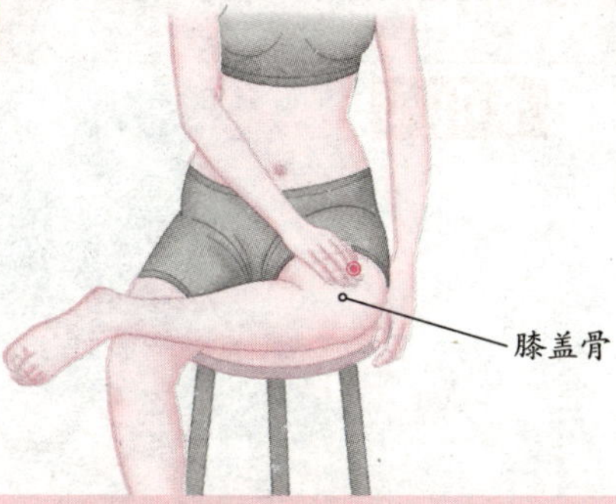

正坐，翘左足置放在右腿膝上，将右手拇指以外的四指并拢，小指尖置于膝盖骨内侧的上角，则示指指肚所在位置即是该穴。

殷门穴

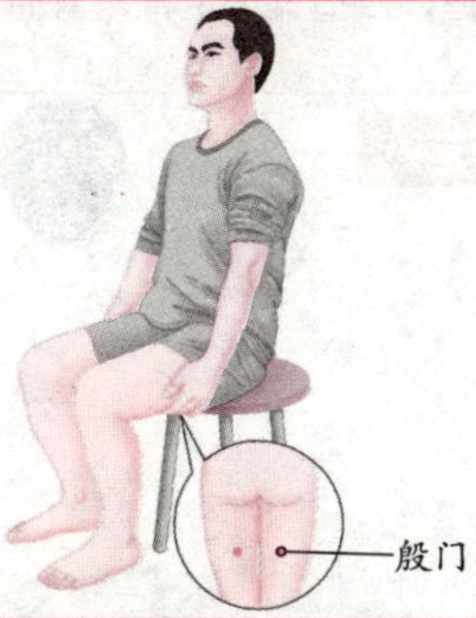

正坐，双手示指与中指并拢，其他手指弯曲，放于大腿后正中，臀部与膝盖的中间位置偏上处，则中指所在位置即是。

委中穴

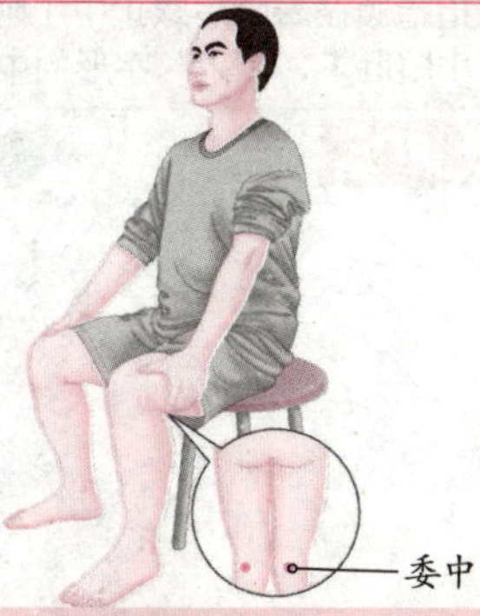

端坐垂足，双手轻握大腿两侧，大拇指在上，其余四指在下，示指放于膝盖里侧，即腿弯的中央，则示指所在的位置即是该穴。

昆仑穴

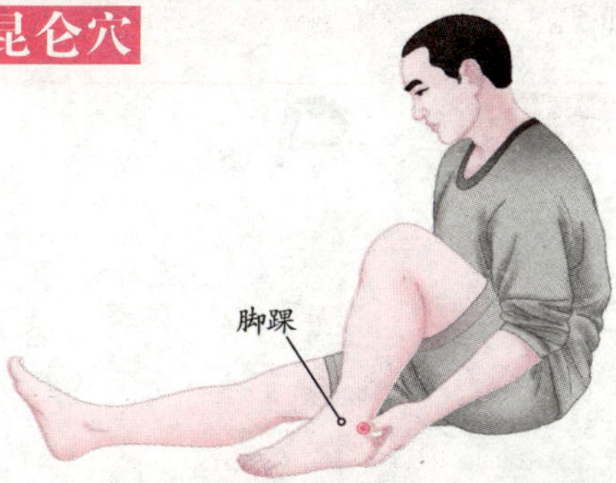

正坐垂足，将要按摩的脚稍向斜后方移至身体侧边，脚跟抬起。用同侧手，四指在下，掌心朝上扶住脚跟底部。大拇指弯曲，指腹置于外脚踝后的凹陷处，大拇指所在位置即是。

涌泉穴

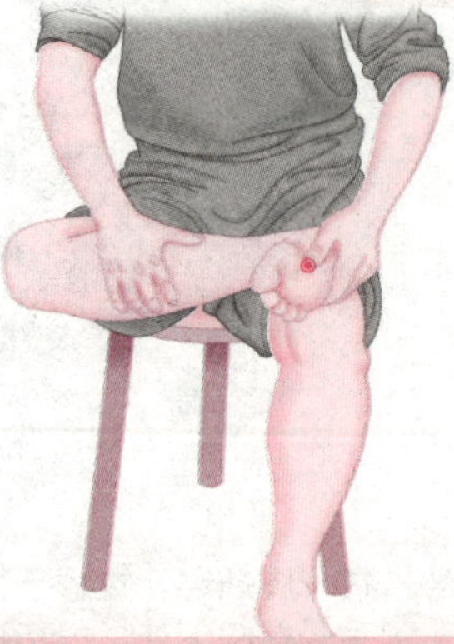

正坐，翘一足于另一膝上，足掌朝上，用另一手轻握，四指置于足背，弯曲大拇指按压处即是。

太溪穴

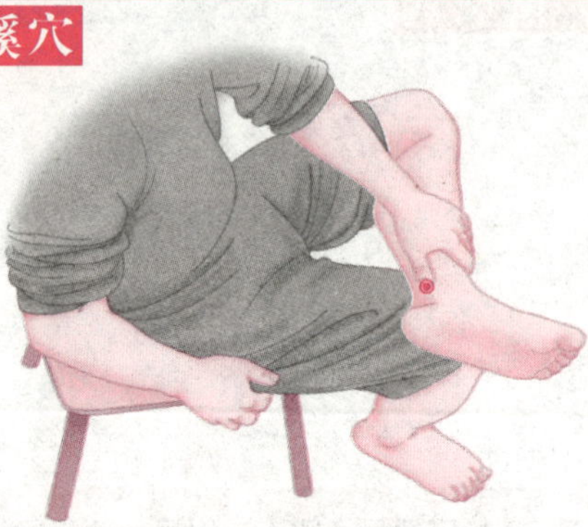

抬一足置于另脚膝盖上。用另一手轻握，四指置放脚背，弯曲大拇指按压即是。

环跳穴

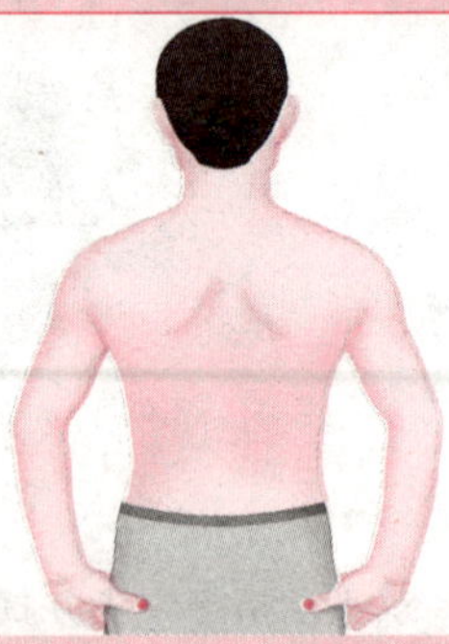

自然站立，或侧卧，伸下足，屈上足，同侧手插腿臀上，四指在前，大拇指指腹所在位置的穴位即是。

承山穴

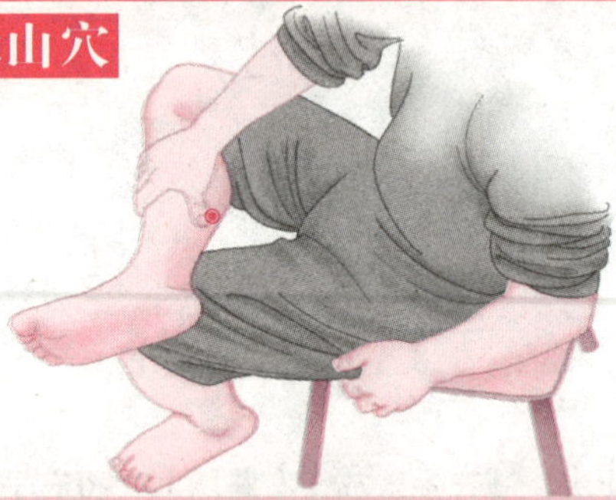

正坐翘足，将欲按摩的脚抬起，置放在另外一腿的膝盖上方。用同侧的手掌握住脚踝，大拇指指腹循着脚后跟正中（阿里基腱）直上，在小腿肚下，“人”字形的中点处即是该穴。

阳陵泉穴

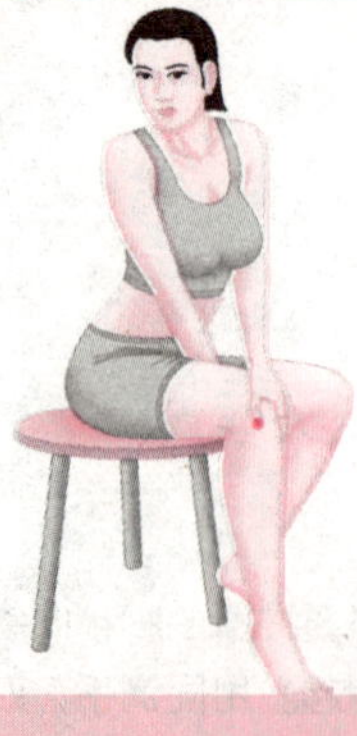

正坐，垂足，约成90度，上身稍前俯，用右手手掌轻握左脚膝盖前下方，四指向内，大拇指指腹所在位置的穴位即是。

太冲穴

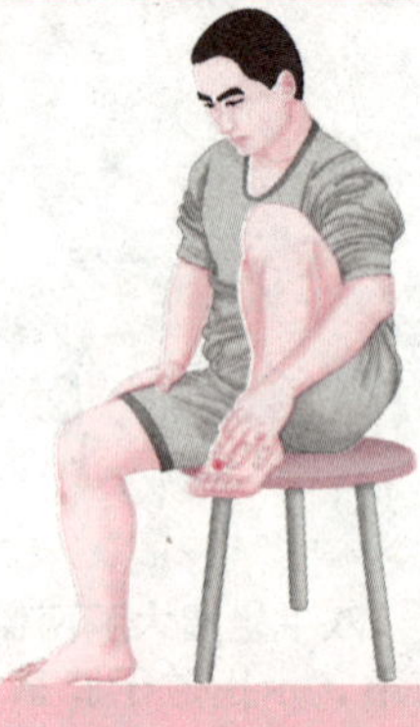

正坐，垂足，曲左膝，举脚置座椅上，臀前，举左手，手掌朝下置于脚背，弯曲中指，中指指尖所在的位置即是。

长强穴

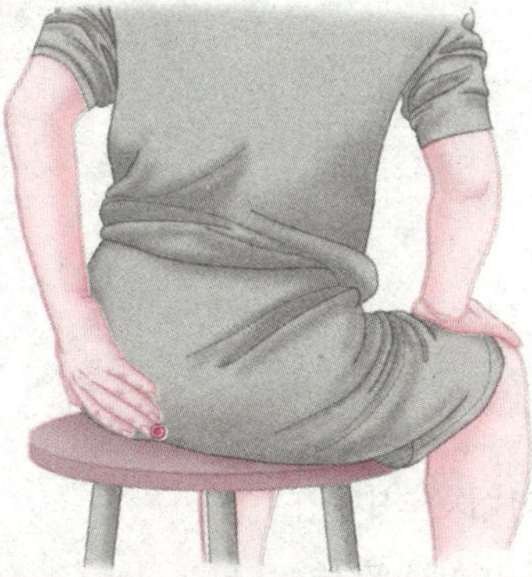

正坐，上身前俯，伸左手至臀后，以中指所在的位置的穴位即是。

光明穴

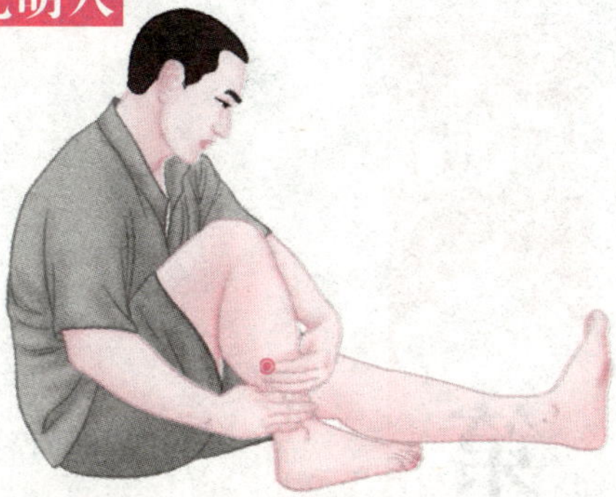

坐位，一腿屈起，一手四指并拢，一手三指并拢，上下叠加，小拇指外缘贴在外踝尖处，另一手的示指外缘处即是该穴。

委阳穴

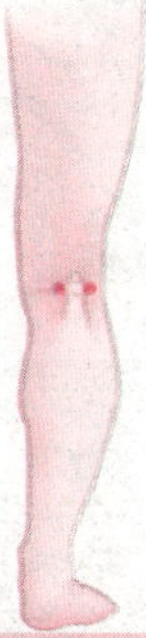

站位，将大拇指内侧边缘贴于腘窝横纹中点处，其外缘中点处即是委阳穴所在。

照海穴

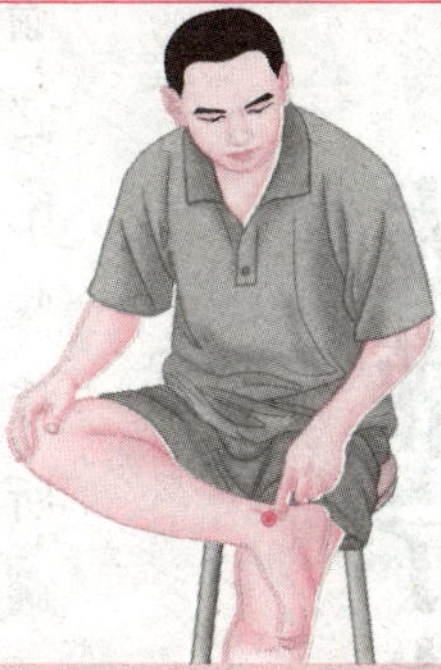

坐位，右腿搭在左腿上，露出脚踝内侧踝尖，踝尖下方凹陷处即是该穴。

第一章 拔罐疗法基础知识

拔罐疗法是中国古代医学中一门独特的治疗方法，其历史源远流长，最早甚至可以追溯到西汉时期。经过数千年的发展，拔罐疗法已经家喻户晓，深受人们的喜爱，又因为它的种种优点，而被人们称为21世纪的“自然疗法”。本章就介绍一些拔罐疗法的基础知识，如，拔罐疗法的种类、治疗范围、禁忌证、所需材料以及中医和现代医学对拔罐疗法的认识，等等。

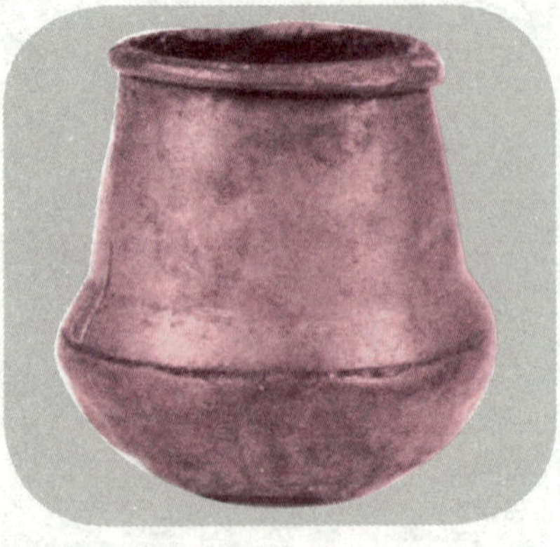

目录

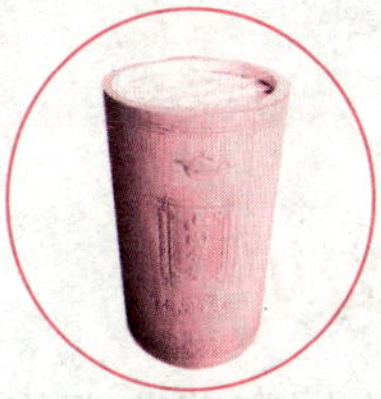

拔罐疗法的前世今生

拔罐疗法，又称“火罐气”“吸筒疗法”等，是一种以杯罐作工具，借助热力排去其中的空气以产生负压，使其吸着于穴位皮肤或者患处，通过吸拔和温热刺激等，造成人体局部发生瘀血现象的一种治疗方法。

拔罐疗法简史

拔罐疗法，在中国有着非常悠久的历史，因为古人常以兽角做罐治病，所以又将之称为“角法”。考古发现表明，早在西汉时期，中国就已经有了拔罐疗法。在湖南长沙马王堆汉墓中出土的《五十二病方》中，就有以兽角治疗疾病的记载。

东晋医学家葛洪著的《肘后备急方》里，也有角法的记载。唐代王焘著的《外台秘要》一书中，也曾介绍使用竹筒火罐来治病，如文内说：“取三指大青竹筒，长寸半，一头留节，无节头削令薄似剑，煮此筒子数沸，及热出筒，笼墨点处按之，良久，以刀弹破所角处，又煮筒子重角之，当出黄白赤水，次有脓出，亦有虫出者，数数如此角之，令恶物出尽，乃即除，当目明身轻也。”唐代太医署还将“角法”单列为一门学科，学制三年，从理论、操作和临床等方面形成比较完整的医学体系。从以上介绍的情况看来，我国晋、唐时代就已非常流行用火罐疗病了。

唐以后的医家们，不仅继承了先人的成果，而且还进一步发展了拔罐疗法，使之发挥出了更大的作用。比如，宋代的医家就将拔罐疗法的适应证扩大到了内科疾病中。在宋代医书《苏沈良方》中，就有用火罐治疗久咳的记载。清代著名医药学家赵学敏曾用拔罐疗法治疗风寒头痛、风痹、腹痛等症。另一清代医家吴谦在《医宗金鉴·外科心法诀要》中记载了拔罐配合中医、针刺等法治疗疾病的方法。

新时期的拔罐疗法

新中国成立后，拔罐疗法取得了更大的发展，临床应用从比较单一的范围已经扩展到内、外、妇、儿、骨、皮肤、五官等诸多分科。不仅如此，拔罐疗法还走出国门，受到了世界各国人民的喜爱。比如，拔罐疗法在法国被称为“杯术”，在苏联被称为“瘀血疗法”。总之，拔罐疗法已经被越来越多的人所接受，又因为一系列的优点而被称作是21世纪的“自然疗法”。

拔罐疗法简史

拔罐疗法在古代被称为“角法”，历史悠久，甚至可以追溯到西汉时期。经过2000多年历代医家的改良，拔罐疗法已经发展成为一种可以治愈内、外、妇、儿、骨、皮肤、五官等科诸种疾病的重要的治疗手段。

西汉（公元前202年–公元9年）

在湖南长沙马王堆汉墓中出土的《五十二病方》中，就有以兽角治疗疾病的记载。

东晋（317年–420年）

东晋医学家葛洪著的《肘后备急方》里，有关于角法的记载。

唐代（618年–907年）

① 唐人王焘所撰的《外台秘要》一书，是一部由文献辑录而成的综合性医书。在书中就较详细地介绍了拔罐疗法的一些情况。

② 唐代太医署将“角法”单列为一门学科，学制三年，从理论、操作和临床等方面形成比较完整的医学体系

宋代（960年–1276年）

在宋代医书《苏沈良方》中，有用火罐治疗久咳的记载。

元代（1206年–1368年）

元人沙图穆苏所撰的医书《瑞竹堂经验方》中有关于“竹筒吸毒法”的介绍。

明代（1368年–1644年）

由明代医家陈实功编著的外科专著《外科正宗》中介绍有“煮竹筒法”。

清代（1616年–1911年）

① 清代著名医药学家赵学敏曾用拔罐疗法治疗风寒头痛、风痹、腹痛等症。

② 清代医家吴谦在《医宗金鉴·外科心法诀要》中记载了拔罐配合中医、针刺等法治疗疾病的方法。

当代

现当代的拔罐疗法取得了更大的发展，应用范围得到极大的扩展。又因为其一系列的优点而被称作是21世纪的“自然疗法”。

中医对拔罐疗法的认识

中医认为，拔罐之所以可以祛病强身，总的来说是因为拔罐可以调节人体功能使之正常运行。比如，当人体的脏腑功能低弱时，就加强它们的功能；当人体的脏腑功能过于强大时，就削弱它们的功能。具体来说，中医所认为的拔罐疗法作用机制的原因主要有以下几种。

平衡阴阳

中医认为，在正常情况下，人体内各种组织处于一种有机协调的状态下，这种状态可以被称之为阴阳平衡。当这种平衡被打破时，那么人体就会产生疾病，即通常所说的“阴盛则阳病，阳盛则阴病”。所以，要想不生病，就要协调阴阳，使之重新达到相对平衡的状态。而拔罐疗法之所以能够产生疗效，正是因为它通过吸拔经络穴位来调整某些脏器的功能，使人体内的阴阳得以重新达到平衡的状态。

疏通经络气血

中医认为，人体内存在一个经络系统，它们纵横捭阖，遍布全身，将人体内外的脏腑等各个组织器官联系成一个有机整体，并借以运行周身气血，营养全身。当经络系统当中的某一部分遭到破坏，那么整个系统就会受到影响，疾病因此产生。而拔罐疗法正是在经络气血凝滞或空虚时，通过对经络穴位的吸拔作用，从而引导经络中的气血输布，使衰弱的脏腑器官得以亢奋，恢复功能，从而赶走疾病。

祛湿散寒

拔罐不仅有平衡人体阴阳、疏通经络气血的作用，而且还可以祛风散寒、祛湿除邪。如清代著名医药学家赵学敏在其著作《本草纲目拾遗》中就说，不用服药，只用火罐就可以治疗风寒头痛、风痹、腰痛等疾病。其作用原理是利用拔罐的吸力，将充斥在身体表面、经络穴位甚至是身体组织器官内部的风寒、瘀血、痰湿、脓血、热毒等外邪吸拔出来。这样，有关的疾病自然就会痊愈。

现代医学对拔罐疗法的认识

现代医学认为，拔罐疗法之所以可以治疗疾病，是因为它通过对皮肤表面的吸拔作用，对人体各部分产生了一定的刺激作用，从而改善了人体的新陈代谢和免疫能力。具体如下。

机械刺激作用

拔罐时火罐吸拔在皮肤上，这种吸拔力可以使局部皮肤的毛细血管充血、破裂，破坏血管内的红细胞，使人体出现自身的溶血现象。吸拔力越大这种溶血现象就越大，反之则越小。除此以外，这种吸拔力可以通过皮肤感受器、血管感受器等对大脑皮层产生刺激作用，并使之兴奋或者抑制。实验表明，当用轻而缓的手法拔罐时，可使神经受到抑制；当用强而急的手法拔罐时，可使神经得以兴奋。因此，拔罐正是通过对吸拔力大小的调节和对吸拔部位的不同而调节整个人体的脏腑功能，并使之趋于平衡的。

温热刺激作用

在拔罐过程中，火罐中的温热刺激可以使局部皮肤的血管扩张，并促进其血液循环，加速新陈代谢，改善局部组织的营养状态，增强器官组织的活力。这些都对治疗疾病有一定的作用和影响。

增强白细胞的吞噬能力

拔罐前后的实验表明，拔罐可以提高人体白细胞的吞噬能力。拔罐后白细胞略有增加，但增长数量并不明显，只是其吞噬细胞的功能大大提高了。这一点就说明了，拔罐疗法可增强白细胞和网状内皮系统的吞噬能力，从而增强人体的抗病能力。

消炎功能

拔罐疗法可以引起人体神经体液的调节，可反射性地改变病变部位的血液循环和新陈代谢，促进病变组织的恢复和再生。火罐的吸拔力可引起局部血液循环的改善，可以迅速带走炎性渗出物和致痛因子，从而消除疼痛和肿胀。在吸拔火罐以后，局部的白细胞数量可轻微增多并且其吞噬能力也会得到很大提高，因此细菌和病毒会被迅速吞噬，所以才会有消炎作用。

拔罐疗法的治疗范围和禁忌证

如前所述，拔罐疗法经过数千年的演变发展，其治疗疾病的范围已经从比较单一扩展到了颇为广泛，但是亦有在一些情况下是不宜拔罐的。

拔罐疗法治疗范围

循环系统方面的疾病：高血压、心脏供血不足以及心律失常等。

呼吸系统方面的疾病：急性支气管炎、慢性支气管炎、肺水肿、肺炎、哮喘、胸膜炎等。

消化系统方面的疾病：急性胃炎、慢性胃炎、急性肠炎、慢性肠炎、消化不良、胃酸过多等。

神经系统方面的疾病：神经性头痛、肋间神经痛、坐骨神经痛、四肢神经麻痹、面神经痉挛、颈肌痉挛等症。

运动系统方面的疾病：肩关节痛、肩胛痛、颈椎痛、肘关节痛、腰椎痛、膝关节痛、髋部痛、踝部痛等病。

妇科系统方面的疾病：痛经、月经过多、闭经、盆腔炎等症。

外科疮伤方面的疾病：毛囊炎、急性乳腺炎、疖肿等疾病。

健康保健方面：中医认为，拔罐疗法不仅可以治疗疾病，而且还可以无病防病、强身健体、固本培元。其原理是通过对皮肤、经络穴位等部位的吸拔，可以鼓动经脉气血在周身输布，濡养脏腑组织器官，调整机体的阴阳平衡，使气血得以调整，这样就可以达到强身健体的作用了。

拔罐疗法的禁忌证

虽然拔罐疗法有诸多好处，但是亦有一些患者、人群或人体的某些部位是不适合拔罐的。这些被称为是拔罐疗法的禁忌证，具体有以下几种：①精神病、水肿病、心力衰竭、活动性肺结核等病症不适宜拔罐；②患急性骨关节软组织损伤者，患病部位不宜拔罐；③关节肿胀或患重水肿者，不宜拔罐；④皮肤溃烂者，不宜拔罐；⑤患有严重过敏者，不宜拔罐；⑥患有传染性皮肤病者，不宜拔罐；⑦皮肤肿瘤患者，不宜拔罐；⑧患有出血倾向性疾病的，不宜拔罐；⑨颈部以及其他体表有大血管经过的部位不宜拔罐；⑩眼、耳、乳头、前后阴、心脏搏动处、毛发过多的部位以及骨骼凹凸不平的部位等，均不宜拔罐。

拔罐疗法对诊病的意义

拔罐不仅可以治病，而且对于判断疾病的性质和轻重程度亦有一定的帮助作用。

拔罐对诊病的意义

通过观察拔罐部位皮肤的变化就可以推断疾病的性质，下面就试举几例以说明这个问题。

如果在拔罐处的皮肤上有轻微出血的现象，而且还有紫色块状出现，那么这说明皮下毛细血管可能已经受损。导致受损的原因可能是由风疹、麻疹以及猩红热的疾病引起的。这时就要做好相关疾病的预期治疗工作。

在患者的肩井穴上拔罐后，如果有紫色斑点出现，那么很有可能是患者有气郁型颈椎病；如果紫斑颜色很深且伴有局部发热，那么患者很可能是体内热毒炽盛；如果没有紫斑出现且没有发热现象，那么患者很可能是气虚或阳虚。如拔罐后患者局部皮肤有轻微瘙痒和皮纹出现，那么很有可能是受风引起的。

拔罐后，如果患者被吸拔部位的皮肤上有许多小水疱出现，那么这说明患者很有可能有发生水肿的可能。心脏病、肝脏病、肾脏病和内分泌系统疾病都有发生水肿的可能。所以此时患者要着重查明自身有无此类疾病。除此以外，营养不良和某些寄生虫病也可能会导致水肿的发生。

拔罐对判断疾病轻重程度的意义

如果患者在每次拔罐治疗后，发现吸拔部位皮肤颜色逐渐变深，那么就说明自己的疾病在逐渐加深；如果发现吸拔部位皮肤颜色逐渐变浅，那么就说明疾病正在逐渐好转。据此说明，拔罐对判断疾病的轻重程度和疾病是否正在好转是有一定的积极意义的。

拔罐疗法的分类

按照一定的方法进行归纳，拔罐疗法可以分成许多种类；具体如下。

按拔罐的形式分类

按此种方法可分为：单罐法，即单罐独用，主要用于病变范围较小的部位和压痛点。在拔罐治疗过程中，可按病变的范围大小，选择口径适当的罐具将其吸拔在病变部位或者人体穴位上；多罐法，又称排罐法，即多罐并用，主要用于病变范围比较广泛的疾病。如腰背痛、胁肋痛等疾病，其病变组织面积较大，即可采用此法；闪罐法，这是指在吸拔上火罐后即可取下，然后再反复吸拔多次的方法。主要用于虚证、麻木、肌肉疼痛等病变部位较广泛或游移不定的疾病；留罐法，即吸拔后将火罐留置在皮肤上一段时间的方法。主要用于治疗脏腑病，久病，病位较深者或者病变部位固定等疾病，此法在实践中多与闪罐法相结合使用，即在大面积闪罐后，在腧穴及反应点处留罐；走罐法，又称推罐，是指吸拔后在皮肤表面来回推拉的方法，主要用于吸拔腰背、大腿等面积较大，肌肉丰厚的部位。

按排气方法分类

按此种方法可分为：火罐法，即利用火力燃烧排去空气，以产生吸拔力的方法；水罐法，即利用水蒸气的热气排去空气，以产生吸拔力的方法；抽气罐法，即利用针管抽出空气，以产生吸拔力的方法；挤压罐法，即用手挤压橡胶球排出空气，以产生吸拔力的方法。

按综合治疗方法分类

按此种方法可分为：温水罐法，即在罐内贮入一定量的温水后再吸拔火罐的方法，主要用于表证、热证等疾病；针罐法，即先在穴位或病变部位上进行针刺，然后再吸拔火罐的方法。具体来说，此法又可细分为二，一是留针罐，一是出针罐。前者是指先在一定部位或者穴位上进行针刺，然后通过一定手法以产生针感，留针拔罐。后者是指虽然也是现在一定部位或穴位上针刺，但随后出针再拔罐，此法多用于患病较深的部位；药罐法，即用药水煮火罐或在罐内贮存药液，然后再吸拔的一种方法；刺络罐法，即先用三棱针、皮肤针等针刺穴位使之出血后再拔罐的一种方法，主要用于顽麻奇痒、扭伤、挫伤等症。

拔罐的分类

拔罐疗法经过数千年的演变，已经发展得非常丰富。按照不同的角度和方法，拔罐疗法可以被分成如下几大类：

拔罐的分类

- **按拔罐的形式分类**
  - **单罐法**：即单罐独用，主要用于病变范围较小的部位和压痛点
  - **多罐法**：即多罐并用，主要用于病变范围比较广泛的疾病
  - **闪罐法**：这是指在吸拔上火罐后即可取下，然后再反复吸拔多次的方法
  - **走罐法**：是指吸拔后在皮肤表面来回推拉的方法
- **按排气方法分类**
  - **火罐法**：即利用火力燃烧排去空气，以产生吸拔力的方法
  - **水罐法**：即利用水蒸气的热气排去空气，以产生吸拔力的方法
  - **抽气罐法**：即利用针管抽出空气，以产生吸拔力的方法
  - **挤压罐法**：即用手挤压橡胶球排去空气，以产生吸拔力的方法
- **按综合治疗方法分类**
  - **温水罐法**：即在罐内贮入一定量的温水后再吸拔火罐的方法
  - **针罐法**：即先在穴位或病变部位上进行针刺，然后再吸拔火罐的方法
  - **药罐法**：即用药水煮火罐或在罐内贮存药液，然后再吸拔的一种方法
  - **刺络罐法**：即先用三棱针、皮肤针等针刺穴位使之出血后再拔罐的一种方法

罐具的种类

在古代，拔罐疗法一般选用动物的角来做罐具，但在后来漫长的发展过程中，罐具的种类逐渐丰富起来，主要有以下几种。

竹罐

竹罐的特点是价格低廉、不易摔碎而且轻巧灵便，但是却容易爆裂、漏气。如果要制作竹罐，首先应选用坚固的、没有结疤的、竹身正圆的竹子，将之截成6~9厘米的管状，一端留节为底，另一端则作为罐口。口径可选用几种，以适合不同的部位使用。在截完竹罐后，再用刀刮去竹罐的外皮和内膜，并用砂纸磨光，尤其需要注意的是，罐口必须要光滑平整。竹罐因其性质，通常被用于煮罐。

陶罐

由陶土烧制而成，罐的两端较小，中间略向外展，形同腰鼓，口径的大小不一，口径小的略短，口径大的则较长。特点是吸力大，但较重，且落地易碎。

玻璃罐

采用耐热质硬的透明玻璃制成，形状如笆斗，肚大口小，罐口平滑，口边微厚而略向外翻，分大、中、小三种型号。优点是质地透明，使用时可以窥见罐内皮肤的瘀血、出血等情况，便于掌握拔罐治疗的程度。缺点也是容易破碎。 在家庭使用中，也可用罐头瓶、药瓶等代替。

抽气罐

是将罐与抽气器连结为一体。其上半部为圆柱形的抽气唧筒，下半部呈腰鼓型的罐体，穴位吸附力可随意调节，便于临床应用，又不易破损。另外，也可用小药瓶磨去底部代替。具体来讲，抽气罐也可分为以下几种：电动抽气罐，即将罐具连接在电动吸引器上。这种抽气罐的优点是可以避免烫伤，负压大小可随意调节，而且可以连接测压仪器；空气唧筒抽气罐，即用唧筒连接罐具制成，多用玻璃或者有机玻璃制成。

种类繁多的罐具

在古代，拔罐疗法一般选用动物的角来做罐具，但在后来漫长的发展过程中，罐具的种类逐渐丰富起来，主要有以下几种。

玻璃罐

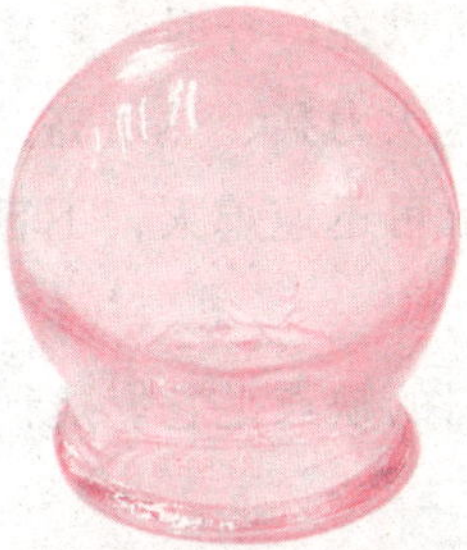

采用耐热质硬的透明玻璃制成，形状如笆斗，肚大口小，罐口平滑。优点是使用时可以窥见罐内皮肤的瘀血、出血等情况，便于掌握拔罐治疗的程度。

竹罐

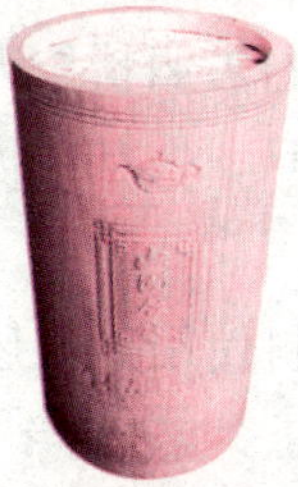

竹制品，用直径3～5厘米的竹子截成，一端留节为底，一端为口，磨制光滑，中间略粗，呈腰鼓状。

陶罐

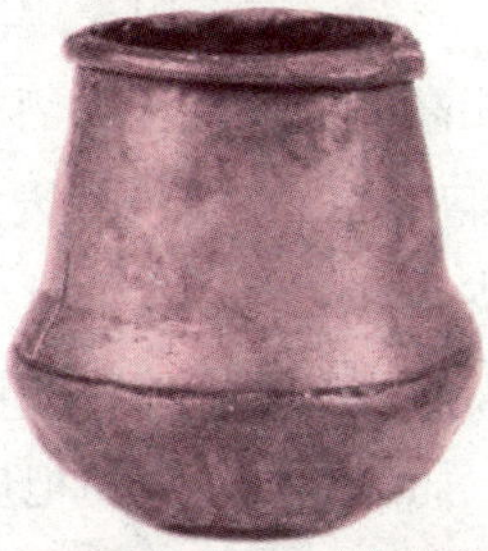

用陶土烧制而成，罐口平滑，中间略粗，吸附力强，不透明，易破碎。

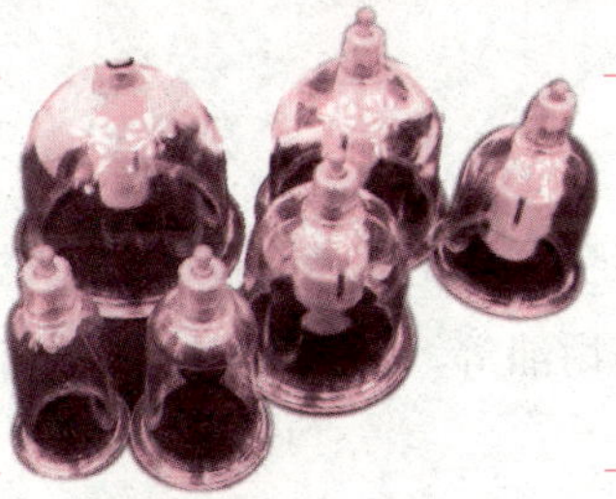

抽气罐示意图

抽气罐的分类

注射器抽气罐

这种罐具用药瓶制成。将瓶底磨掉，制成光滑的罐口，但瓶口处的橡皮塞要保留，以作抽气之用

空气唧筒抽气罐

即用唧筒连接罐具制成，多用玻璃或者有机玻璃制成

橡皮排气球抽气罐

即用橡皮排气球连接罐具而成。分成筒装式、精装式和组合式3种

电动抽气罐

即将罐具连接在电动吸引器上

拔罐常用的材料

在拔罐治疗中，除选用根据病情所需的罐具外，还需要燃料、针具等一些其他的辅助工具，具体如下。

燃料

酒精：在采用火罐法时，是以燃烧作为排气手段的，所以在治疗时一般均选用热能高而又挥发快的酒精作为燃料。酒精作为燃料的特点是火力猛、热量高，能迅速排出罐内空气，吸拔力强。而且，一旦吸拔在皮肤上，火可迅速熄灭，不容易烫伤皮肤。

油料：食用油料亦可作为燃料使用。但是油料作为燃料的缺点是它燃烧得比较慢，而且有烟，容易把皮肤弄脏。

纸片：纤薄的纸片也可作为燃料使用。

针具

因在拔罐治疗中有刺络罐法，所以在进行这种方法的治疗中，应准备针头、针灸毫针、三棱针、皮肤针等各种相应的针具。

润滑剂

在拔罐中使用润滑剂主要是为了加强罐口与皮肤接口的密度，以保持火罐的吸拔力。此时的润滑剂一般应选用凡士林、石蜡和植物油等。除此之外，有的润滑剂还有保护皮肤，提高治疗效果的作用。

消毒用品

在进行拔罐治疗前一般都要清洁皮肤、消毒罐具，此时就需要有消毒用品。拔罐选用的消毒用品一般都用酒精脱脂棉球。

治疗烫伤的药物

因为火罐法是最常用的一种拔罐疗法，故在拔罐治疗的过程中很有可能因操作者的失误而烫伤患者的皮肤。所以，最好在进行拔罐前准备好纱布、医用胶带、甲紫和其他一些治疗烫伤的药膏等。

拔罐时常用的材料

除了选择相应的罐具之外，在进行拔罐疗法时还会应用到其他一些材料，具体如下。

消毒用品

在进行拔罐治疗前一般都要用酒精脱脂棉球清洁皮肤、消毒罐具。

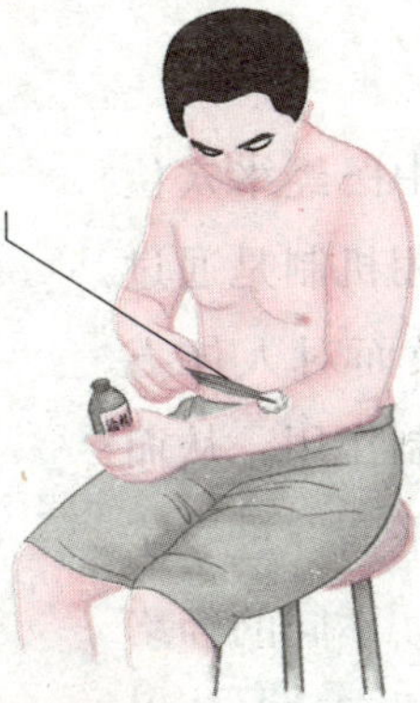

润滑剂

为了加强罐口与皮肤接口的密度，以保持火罐的吸拔力，在拔罐中经常会使用如凡士林、石蜡和植物油等润滑剂。

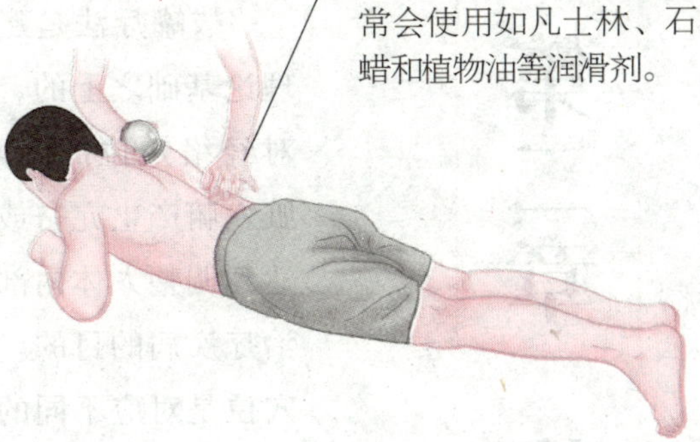

拔罐时所用的燃料

酒精

一般均选用热能高而又挥发快的酒精作为燃料。如果没有酒精，也可以采用高度数的白酒代替。

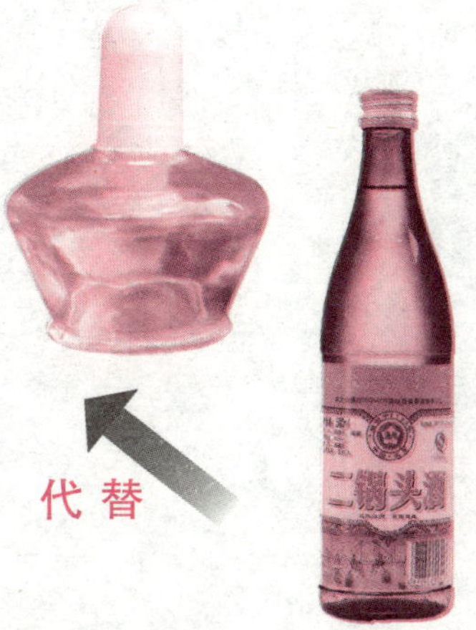

食用油

食用油料亦可作为燃料使用。但它的缺点是它燃烧比较慢，而且有烟，容易把皮肤弄脏。

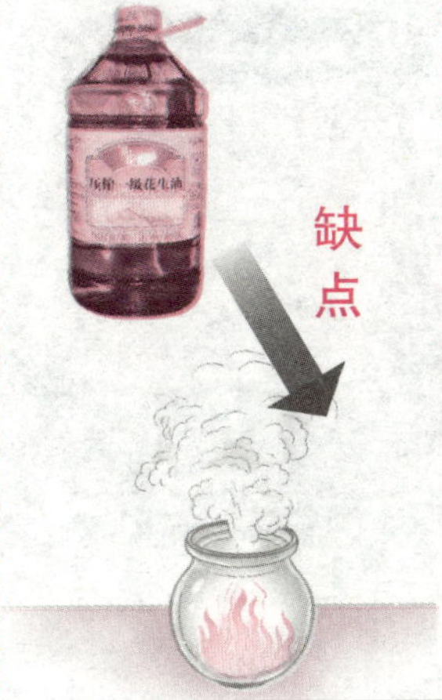

纸片

纸片也可作为燃料使用，但不能选用那些厚硬且带色的纸张。因为这些纸张的热力不够，而且还很容易烫伤皮肤。

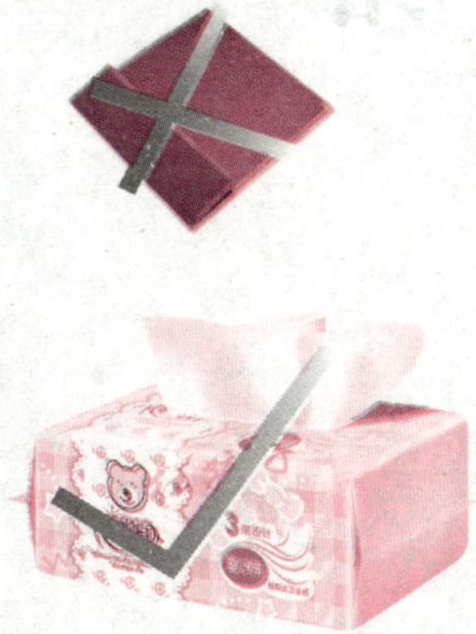

第一章 拔罐与经络

拔罐疗法是建立在中医经络穴位理论基础之上的，其作用机制是通过对经络穴位的温热刺激而对人体五脏六腑产生亢奋或者抑制作用，从而达到调整人体内部阴阳平衡并进一步治疗疾病的目的。因为，不同的经络穴位是对应不同的脏腑器官的，所以不同的疾病就需要刺激不同的穴位以达到有针对性的治疗。本章就对人体经络穴位作一个简单而比较系统的介绍，以使读者对拔罐疗法有一个更深入的了解。

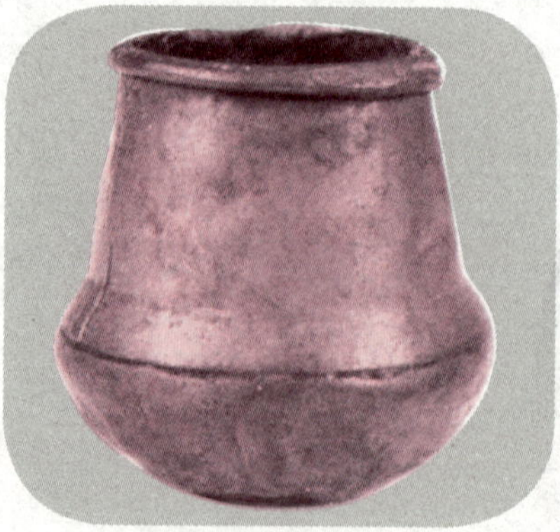

目录

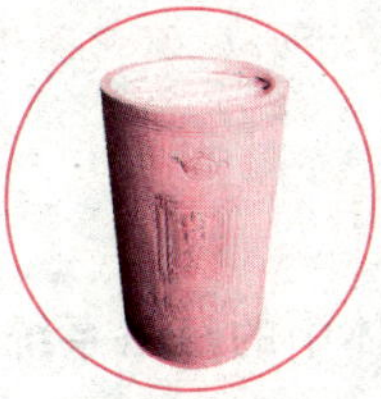

人体的经络系统

人体的经络系统是由十二经脉、奇经八脉、十二经筋、十二经别、十二皮部，十五络脉以及浮络、孙络等组成。

经络的作用

联络脏腑：人体中的经络系统是一个纵横交错、沟通内外、联系上下的整体，它联系了人体中脏器与脏器、脏与腑、脏腑与五官之间的联系，从而使人体成为一个有机的整体。除此之外，人体中五脏六腑、四肢百骸以及皮肉筋骨等组织，之所以能保持一种相对的平衡，完成正常的生理活动，也是依靠经络系统的联络沟通而完成的。

运行气血：经络还是人体气血运行的通道，气血只有通过经络系统才能被输送到周身。气血是人体生命活动的物质基础，其作用是濡润全身脏腑组织器官，使人体完成正常的生理功能。

抵御外邪：由于经络系统的作用是运行气血，那么它就可以使营卫之气密布周身，尤其是随着散布于全身的络脉，而密布于皮部。卫气是一种具有保卫机体功能的物质，它能够抵御外邪的入侵。外邪侵犯人体往往由表及里，先从皮毛开始，所以当外邪侵犯机体时，卫气就会首当其冲地发挥其抵御外邪、保卫机体的作用。

表明病理变化：因为经络系统是联络人体内外的通道，所以当人体患病时，经络又是一个病邪传入的途径。当人体在患有某些疾病的时候，常常会在其经络循行线上出现明显的压痛、结节或条索状的反应物，此时，这些部位的皮肤色泽、形态、温度等也都会起一定的变化。那么，通过对这些变化的观察，就可以推断疾病的病理变化。

指导辨证：因为经络都有固定的循行路线及所络属的脏腑和组织器官，所以根据体表部位发生的病理变化，就可以推断疾病的经脉和病位所在。

指导治疗：因为经络内属脏腑，外络肢节，说明病理，所以在临床治疗时就常根据经脉循行线路而选用体表某些腧穴，以疏通经气，调节人体脏腑气血功能，从而达到治疗疾病的目的。

人体经络系统的组成

经络系统总体上是由经脉和络脉组成，其中又可以细分为若干种，具体如下表：

- 经络系统
  - 经脉
    - 十二经脉
      - 手三阴经：手太阴肺经、手厥阴心包经、手少阴心经
      - 手三阳经：手阳明大肠经、手少阳三焦经、手太阳小肠经
      - 足三阳经：足阳明胃经、足少阳胆经、足太阳膀胱经
      - 足三阴经：足太阴脾经、足厥阴肝经、足少阴肾经
    - 七经八脉：督脉、任脉、冲脉、带脉、阴维脉、阳维脉、阴跻脉、阳跻脉
    - 十二经别
    - 十二经筋
    - 十二皮部
  - 络脉：十五络脉、孙络、浮络

十二经脉

十二经脉也被称为“正经”，是人体经络系统的主体，它们包括：手太阴肺经、手厥阴心包经、手少阴心经、手阳明大肠经、手少阳三焦经、手太阳小肠经、足阳明胃经、足少阳胆经、足太阳膀胱经、足太阴脾经、足厥阴肝经、足少阴肾经。这十二条经脉的主要特征是表里经脉相合，与相应脏腑络属。

十二经脉的分布规律

十二经脉纵贯全身，它在体表呈左右对称地分布于头面、躯干和四肢。六条阳经分别位于人体四肢的外侧和头面、躯干部。而六条阴经则分别位于人体四肢的内侧和胸腹部。十二经脉在四肢的分布规律是，手三阴经分别位于人体右上肢的前、中、后；足三阴经则位于右下肢的前、中、后，至内踝8寸以上；手三阳经分别位于人体左上肢的前、中、后；足三阳经则分别位于左下肢的前、中、后。十二经脉在躯干部的分布规律是，足少阴肾经在胸中线旁开2寸，腹中线旁开0.5寸处；足太阴脾经行于胸中线旁开6寸，腹中线旁开4寸处；足厥阴经循行规律性不强；足阳明胃经分布于胸中线旁开4寸，腹中线旁开2寸处；足太阳经行于背部，分别于背正中线旁开1.5寸和3寸处；足少胆经则分布于人体侧面。

十二经脉的表里属络关系

十二经脉在体内与脏腑相连系，其中阴经属脏络腑，阳经属腑络脏，形成了脏腑阴阳表里属络关系。具体是，手太阴肺经与手阳明大肠经相表里；手厥阴心包经与手少阳三焦经相表里；手少阴心经与手太阳小肠经相表里；足太阴脾经与足阳明胃经相表里；足厥阴肝经与足少阳胆经相表里；足少阴肾经与足太阳膀胱经相表里。

十二经脉的循行走向

手三阴经从胸走手，手三阳经从手走头，足三阳经从头走足，足三阴经从足走腹。

十二经脉的交接规律和流注顺序

十二经脉交接规律表

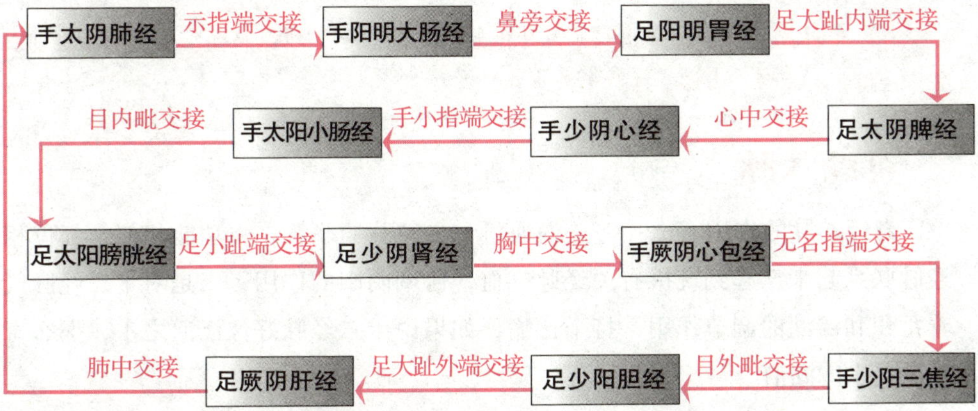

十二经脉循环流注顺序表

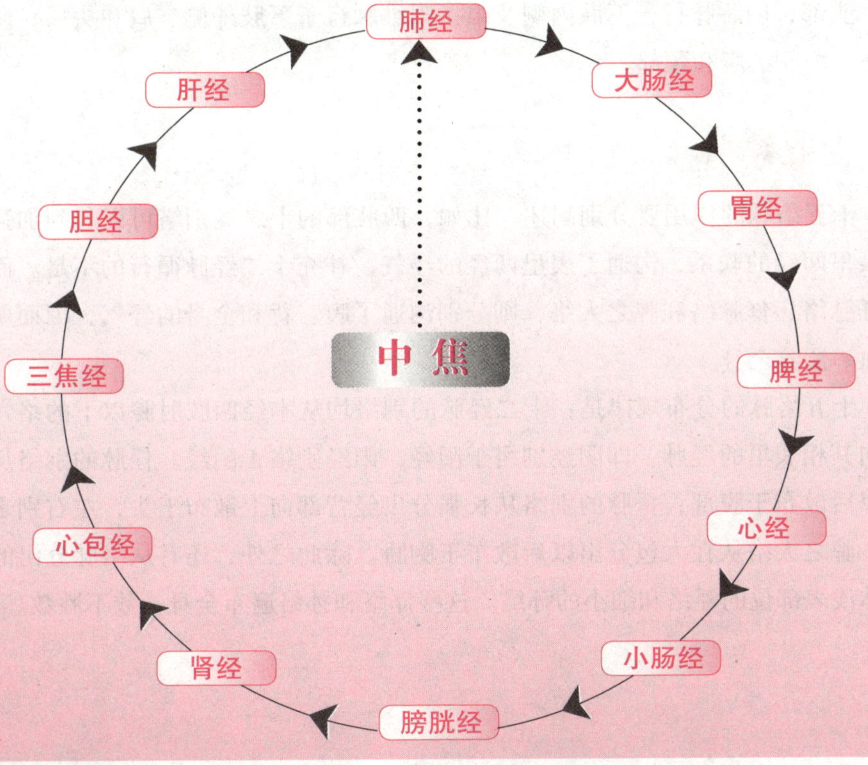

奇经八脉与十五络脉

奇经八脉包括督脉、任脉、冲脉、带脉、阴维脉、阳维脉、阴跻脉、阳跻脉，是人体中别道奇行的经脉。其中的任脉和督脉，因为有自己所属的腧穴，所以和十二经脉合称为“十四经”。

络脉则是由经脉分出行于人体浅层的支脉。十二经脉和任、督二脉各自别出一络，加上脾之大络，总称十五络脉。

奇经八脉

奇经八脉的作用有二：一是沟通了十二经脉的联系，将功能相似、部位相近的经脉联系起来，起到统摄有关经脉气血，协调阴阳的作用；二是对十二经脉气血有着蓄积和渗灌的调节作用，打个比喻，如果说十二经脉好像江河之水，那么奇经八脉就是水库湖泊。

奇经八脉的分布部位总体来说是与十二经脉纵横交互的。八脉中的督脉、任脉、冲脉皆起于胞中，同出于会阴，其中督脉行于背正中线；任脉行于前正中线；冲脉行于腹部会于足少阴经。奇经中的带脉横行于腰部，阳跻脉行于下肢外侧及肩、头部；阴跻脉行于下肢内侧及眼；阳维脉行于下肢外侧、肩和头项；阴维脉行于下肢内侧、腹和颈部。

十五络脉

十五络脉的作用要分别阐述。比如，四肢部的十二经别络可以起到加强十二经中表里两经的联系，沟通了表里两经的经气，补充十二经脉循行的不足。而躯干部的任脉络、督脉络和脾之大络，则分别沟通了腹、背和全身的经气，因而所以输布气血、濡养全身。

十五络脉的分布规律是：十二经脉的别络均从本经四肢肘膝以下的络穴分出，走向其相表里的经脉，即阴经别络于阳经，阳经别络于阴经。任脉的别络从鸠尾分出以后散布于腹部；督脉的别络从长强分出经背部向上散布于头，左右别走足太阳经；脾之大络从在大包分出以后散布于胸胁。除此之外，还有从络脉分出的浮行于人体浅表部位的浮络和细小的孙络。这些浮络和孙络遍布全身，数不胜数。

十二经别、十二筋经与十二皮部

十二经别是十二经脉别行深入体腔的支脉。十二经筋是十二经脉的外周连属部分，是十二经脉中用以濡养人体筋肉、骨节的体系。十二皮部是十二经脉之气散布于体表的部位。

十二经别

十二经别加强了十二经脉的内外联系，补充了十二经脉在体内外循行的不足。因为十二经别具有表里相合的“六合”作用，所以十二经脉中的阴经就与头部发生了联系，这就扩大了6条阴经穴位的主治范围。

十二经别的分布规律是，足太阳、足少阴经别从腘部分出，入走肾与膀胱，上出于项，合于足太阳膀胱经；足少阳、足厥阴经别从下肢分出，行至毛际，入走肝胆，上系于目，合于足少阳胆经；足阳明、足太阴经别从髀部分出，入走脾胃，上出鼻頞，合于足阳明胃经；手太阳、手少阴经另从腋部分出，入走心与小肠，上出目内眦，合于手太阳小肠经；手少阳、手厥阴经别从所属正经分出，进入胸中，入走三焦，上出耳后，合于手少阳三焦经；手阳明、手太阴经别从所属正经分出，入走肺与大肠，上出缺盆，合于手阳明大肠经。总体来说，十二经别多从四肢肘膝关节以上的正经别出，经过躯干深入体腔与相关的脏腑联系，再浅出体表上行至头项部，在头项部阳经经别合于本经的经脉，阴经的经别合于其表里的阳经经脉，由此将十二经别组合成六组，这就是所谓的“六合”。

十二经筋

十二经筋在人体起到的是濡养骨骼，完成保护关节的作用。其分布规律为：均起源于四肢末端，上行于头面胸腹部，遇到骨节部位便结聚于斯，遇到胸腹壁则成片散布于该部。手三阳经筋起源于手指，沿着臑外上行结聚于头部；手三阴经筋起源于手指，沿着臑内上行结聚于胸部。足三阳经筋起源于足趾，沿着股外上行结聚于面；足三阴经筋起源于足趾，沿着股内上行结聚于腹部。

十二皮部

因为十二皮部位于人体的最外层，所以它对人体起着保卫机体、抵御外邪的作用。其分布规律是，以十二经脉体表的分布范围为依据，将皮肤划分为十二个区域。

拔罐与腧穴

腧穴即是穴位，“腧”有转输的含义，“穴”即孔隙的意思。所以说，腧穴就是人体经络气血输注于体表的部位。腧穴是拔罐的部位，在临床上要正确运用拔罐治疗疾病，就必须掌握好腧穴的定位和归经等基本知识。

腧穴的分类

从总体上来说，腧穴可以分为十四经穴、奇穴和阿是穴三大类。

十四经穴是位于十二经脉和任、督二脉上的腧穴，简称“经穴”。十四经穴与经脉的关系密切，它不仅可以反映本经经脉及其所属脏腑的病证，也可以反映本经脉所联系的其他经脉和脏腑的病证。

奇穴又称“经外奇穴”，它有固定的穴名，也有明确的位置，但它们却不能归属于十四经脉。这些腧穴对某些病证具有特殊的治疗作用。

阿是穴又称压痛点、不定穴等，其多位于病变部位的周边。这一类腧穴的特点是既无具体名称，又无固定位置。

腧穴的定位方法

在拔罐的过程中，选穴是否准确直接关系到治疗效果的好坏。下面就介绍几种确定腧穴位置的常用方法。

骨度分寸法，这是一种以骨节为主要标志来测量全身各部大小、长短，并依其比例折算尺寸以作为定穴标准的方法。

体表解剖标志定位法，又称自然标志定位法，这是以人体解剖学的各种体表标志为依据来确定腧穴位置的方法。它又可以分为固定的标志和活动的标志两种。固定的标志，是指在人体自然姿势下可见的标志，比如乳头、肚脐等。找到这些标志就可以确定腧穴的位置。如脐中旁开2寸处定天枢穴等。活动的标志，是指人体在做某些动作下才会出现的标志，如在耳屏与下颌关节之间微张口呈凹陷处取听宫穴等。

手指比量法，是一种以患者手指为标准来定取穴位的方法。此法又可分为以下几种：中指同身寸法，是以患者的中指中节屈曲时内侧两端纹头之间作为1寸，可用于四肢取穴的直寸和背部取穴的横寸；拇指同身寸法，是以患者拇指指关节的宽度作为1寸，适用于四肢部的直寸取穴；横指同身寸袪，又名“一夫法”，是让患者将除拇指以外的其他四指并拢，以中指中节横纹处为准，四指横量作为3寸。

教你轻松找穴位

手指度量法

中医里有："同身寸"一说，就是用自己的手指作为穴位的尺度。人有高矮胖瘦，骨节自有长短不同，虽然两人同时各测得1寸长度，但实际距离却是不同的。

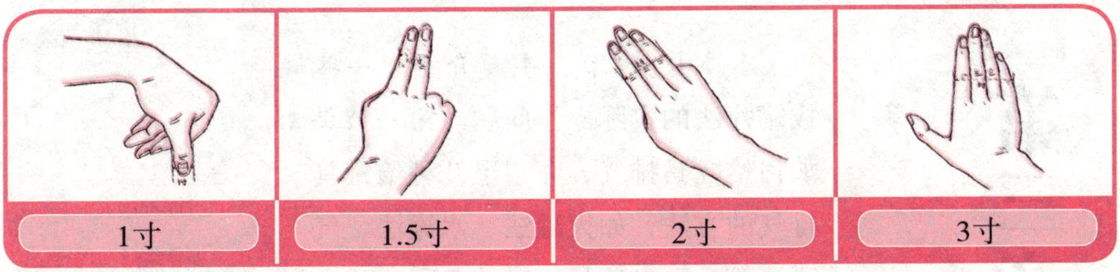

标志参照法

固定标志：如眉毛、脚踝、指或趾甲、乳头、肚脐等，都是常见判别穴位的标志。如：印堂穴位在双眉的正中央；膻中穴位在左右乳头中间的凹陷处。

动作标志：必须采取相应的动作姿势才能出现的标志，如张口取耳屏前凹陷处即为听宫穴。

身体度量法

利用身体的部位及线条作为简单的参考度量，也是找穴的一个好方法。

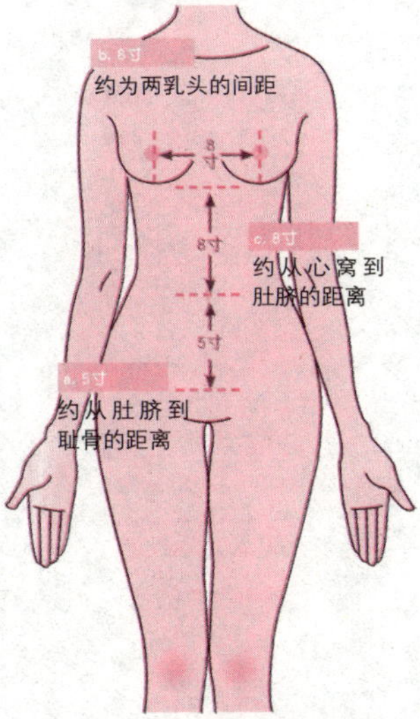

徒手找穴法

触摸法：以大拇指指腹或其他四指手掌触摸皮肤，如果感觉到皮肤有粗糙感，或是会有尖刺般的疼痛，或是有硬结，那可能就是穴位所在。如此可以观察皮肤表面的反应。

抓捏法：以示指和大拇指轻捏感觉异常的皮肤部位，前后揉一揉，当揉到经穴部位时，感觉会特别疼痛，而且身体会自然地抽动想逃避。如此可以观察皮下组织的反应。

按压法：用指腹轻压皮肤，画小圈揉揉看。对于在抓捏皮肤时感到疼痛再以按压法确认看看。如果指头碰到有点状、条状的硬结就可确定是经穴的所在位置。

第三章 拔罐疗法实践操作

本章共分4节，主要介绍了一些拔罐疗法的实际操作问题。第一节是如何给罐具排气，介绍了几种给罐具排气的方法，如火罐法、水罐法、气罐法等。第二节是拔罐的各种方法，介绍了许多种相应不同病症的拔罐手法，如单罐法、多罐法、闪罐法、摇罐法、指罐法、转罐法、药罐法，等等。第三节是拔罐前的准备工作，如让患者保持什么样的体位，应该准备什么必要的工具，等等。第四节是拔罐时的一般性操作步骤，阐述了在拔罐时的各个阶段以及在每一阶段要注意的问题。

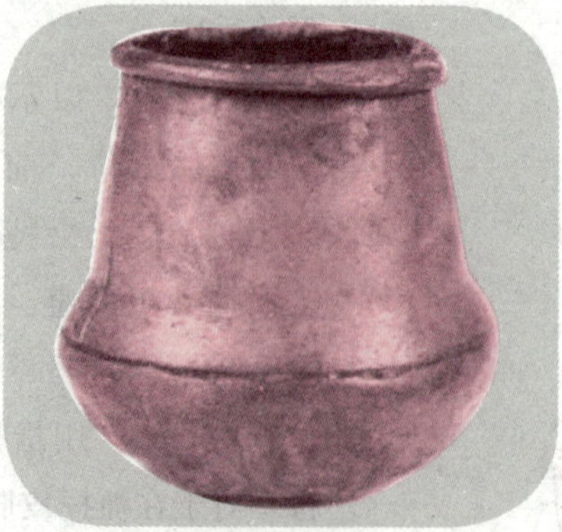

目录

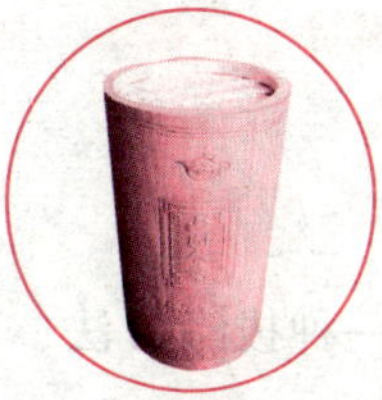

如何给罐具排气

如前面章节所述，按照罐具借以产生吸力的不同排气方式，拔罐疗法可以分为这样几种：火罐法、水罐法、抽气罐法和挤压罐法等。

火罐法

这是最常用的一种拔罐方法，即借助火焰燃烧时产生的热力，排去罐内空气，使之形成负压而吸着于皮肤上。具体来讲，火罐法又可以细分为以下六种。

（1）投火法。这种方法多用于从侧面横拔人体的某些部位。具体操作时是用镊子夹住酒精棉球，点燃后将酒精棉球投入罐内，然后迅速将罐扣在应拔部位上。或者不用酒精棉球，用软质纸也可以。即先将软质纸稍加折叠，折叠后的纸条长度要短于罐具的高度，点燃后投入罐内，不要等纸条烧完，就迅速将罐扣在应拔部位上，并稍加按压。这种方法的缺点是罐内有燃烧的物质，烧着的纸或酒精棉球落下来有可能烧伤皮肤，所以患者最好取侧位，罐子呈水平横拔。

（2）闪火法。这种方法适合于各种体位。具体操作方法是用镊子挟着燃烧的软纸或酒精棉球，伸进罐内旋转片刻，然后迅速抽出，并立即将罐扣在应拔的部位上。此时罐内即可形成负压吸住皮肤。如果需要比较大的吸拔力时，可将正在燃烧的酒精棉球在罐内壁上涂擦，以使酒精沾在罐壁上燃烧，注意不要将酒精沾在罐口，这样会烫伤皮肤，然后将棉球抽出，并迅速将罐扣在应拔部位上。这种方法因罐内没有燃烧物，所以适用于各种体位。

（3）贴棉法。这种方法适合于侧面横拔。具体操作是取一块大小为0.5~1平方厘米的脱脂棉片，拉薄后用酒精浸湿，贴在罐内壁上中段处，用火点燃后迅速将罐扣在应拔部位上。采用此法时应注意棉片所浸含的酒精应当适中：如果酒精太多，点燃着后滴到罐口，容易烧伤皮肤；酒精过少则贴不到罐壁上。

（4）滴酒法。这种方法适用于各种体位。具体操作时先在罐内底部滴入几滴酒精，然后将罐口横放，旋转1~3周，以使酒精均匀地流过罐内壁上，注意不要让酒精流过罐口，以免灼伤皮肤。点燃后迅速将罐具扣在应拔部位上。此种方法酒精不宜滴得过多，以免火焰随酒精流溢，烧伤病人。

（5）架火法。这种方法适用于俯卧、仰卧的大面积部位及四肢肌肉平坦、丰厚的部位。它的优点是可以不受燃烧时间的限制。具体操作时又可以分为以下2种方法：一是用易燃的软布或软纸包住一枚铜钱或类似物品，制成毽子式的点火架。然

火罐法

火罐法是指借助火焰燃烧时产生的热力，以排去罐内空气产生负压的方法，这也是最常用的一种排气方法。具体来讲，火罐法又可以细分为以下几种：

投火法

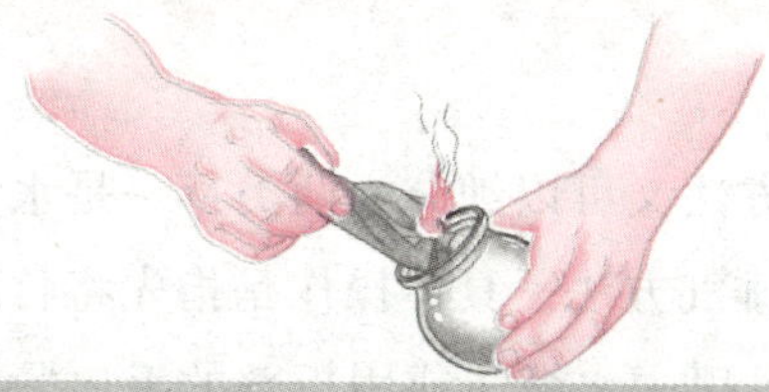

将质地柔软的纸点燃后投入罐内，迅速将罐扣在应拔部位上。

闪火法

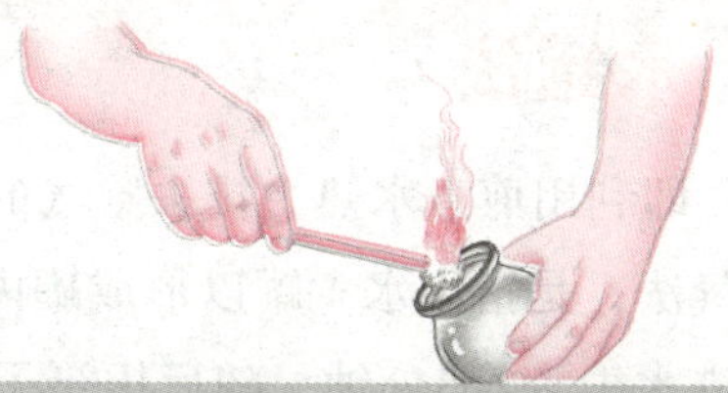

用镊子挟着燃烧的酒精棉球，伸进罐内旋转片刻，然后迅速抽出，并立即将罐扣在应拔的部位上。

贴棉法

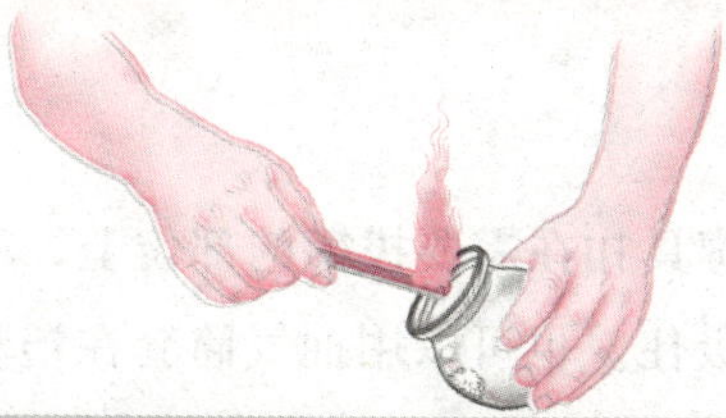

先取一块大小为1平方厘米左右的脱脂棉片，拉薄后用酒精浸湿，贴在罐内壁上中段处，用火点燃后迅速将罐扣在应拔部位上。

滴酒法

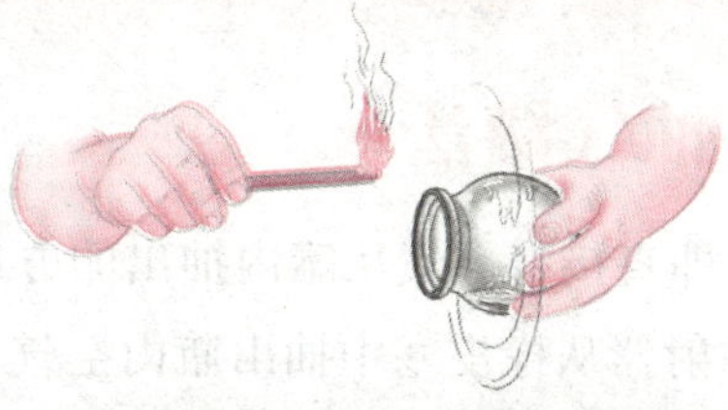

先在罐内底部滴入几滴酒精，然后将罐口横放旋转，以使酒精均匀地流过罐内壁上，点燃后迅速将罐具扣在应拔部位上。

架火法

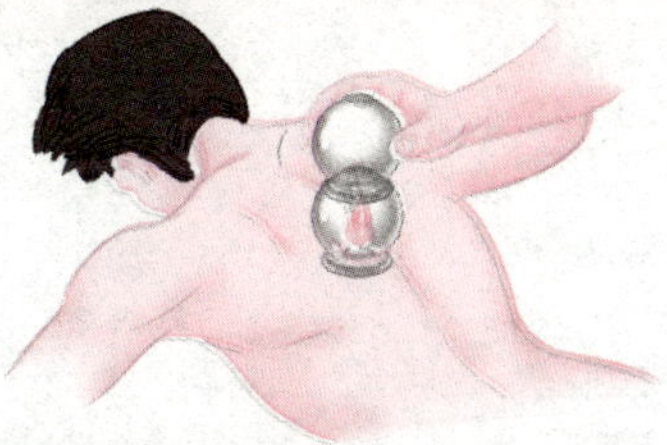

用不传热、不易燃的小物品放在应吸拔的部位上，然后再放上一酒精棉球，点燃后将罐扣在其上。

弹簧架法

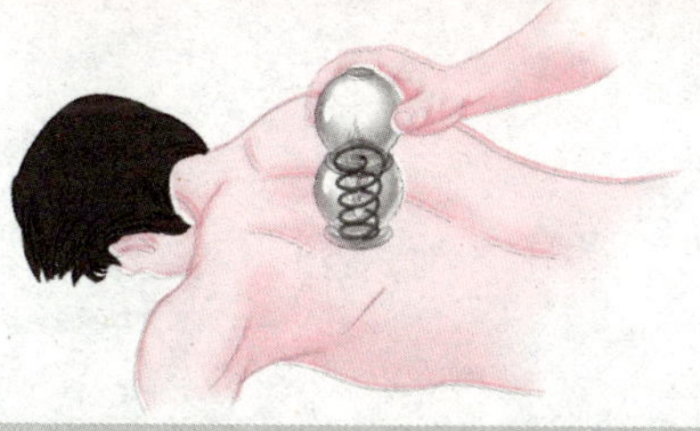

指先用1根长短适宜的铁丝绕成弹簧状，将弹簧的一端制成钩状。需要时将一个浸有酒精的棉球挂在钩上，点燃后将罐扣住即可。

后放在该吸拔的部位上，点燃软纸或软布（也可以用酒精棉球代替，放在点火架上点燃），最后将罐扣在应拔的部位上。二是用木片、橘皮等不传热、不易燃的小物品放在应吸拔的部位上，然后再放上一酒精棉球，点燃后将罐扣在其上。

（6）弹簧架法。这种方法制作出来的弹簧架可反复使用。具体制作方法是用1根长短适宜的铁丝绕成弹簧状，将弹簧的一端制成钩状。需要时将一个浸有酒精的棉球挂在钩上，然后将此架放在应吸拔的部位上，点燃后将罐扣住即可。

水罐法

即利用煎煮水热力排去空气的方法。这种方法又可以细分为两类：一是水煮罐排气法，是指用水煮罐以形成罐内负压的一种排气方法。具体操作是指先将竹罐放在沸水中煮2~3分钟，随后用镊子将罐具取出，甩去水液，或用折叠的毛巾紧捂罐口，乘热扣在皮肤上，即能吸住；一是水蒸气排气法，是指用蒸气熏蒸罐具以排出罐内气体的方法。具体操作方法是先用一个水壶烧水，当水蒸气从壶嘴中喷出时，即将罐具套上几秒钟，随后即可将罐具取下扣在应拔皮肤上。

抽气罐法

即直接将空气从罐内抽出的方法。可以先将罐具扣在需要拔罐的部位上，然后用注射器从橡皮塞中抽出瓶内空气，使产生负压吸住。也可以用抽气筒套在塑料罐具的活塞上，将空气抽出。

两种水罐法

用火可以排气，用水亦可以排气，下面就叙述两种用水排气的方式。

水煮罐排气法

①

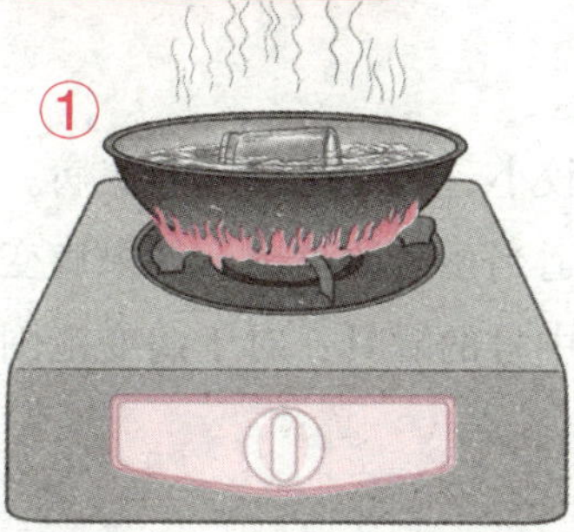

先将竹罐放在沸水中煮2~3分钟。

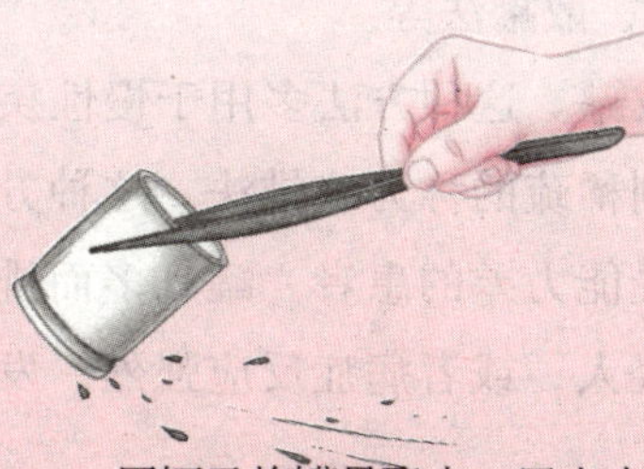

用镊子将罐具取出，甩去水。

或

②

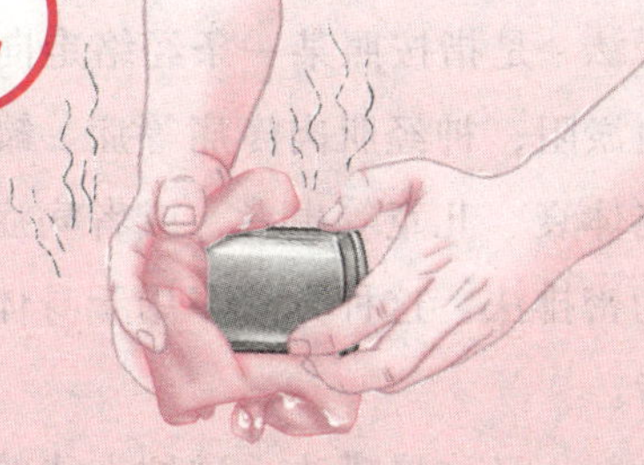

用折叠的毛巾紧捂罐口，以吸去水、保持罐内热度，防止空气进入。

③ 随后就可以乘热将罐具扣在皮肤上，即能吸住。

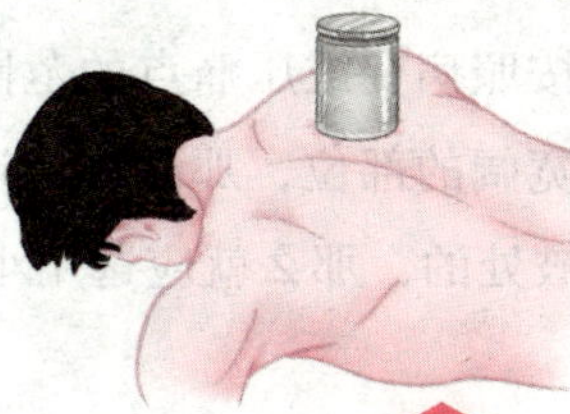

水蒸气排气法

具体操作方法是先用一个水壶烧水，当水蒸气从壶嘴中喷出时，即将罐具套上几秒钟，随后即可将罐具取下扣在应拔的皮肤上。

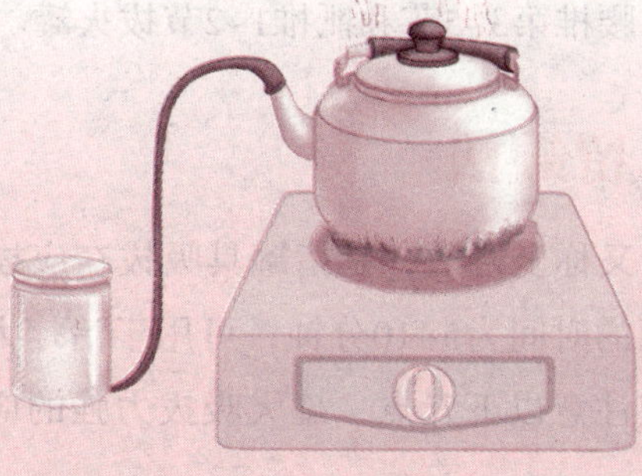

拔罐的各种方法

如前面章节所述，按照拔罐的形式或者方法来分，拔罐可以分为单罐法、多罐法、刺络罐法、闪罐法等十几种。

单罐法

单罐法即单罐独用，一般用于治疗病变范围比较小、病症比较轻的疾病。对于这些疾病，可以按照病变或压痛点的范围大小选用适当型号的火罐。如果病变范围在胸背部等比较宽阔的部位，那么就应选用大号或中号的罐具：对于病变范围在软组织或者皮肤褶皱处的，那么就应选用小号罐具。

多罐法

多罐法即多罐并用，一般用于治疗病变范围比较广泛或患病反应点较多的疾病。在拔罐时，可根据病变部位形态等具体情况，酌情吸拔数个至十余个罐具。根据罐具之间排列的形态，多罐法又可以分为排罐法、散罐法等。

排罐法：是指按照某一条经络走向顺序排列拔罐。这种方法多用于慢性疾病、内脏气血淤阻，神经肌肉疼痛等症。罐具少而排列稀疏的称为疏排法。这种方法多用于年老体衰、儿童等患者，或者病症模糊、耐受能力差的患者。罐具多而排列紧密的称为密排法。这种方法多用于身体强壮的年轻人，或者病症反应强烈，发病广泛的患者。

散罐法：又称星罐法，这种方法的特征是在人体上零星选穴拔罐。此法主要适用于一人患有多种疾病或者虽只患有一种疾病，但有多种病情的患者。

如果病在体表，除要在局部拔火罐外，还要在支配的神经根部拔火罐，以提高治疗效果，称神经节段拔罐法。如膝关节炎、膝关节损伤，除在局部拔火罐外，还可在腰椎第3~5节和骶椎1~2节拔火罐。

留罐法

又称坐罐法，是指罐具吸拔在应拔部位后留置一段时间的拔罐法。留罐法一般留罐的时间为5~10分钟，可用于治疗大部分病症，是最常用的拔罐法。在采用此法时应注意以下几点：罐大吸拔力强的应适当减少留罐时间；夏季及皮肤薄弱处留罐

多罐法

多罐法即多罐并用，一般用于治疗病变范围比较广泛或患病反应点较多的疾病。

密排罐法

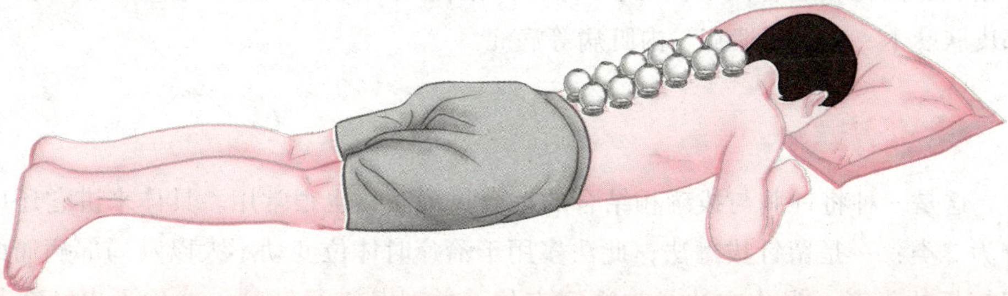

指罐具多而排列紧密的排罐法，一般罐与罐的间距为小于3.5厘米。这种方法多用于身体强壮的年轻人，或者病症反应强烈，发病广泛的患者。

疏排罐法

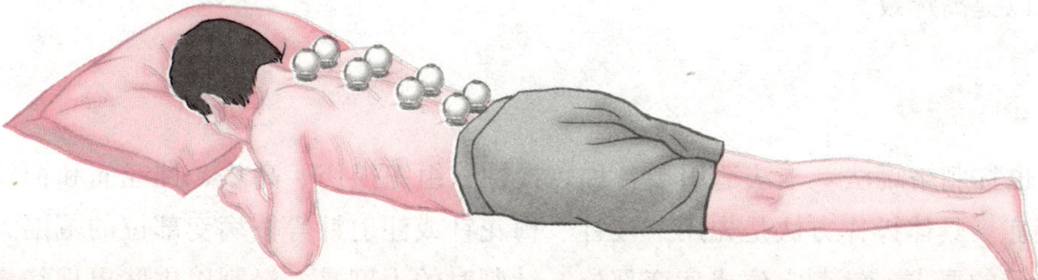

指罐具少而排列稀疏的排罐法，一般罐与罐之间的间距大于7厘米。这种方法多用于年老体衰、儿童等患者，或者病症模糊、耐受能力差的患者。

散罐法

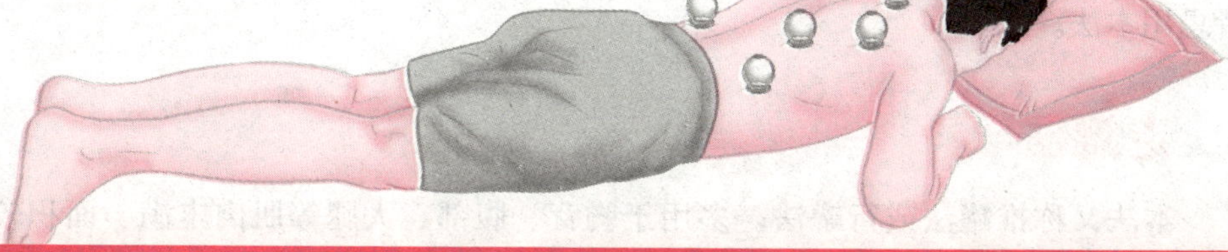

散罐法又称星罐法，这种方法的特征是在人体上零星选穴拔罐。此法主要适用于一人患有多种疾病或者虽只患有一种疾病，但又具有多种病情的患者。

时间不宜过长；如需拔瘀血罐，时间可稍延长，但不能拔破皮肤。

闪罐法

是指罐具吸拔在应拔部位后随即取下，反复操作至皮肤潮红时为止的一种拔罐方法，若连续吸拔20次左右的，则称为连续闪罐法。由于闪罐法拔后在皮肤上不留瘀紫斑，故比较适合面部拔罐。闪罐法的兴奋作用较为明显，适用于肌肉痿缩、局部皮肤麻木、中风后遗症、内脏病等病症。

针罐法

这是一种将针刺与拔罐相结合的综合拔罐法，也很常用。具体来讲它还可以细分为二类：一是留针拔罐法，此法多用于治疗时体位变动不大以及局部病痛而又病程较长的患者。操作方法是先选定穴位，并对其进行针刺，然后不出针在其上拔罐。留罐10~20分钟后，起罐取针；一是不留针拔罐法，是指对穴位进行针刺后就立即出针，或者虽不出针，但须至出针后，才在该部位拔罐的一种方法。除此之外，近年来还发明出了一种针药罐法。这种方法是在留针的基础上，再吸拔一贮药罐，以提高疗效。

血罐法

也称刺络罐法。本法适用于各种急慢性软组织损伤、高热、神经痛和神经性皮炎等症。具体操作方法是先用三棱针、梅花针或注射针等按病变部位的范围大小和出血量的要求，针刺穴位或病变部位。针刺时的力度是：轻刺以皮肤出现红晕为标准；稍重刺是以轻微出血为标准；重刺是以点状出血为准。针刺后再拔罐并留罐，留罐时间长短按不同部位和病症需出血的量而定。在选用罐具时，最好采用透明罐具，这样便于观察出血状况，一般来说出血量要控制在20毫升左右。起罐后用消毒棉球将伤口擦净，必要时涂以甲紫等消毒药水。注意，瘢痕体质者或出血性疾病患者忌用本法。

走罐法

本法又称推罐法或行罐法。多用于胸背、腹部、大腿等肌肉丰满、面积较大的部位。本法常用于治疗麻痹、肌肉萎缩、神经痛和风湿痹痛等症。具体操作方法是，先在罐口或吸拔部位涂上一层如石蜡、凡士林等的润滑剂，当然也可以选用风

闪罐法与针罐法

闪罐法

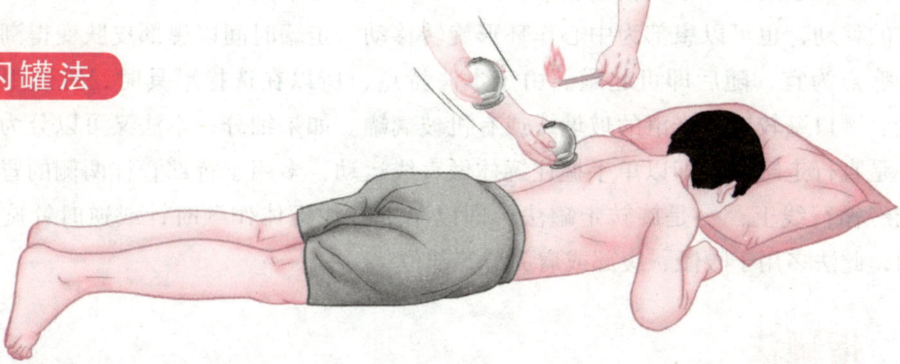

指罐具吸拔在应拔部位后随即取下，反复操作至皮肤潮红时为止的一种拔罐方法。此法的兴奋作用较为明显，适用于肌肉萎缩、局部皮肤麻木、中风后遗症、内脏病等病症。

针罐法

不留针拔罐法，是指对穴位进行针刺后就立即出针，或者虽不出针，但须至出针后，才在该部位拔罐的一种方法。

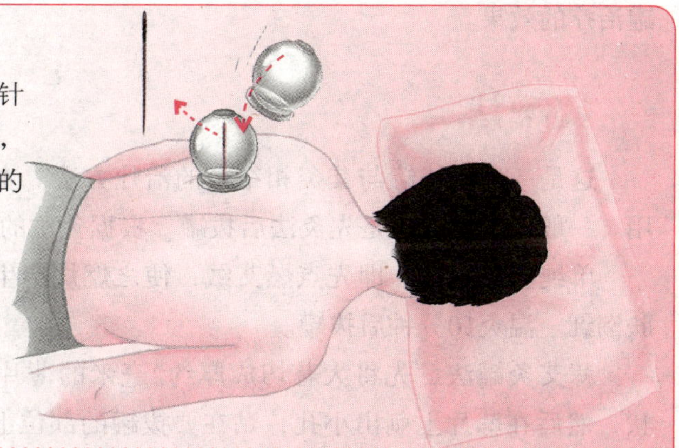

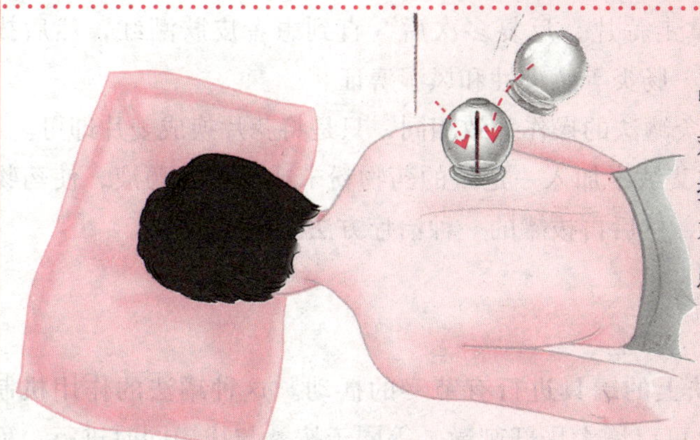

留针拔罐法，是指先选定穴位，并对其进行针刺，然后不出针在其上拔罐。此法多用于治疗时体位变动不大以及局部病痛而又病程较长的患者。

油精、红花油等膏剂，这样主要是便于罐具的滑动。吸拔后用一手按住罐口前缘皮肤，另一手则握住罐底稍倾斜推，沿着肌肉骨骼生长路线或经络循行路线作上下左右的移动，也可以患部为中心作环形旋转移动。走罐时间以患部皮肤变得潮红或起丹痧点为宜，随后即可起罐。由于本法特点，所以在选择罐具时，宜选用罐口较大、罐口壁较厚且光滑的玻璃罐或有机玻璃罐。如果细分，本法又可以分为两种：一是直行走罐法，即以单手握住罐体做直线运动，多用于背部脊柱两侧的肾经和膀胱经循行线上；一是旋转走罐法，即以单手握住罐体作顺时针或逆时针旋转式运动，此法多用于腰骶、腹部或肩关节等部位。

指罐法

此法是指在需要拔罐的穴位上或病患处先用手指点按穴位或按揉患部，然后再拔罐的方法。此法常用于治疗病情较急、疼痛剧烈等病症，尤其对软组织挫扭伤和劳损等症有明显疗效。指罐法具有拔罐、针刺和按摩的三重作用，可以极大提高拔罐治疗的效果。

灸罐法

这是一种将拔罐与艾灸相结合的治疗方法。主要作用机制是增强拔罐的刺激作用。一般的操作方法是先灸法后拔罐。根据灸法的不同，此法又可以分为以下4种。

单纯艾灸罐法，即先点燃艾绒，使之燃烧产生的热量对皮肤产生刺激，直到皮肤潮红。温灸10分钟后拔罐。

蒜艾灸罐法，先将大蒜切成厚约2毫米的薄片，将艾绒捻成上尖下大的圆锥柱状，然后在蒜片上刺出小孔，贴在要拔罐的部位上。然后放上艾炷点燃，等患者逐渐觉得很热并烧灼难忍时再拿走蒜片，反复多次后，直到患者皮肤潮红，然后拔罐。此法多用于痤疮、气管炎、肠炎等感染性和风湿痹证。

姜艾灸罐法，此法与蒜艾灸罐法的操作大致相同，只是将蒜片换成姜片即可。

药艾灸罐法，此法是指在艾绒中加入一定量的药物粉末或易挥发药液，使药物燃烧后产生的烟雾被人体吸入，然后再拔罐的一种治疗方法。

摇罐法

这种罐法是指对留在皮肤上的罐具进行有节奏的摇动。这种罐法的作用机制是，通过对穴位的反复牵拉，可以增大局部刺激，等同于按摩与拔罐同时进行，而

血罐法与走罐法

血罐法

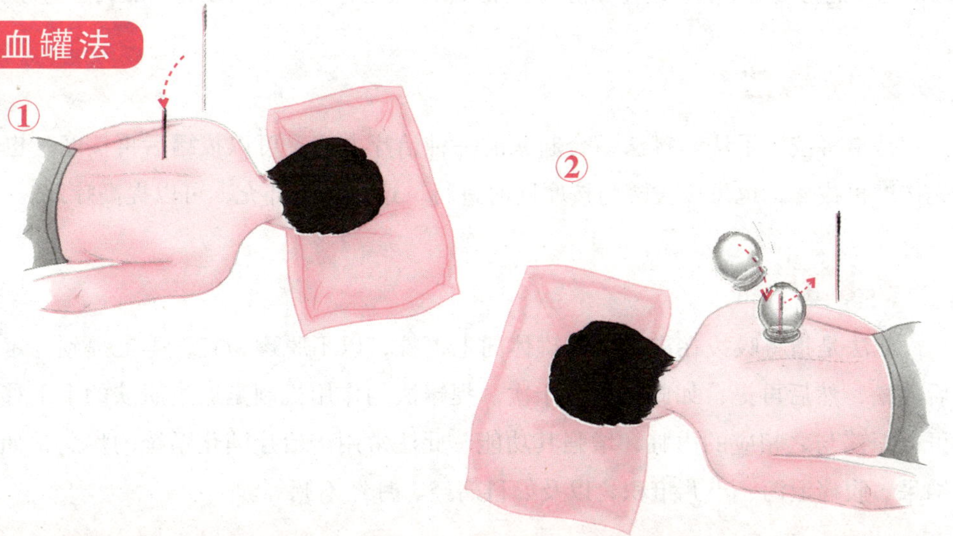

也称刺络罐法，具体操作方法是先用针刺穴位或病变部位，然后再拔罐并留罐的方法。

走罐法

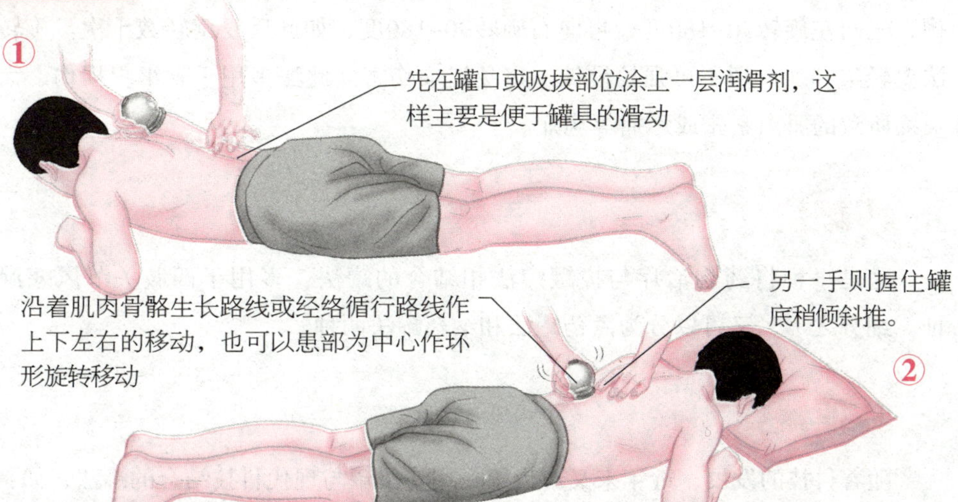

本法又称推罐法或行罐法。多用于胸背、腹部、大腿等肌肉丰满、面积较大的部位。本法常用于治疗麻痹、肌肉萎缩、神经痛和风湿痹痛等症。

提高治疗效果。具体操作手法是手握罐体，以顺时针和逆时针方向各均匀摇动数十次。摇动的力量要柔和，动作要协调。如果患者能够忍受，就可以逐渐加大摇动力量。

按摩罐法

是指将按摩手法与罐法结合起来的一种治疗方式。可以拔罐后再按摩，也可以先按摩再拔罐，也可以拔罐与按摩同时进行。这样互为补充，可以提高疗效。

提罐法

此法是指将吸拔在皮肤上的罐体向上提拉，以不脱罐为宜，等上提到一定程度后放松，然后再提，如此反复数十次。提罐法的作用机制是通过肌肤的上下移动，可以振荡与之相应的内脏，增强其功能。此法常用于治疗消化系统的疾病，如食少纳呆、腹痛泄泻、小儿疳积，以及妇科痛经、月经不调等。

转罐法

这种方法是在摇罐的基础上发展起来的。通过增大对所留罐具的旋转力量，提高牵拉程度，达到促进血液循环，增强治疗效果的目的。具体操作方法是单手摇罐，先向左旋转90~180度，再向右旋转90~180度，如此反复旋转数十次。旋转的手法要轻柔和缓，切不可强拉硬拽，以免造成伤害。此法多用于软组织损伤、无菌性炎症所致的肌肉紧张或疼痛等病症。

药罐法

这是一种将药物治疗与拔罐疗法相结合的罐法，多用于四肢关节风寒湿痹等证。细分之下，又可以分为煮药罐法和纳药罐法两种。

其他罐法

随着科技的发展，近年来又产生了一些将拔罐与现代科技结合的罐法，如：神灯罐法，即在拔罐后用神灯照射施术部位的罐法；磁疗罐，即在罐底贴磁片的罐法；频谱罐法，即在留罐后用频谱治疗仪照射的罐法。这些方法都扩大了治疗范围。

指罐法 摇罐法 提罐法 转罐法

指罐法

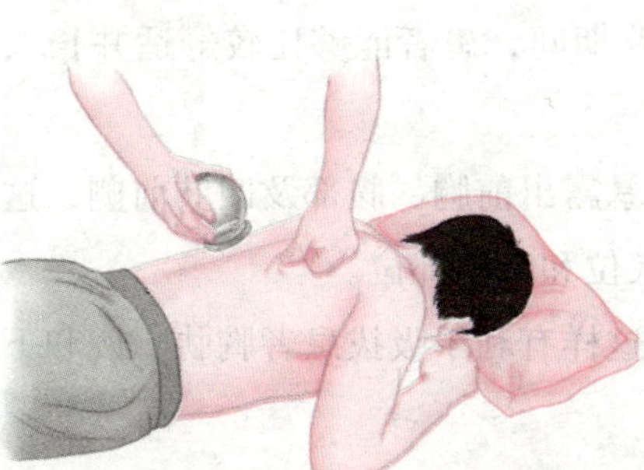

指在需要拔罐的穴位上或病患处先用手指点按穴位或按揉患部，然后再拔罐的方法。

摇罐法

手握罐体，以顺时针和逆时针方向各均匀摇动数十次。摇动的力量要柔和，动作要协调

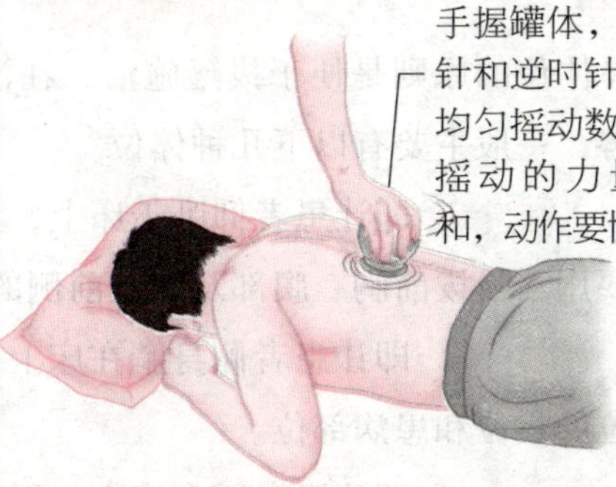

指对留在皮肤上的罐具进行有节奏的摇动。

提罐法

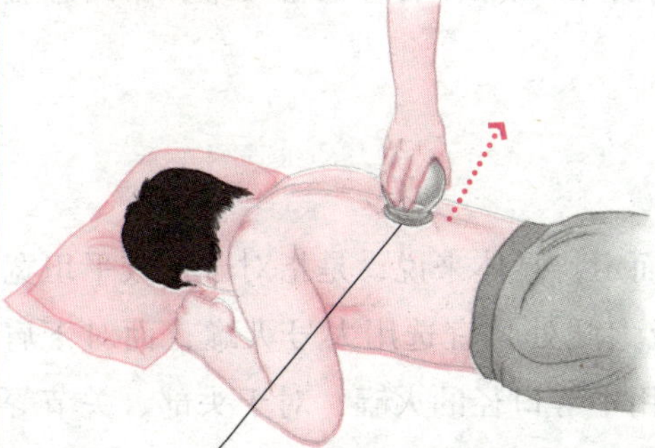

用手握住罐底向上提拉，等上提到一定程度后放松，然后再提，如此反复数十次

指将吸拔在皮肤上的罐体向上提拉，其作用机制是通过肌肤的上下移动，可以振荡与之相应的内脏，增强其功能。

转罐法

单手握罐，先向左旋转90~180度，再向右旋转90~180度，如此反复数十次，手法要轻柔和缓

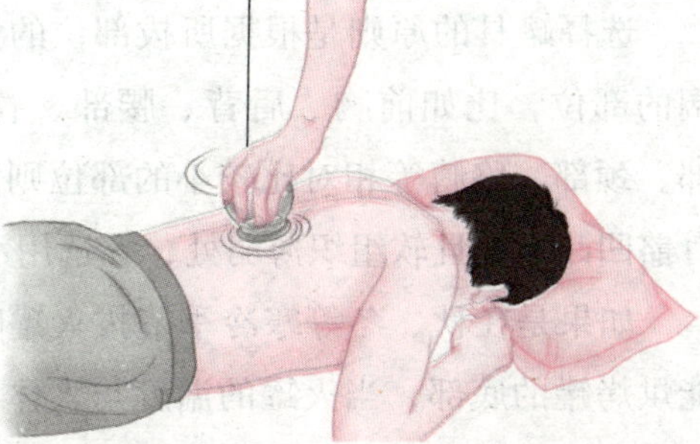

转罐法是在摇罐的基础上发展起来的。通过增大对所留罐具的旋转力量，达到促进血液循环，增强治疗效果的目的。

拔罐前的准备工作

在进行拔罐治疗前要进行一定的准备工作，这对防止意外的发生，提高治疗效果都有着积极的意义。一般来说，在进行拔罐治疗前要做好如下几项准备工作。

选择适当的体位

选择体位的原则是便于拔罐施治，在治疗期间，患者能够比较舒适并长久保持这种姿势。一般主要有以下几种体位。

（1）仰卧位：即让患者仰卧于床上，以暴露出前胸、腹部及四肢前侧，这样的姿势主要用于吸拔前胸、腹部及四肢前侧的穴位和患病部位。

（2）侧卧位：即让患者侧身躺在床上，这样有利于吸拔患者胸胁、髋和下肢外侧等部位的穴位和患病部位。

（3）俯卧位：即让患者趴在床上，以暴露背部及下肢外侧，这种姿势有利于吸拔患者背部、腰部、脊椎两侧及腿部后侧等部位的穴位和患病部位。

（4）俯伏位：即让患者坐于椅上，趴在椅背上，暴露出后颈和背部，这种姿势有利于吸拔患者颈肩部、腰背部、脊椎两侧及膝部等处的穴位和患病部位。

需要注意的是，患者在治疗期间最好不要轻易变动体位，尤其是在采用留针罐法时，千万不可变动体位。如果非要变动体位，那么操作者应扶稳火罐，帮助患者变动体位。

罐具的选择

选择罐具的原则是根据所拔部位的大小而定。具体来说，是指对于比较平坦宽阔的部位，比如前胸、后背、腰部、臀部及大腿处，宜选用大号火罐；而对于肩部、颈部、胳膊等相对比较小的部位则宜选用中等口径的火罐；对于头部、关节等骨骼凹凸不平且软组织薄弱处，宜选用小号口径的火罐。

如果是在秋、冬等寒冷季节拔火罐时，应先将火罐放在火上烘烤，注意此时只能烘烤罐的底部，当火罐的温度与人体温度相近时再拔火罐。此举主要是为了使患者不至于感冒着凉。

拔罐治疗时的体位

为了便于治疗，在进行拔罐时一般有以下几种体位可供选择，如果不是特殊需要，不能轻易变换体位，以防出现意外而受伤。

俯卧位

患者趴在床上，暴露背部及下肢外侧，这种姿势有利于吸拔患者背部、腰部、脊椎两侧及腿部后侧等部位的穴位和患病部位。

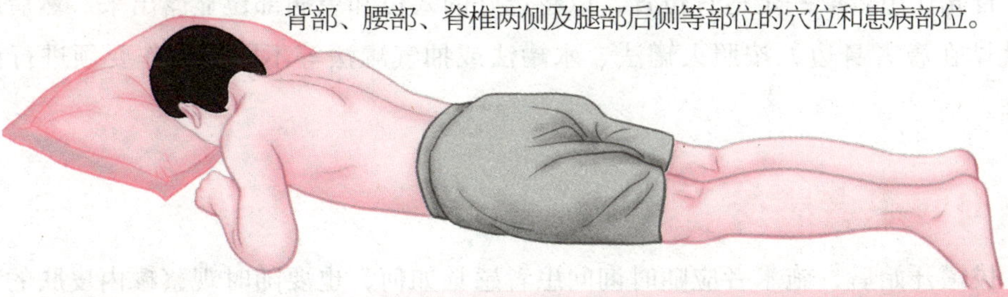

仰卧位

患者仰卧于床上，暴露出胸、腹部及四肢前侧，这样的姿势主要用于吸拔前胸、腹部及四肢前侧的穴位和患病部位。

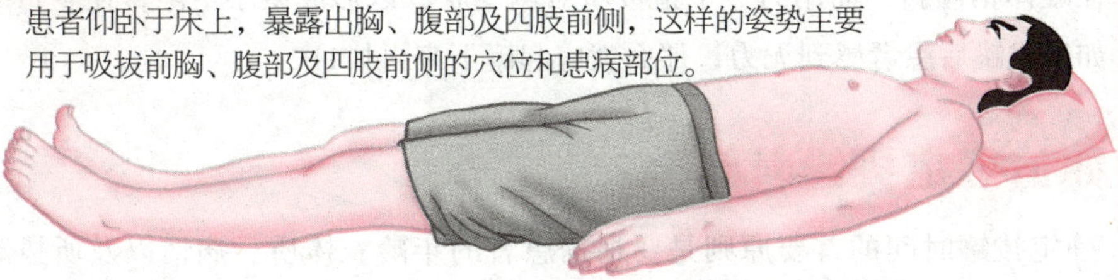

侧卧位

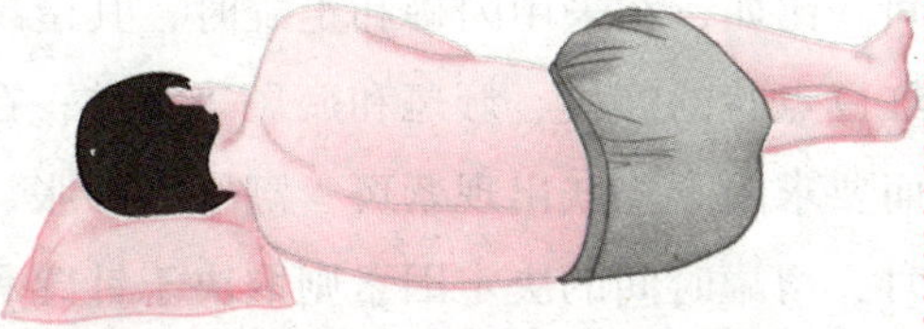

患者侧身躺在床上，这样有利于吸拔患者胸胁、髋和下肢外侧等部位的穴位和患病部位。

俯伏位

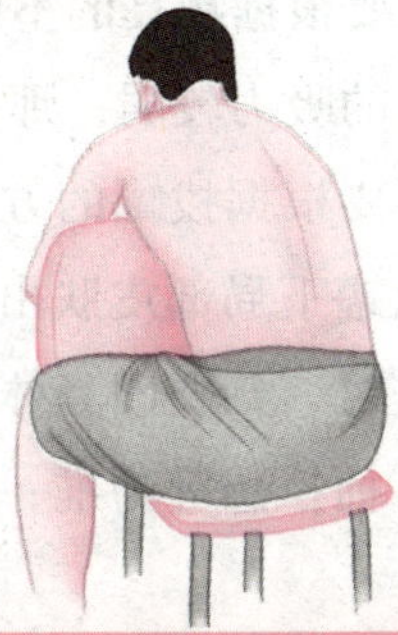

患者坐于椅上，趴在椅背上，这种姿势有利于吸拔患者颈肩部、腰背部等处的穴位和患病部位。

拔罐的操作步骤

在做好拔罐的术前准备后，就可以进行拔罐了。一般来说，拔罐的过程很简单，并不太复杂，但在各个环节上有一些问题是需要注意的。

拔罐开始

首先让患者取一定适宜位置，以将选好的穴位和患病部位显露出来。然后施治者就站在患者身边，按照火罐法、水罐法或抽气罐法等不同的操作要领进行拔罐操作。

询问患者感受

拔罐开始后，施术者应随时询问患者感觉如何，也要随时观察罐内皮肤的变化情况。如果罐力过大患者感觉疼痛时，应放入少量空气以减轻吸拔力。方法是用一手拿住罐体稍倾斜，而用另一手指按压对侧皮肤，以形成微小空隙，使少量空气进入。如果拔罐后患者感到无力，那么就应起罐下来再拔1次。

如何确定拔罐时间

确定拔罐时间的首要原则是要根据患者的年龄、体质、病情以及所拔罐的部位。比如年轻的患者时间可以长些，年老的患者时间就可短些；病轻的就可以短些，病重的时间就可以长些；拔罐在头、面、颈、肩、上肢等部位的，时间就可以短些，拔罐在腰背、臂部、腹部及下肢部位的，时间就可以长些。

其次，还要根据罐具的不同来确定时间。比如大罐吸力强，那么1次只可拔5~10分钟；而小罐的吸力较弱，那么1次就可拔10~15分钟。

再次，还要根据拔罐的方法来确定时间。比如，在采用闪罐和走罐时，其留罐治疗时间应以罐下局部皮肤出现潮红或呈红豆点状的痧块、痧斑和瘀斑等为准；在采用其他罐法时，则要因具体方法的不同而要求罐下皮肤出现紫斑、潮红、肿胀、灼热、疼痛、抽拉感等为准；在采用针罐时，留罐时间的决定因素则取决于针感和出血情况等。

如果在拔罐过程中，有些患者的皮肤出现水疱，那么就可用针挑破水疱，以加速病气的排出。但在挑刺水疱的时候，一定要注意防止伤口感染。

拔罐过程中的护理工作

（1）在拔罐过程中，应让患者保持一定的舒适体位，保证拔罐部位的平整，以使罐具稳定。

（2）在拔罐过程中，应保持室内温暖，让患者躺卧的地方远离风口，防止着凉。

（3）在拔罐过程中，应为患者加盖衣物以免着凉。施术者应仔细观察罐内皮肤隆起的程度和皮色变化，既要防止吸力不够，火罐脱落，又要防止因吸力过大或留罐时间太长而使患者皮肤出现较大水疱。

（4）如在患者身上拔出脓、血的，应用无菌棉球将之清洗干净，清洗后用纱布包裹；若拔罐局部皮肤出现水疱的，要用无菌针头刺破水疱边缘，挤出渗出液，然后再涂上甲紫等药水。

如何起罐

当治疗完毕，或者某个穴位、部位需要重新拔罐时，就到了起罐的时候。起罐的原则是动作应轻柔、协调，切不可生拉硬拔，以免损伤皮肤、使患者产生疼痛。具体操作方法是，先用一手握罐将其稍稍倾斜，然后再用另一手拇指在罐口边缘处挤压皮肤，以使气体进入罐内，此时罐具即可自然脱落。起罐后，患者所拔部位局部皮肤如出现水蒸气，那么可用棉球擦干；若起罐后皮肤干皱或有裂纹的，则应涂上植物油；若起罐后局部皮肤绷紧不适的，可轻轻按揉皮肤，使其放松；若起罐后有水疱的，可用无菌针挑破之，用干净棉球擦干后再涂以甲紫即可；针罐或刺络拔罐后，针口应用医用酒精消毒；若起罐后皮肤出现紫红斑点的，则属正常反应，无须特别处理。拔罐结束后，应让患者休息5~10分钟。

拔罐疗程

拔罐疗程的确定也是根据病情程度及病人自身状况等因素确定。比如，是患感冒、发热等急性病的，要每天拔罐1次；若是重病的，则每天拔罐2~3次；是慢性病的，要两天拔罐1次；若是在拔罐后患者皮肤出现瘀斑、瘀块等情况的，应待瘀斑、瘀块消退后再拔。一般来说，拔罐7~10天为1个疗程，中间隔3~5天后，再进行第2个疗程。

第四章 内科病症拔罐疗法

本章介绍了神经衰弱、支气管炎、肺炎、慢性胃炎、心绞痛、高血压、癫痫、糖尿病、慢性肾炎、坐骨神经痛、感冒、便秘，共12种在日常生活中发病率比较高、比较典型的内科疾病的拔罐疗法。每小节的结构是先对某种疾病作一简介，然后阐述治疗该种疾病所应选取的穴位和具体的拔罐操作步骤。

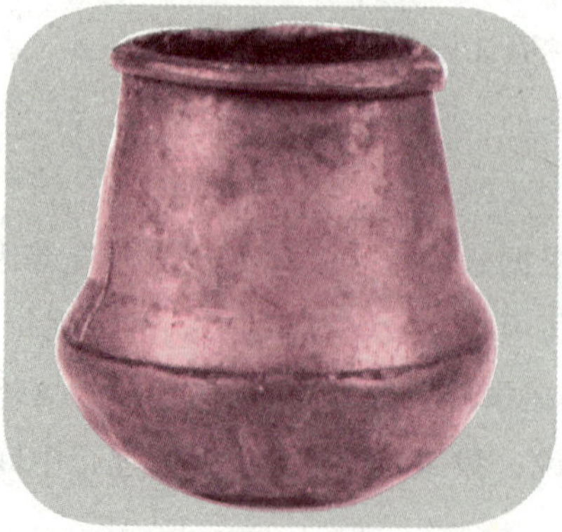

目录

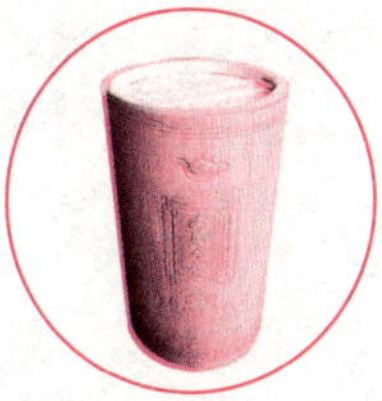

神经衰弱

神经衰弱是一种常见的疾病，多见于青年人和中年人，其表现主要为：头痛、头晕、睡眠不好、记忆力减退，疲惫无力等等。神经衰弱的病因不明，但是通常认为，这是由于高级神经过度紧张后，神经活动处于相对疲乏的一种状态。

诊断

（1）神经系统：如头痛，头晕，脑胀，耳鸣，眼花，记忆力减退，思想分散不能集中，容易激动发脾气，工作或学习时提不起精神来，睡眠不好或整夜睡不着，白天就疲劳，腰背酸痛，脚软无力和全身各部分含糊不清的似有似无的感觉等。

（2）循环系统：如心跳、气急、胸痛和出汗等。以这些症状为主的称心血管神经官能症。

（3）消化系统：如胃口不好、胃部胀痛、呕吐、胸闷、腹泻和便秘等。以这些症状为主的称胃肠神经官能症。

（4）生殖系统：如阳痿、早泄和遗精等。以这些症状为主的称性神经官能症。

选穴及治疗方法

单纯火罐法

所选穴位：心俞、膈俞、肾俞穴和胸至骶段脊柱两侧膀胱经循行线。

治疗方法：让患者取俯卧体位，以充分暴露背部。医生先用拇指指腹在以上各穴反复用力按摩5次，然后再在膀胱经循行线上用闪火法各吸拔4罐，留罐30分钟。每3天治疗1次，连续6次为1个疗程。

刺络罐法

所选穴位：心俞、肾俞、脾俞、三阴交、足三里、内关。

治疗方法：让患者取坐位，对穴位皮肤进行常规消毒后，先用三棱针点刺各穴，然后再用闪火法将罐吸拔在点刺后的穴位上，留罐5分钟。吸拔的顺序是，先吸拔身体的一侧穴位，然后等第二天再吸拔身体的另一侧穴位。在以后的治疗过程中，两侧的穴位要交替吸拔。这种治疗每日1次，10日为一疗程。

拔罐选穴与治疗方法

精确取穴

足三里

位于外膝眼下3寸，距胫骨前嵴1横指处，当胫骨前肌上。

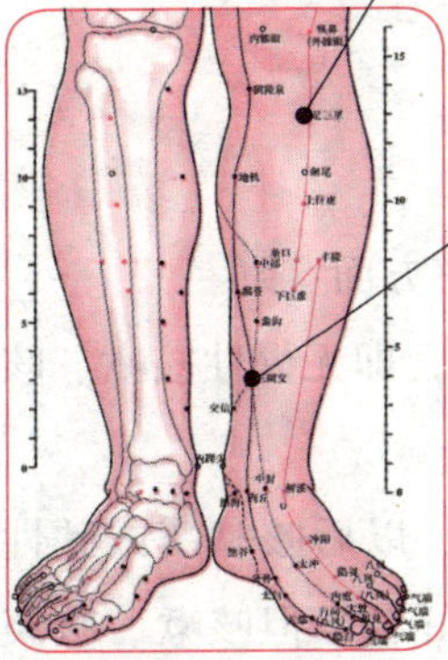

三阴交

小腿内侧，足内踝尖上3寸，胫骨内侧缘后方。

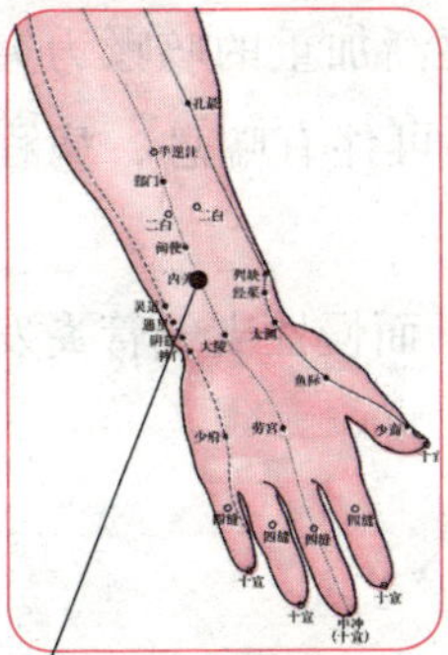

内关

位于前臂正中，腕横纹上2寸，在桡则屈腕肌腱同掌长肌腱之间。

心俞 第5胸椎棘突下，旁开1.5寸处。

膈俞

位于第7胸椎棘突下，旁开1.5寸处。

脾俞

位于第11胸椎棘突下，旁开1.5寸处。

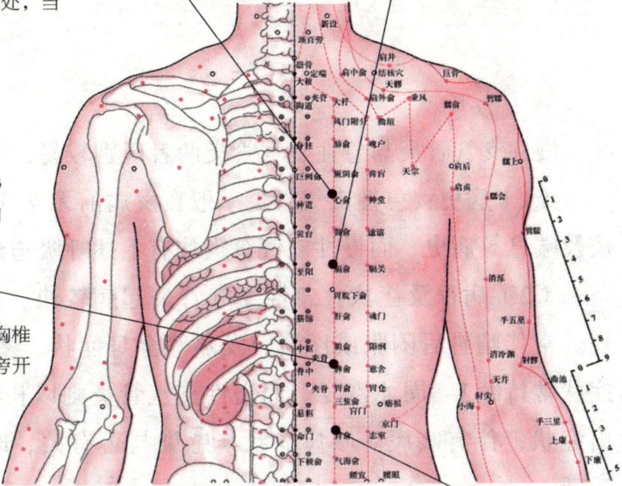

肾俞

位于第2腰椎棘突下，旁开1.5寸处。

取穴技巧速查索引

足三里穴见34页
心俞穴见30页
三阴交穴见35页
膈俞穴见30页
肾俞穴见30页
脾俞穴见30页
内关穴见33页

选穴及操作步骤

● 单纯火罐法

心俞、膈俞、肾俞穴和胸至骶段脊柱两侧膀胱经循行线

● **单纯火罐法**操作步骤:

让患者取俯卧体位，以充分暴露背部 → 用拇指指腹在以上各穴反复用力按摩5次 → 在膀胱经循行线上用闪火法各吸拔4罐，留罐30分钟

● 刺络罐法

心俞 肾俞 脾俞 三阴交 足三里 内关

● **刺络罐法**操作步骤:

让患者取坐位，然后对穴位皮肤进行常规消毒 → 用三棱针点刺各穴，然后再用闪火法将罐吸拔在点刺后的穴位上 → 留罐5分钟

支气管炎

支气管炎是指气管、支气管黏膜及其周围组织的慢性非特异性炎症。临床上以长期咳嗽、咳痰或伴有喘息及反复发作为特征。支气管炎有急、慢性之分。急性支气管炎是由病毒和细菌感染，或因物理、化学因素的刺激而引起的急性炎症。主要症状是咳嗽、胸骨后疼痛，偶尔也有哮鸣音和气急。慢性支气管炎也是由病毒、细菌感染或是由物理、化学因素刺激所引起的。本病多发于中年以上的人。

诊断

慢性支气管炎与急性支气管炎两者区别较易，可根据下述三方面鉴别。

（1）病史：急性支气管炎一般在发病前无支气管炎的病史，即无慢性咳嗽、咳痰及喘息等病史。而慢性支气管炎均有上述呼吸道病史。

（2）病程及症状：急性支气管炎起病较快，开始为干咳，以后咳黏痰或脓性痰。常伴胸骨后闷胀或疼痛、发热等全身症状，多在3~5天内好转，但咳嗽、咳痰症状常持续2~3周才恢复。而慢性支气管炎则以长期、反复而逐渐加重的咳嗽为突出症状，伴有咳痰。咳痰症状与感染与否有关，时轻时重。还可伴有喘息，病程迁延。

（3）并发症：急性支气管炎多伴有阻塞性肺气肿及肺心病，而慢性支气管炎发展到一定阶段都伴有上述疾病。

选穴及治疗方法

单纯火罐法治疗急性支气管炎①

所选穴位：大椎、风门、身柱、脾俞、膻中、中府、尺泽。

治疗方法：让患者取适宜体位，用闪火法或者投火法将火罐按穴位吸拔，留罐20分钟。每日1次。

单纯火罐法治疗慢性支气管炎②

所选穴位：肺俞、脾俞、肾俞、中府、膻中、足三里、丰隆。

治疗方法：让患者取适宜体位，对穴位皮肤进行消毒后，再用闪火法吸拔穴位，留罐15分钟，以穴位皮肤红紫为准。每日治疗1次。

拔罐选穴与治疗方法

精确取穴

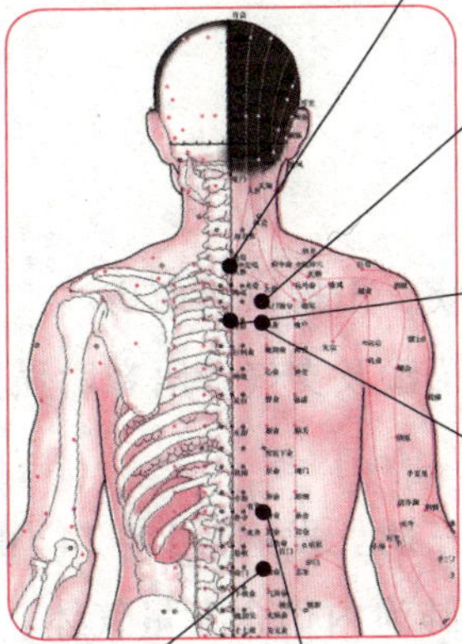

大椎
位于人体的颈部下端，第7颈椎棘突下凹陷处。

风门
位于人体背部，当第二胸椎棘突下，旁开1.5寸处。

身柱
位于人体背部，当后正中线上，第3胸椎棘突下凹陷中。

肺俞
位于人体背部，当第3胸椎棘突下，旁开1.5寸处。

肾俞
位于人体腰部，当第2腰椎棘突下，旁开1.5寸处。

脾俞
位于人体背部，当第11胸椎棘突下，旁开1.5寸处。

膻中
位于人体胸部，当前正中线上，平第四肋间，两乳头连线的中点。

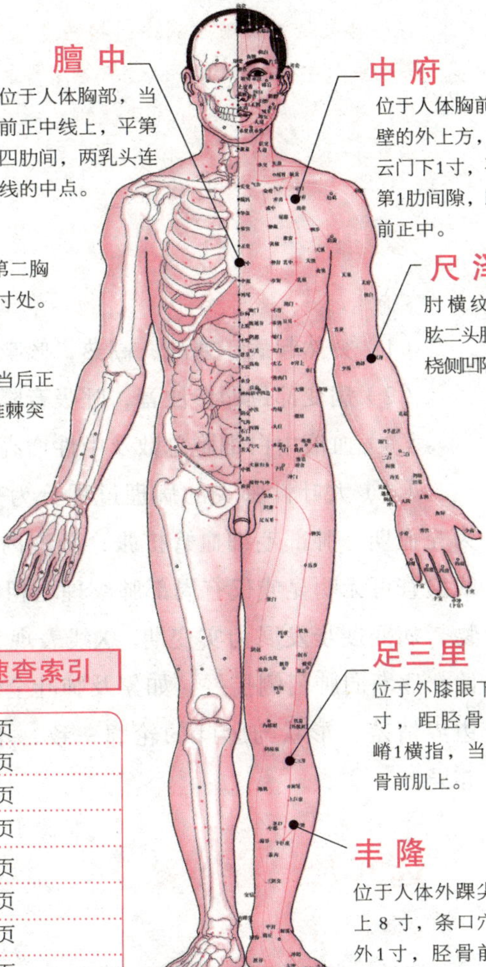

中府
位于人体胸前壁的外上方，云门下1寸，平第1肋间隙，距前正中。

尺泽
肘横纹中，肱二头肌腱桡侧凹陷处。

足三里
位于外膝眼下3寸，距胫骨前嵴1横指，当胫骨前肌上。

丰隆
位于人体外踝尖上8寸，条口穴外1寸，胫骨前嵴外2横指处。

尺泽穴见32页
足三里穴见34页
丰隆穴见34页

取穴技巧速查索引

大椎穴见24页
风门穴见28页
身柱穴见28页
肺俞穴见30页
脾俞穴见30页
肾俞穴见30页
膻中穴见25页
中府穴见25页

选穴及操作步骤

● 单纯火罐法① 大椎 风门 身柱 脾俞 膻中 中府 尺泽

● **单纯火罐法①操作步骤：**

让患者取适宜体位 → 用闪火法或者投火法将火罐按穴位吸拔，留罐20分钟

● 单纯火罐法② 肺俞 脾俞 肾俞 中府 膻中 足三里 丰隆

● **单纯火罐法②操作步骤：**

让患者取适宜体位 → 对穴位皮肤进行消毒 → 用闪火法吸拔穴位，留罐15分钟，以穴位皮肤红紫为准

肺炎

肺炎是由细菌或病毒引起的急性肺部发炎。可由多种细菌、真菌、病毒或者寄生虫引起，化学物质、过敏等因素也能引起肺炎。肺炎按照发病部位来区分，可分为大叶性、小叶性和间质性肺炎，尤其以大叶性肺炎居多。肺炎一般好发于冬春两季。

诊断

下面就以大叶性肺炎为例，介绍一下肺炎的临床诊断。

（1）突然起病，寒战，高热，咳嗽，胸痛，咯铁锈色痰，出现口唇疱疹。

（2）病变部位叩诊浊音，呼吸音降低，听到湿啰音，语颤及支气管语音增强。

（3）血液中白细胞总数及中性增高。

（4）大叶性肺炎的病理过程分为充血、实变、消散三期。发病后12~24小时为充血期，肺部毛细血管扩张，肺泡内有少量浆液渗出，肺泡内仍含大量气体。X线检查可无明显或仅有局部肺纹理增粗。发病后24小时左右，肺泡内充满炎性渗出物，病变逐步发展为实变期。X线表现为密度均匀增加的致密影，先沿肺叶周边开始，逐渐向肺门侧扩展。如累及肺叶全部，则呈大片均匀致密影，以叶间裂为界，边界清楚，形状与肺叶的轮廓一致，不同肺叶的大叶性实变形状不同，X线表现亦异。

选穴及治疗方法

单纯火罐法

所选穴位：大椎、身柱、肺俞。

治疗方法：让患者取俯卧位，先选用中等型号的玻璃火罐，然后用闪火法将罐吸拔在穴位上，留罐10~15分钟，以吸拔部位的皮肤变得红紫为准。每日治疗1次，连续吸拔3次。

刺络罐法

所选穴位：大椎、身柱、肺俞。

治疗方法：让患者取俯卧位，在对穴位皮肤进行常规消毒后，首先用三棱针点刺或用梅花针扣刺穴位周围皮肤至微微出血的程度，接着用闪火法将火罐吸拔在穴位上，留罐10~15分钟，以吸拔出血1毫升左右为度。每日治疗1次。

拔罐选穴与治疗方法

精确取穴

大椎

位于人体的颈部下端，第7颈椎棘突下凹陷处。

肺俞

位于第3胸椎棘突，旁卅1.5寸处。

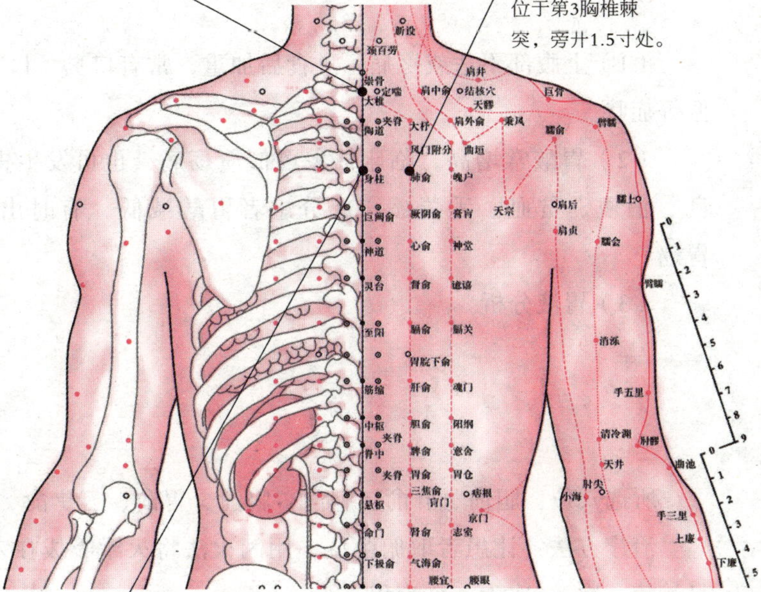

身柱

位于人体背部，当后正中线上，第三胸椎棘突下凹陷处。

取穴技巧速查索引

大椎穴见24页
肺俞穴见30页
身柱穴见28页

选穴及操作步骤

单纯火罐法　大椎　身柱　肺俞

单纯火罐法操作步骤:

让患者取俯卧位并选用中等型号的玻璃火罐 → 用闪火法将罐吸拔在穴位上 → 留罐10~15分钟，以吸拔部位的皮肤变得红紫为准

刺络罐法　大椎　身柱　肺俞

刺络罐法操作步骤:

让患者取俯卧位并对穴位皮肤进行消毒 → 用三棱针点刺或用梅花针扣刺穴位周围皮肤至微微出血的程度 → 用闪火法将罐吸拔在穴位上，并留罐10~15分钟

慢性胃炎

慢性胃炎，是以胃黏膜的非特异性慢性炎症为主要病理变化的慢性疾病。成因一般来自三个方面：一是由急性胃炎转变而来；二是由其他疾病引起的继发炎症，如溃疡病、胃癌、胃扩张、胃下垂等；三是由饮食无节制、爱吃生冷辛辣、长期饮酒、过度吸烟、精神刺激等因素诱发所致。

诊断

（1）上腹部不适或疼痛，进食后加重；常有口臭、口苦、嗳气、恶心、食欲不振等症状。

（2）胃酸常增高，临床征象可似溃疡病，也可发生胃出血。后期可见营养不良、消瘦、贫血、舌萎缩，部分患者胃酸减低，有时出现腹泻，本病可恶变成胃癌。

（3）胃液分析。

选穴及治疗方法

单纯火罐法

所选穴位：胆俞、肝俞、脾俞、膈俞、胃俞、三焦俞、内关、足三里。

治疗方法：让患者取俯卧位，用闪火法将火罐吸拔在穴位上，留罐15分钟。两日治疗一次，5次为一个疗程。

刺络罐法

所选穴位：大椎、脾俞、胃俞、身柱、中脘、胃俞。

治疗方法：让患者取俯卧位或坐位，在对穴位皮肤进行常规消毒后，先用三棱针点刺穴位到出血的程度，然后再用闪火法将罐吸拔在点刺穴位上，留罐10分钟。每次做1组穴位，每两天做1次治疗。

闪罐法

所选穴位：中脘、天枢、关元。

治疗方法：让患者取俯卧位，暴露出腹部。首先用闪火法将玻璃火罐吸拔在穴位上，然后再在每个穴位上连续闪罐20~30下，最后再留罐10分钟。病重时每日1次，待症状缓解后改为每两日1次。

拔罐选穴与治疗方法

精确取穴

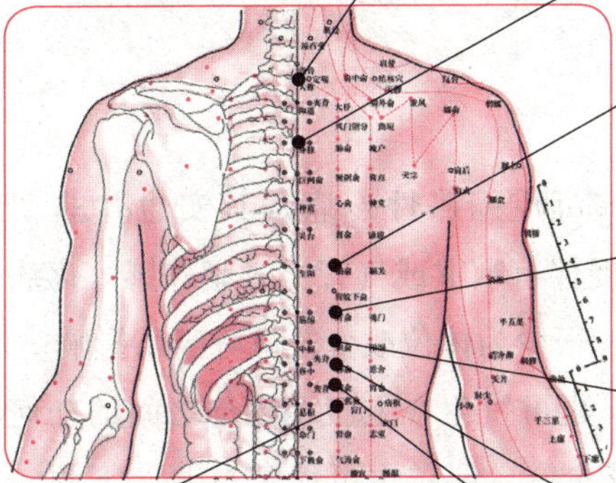

大椎 位于人体的颈部下端，第7颈椎棘突下凹陷处。

身柱 位于人体背部，当后正中线上，第3胸椎棘突下凹陷中。

膈俞 位于人体背部，当第7胸椎棘突下，旁开1.5寸处。

肝俞 位于人体背部，当第9胸椎棘突下，旁开1.5寸处。

胆俞 位于人体背部，当第10胸椎棘突下，旁开1.5寸处。

脾俞 位于人体背部，当第11胸椎棘突下，旁开1.5寸处。

胃俞 位于人体背部，当第12胸椎棘突下，旁开1.5寸处。

三焦俞 位于人体腰部，当第1腰椎棘突下，左右旁开2指。

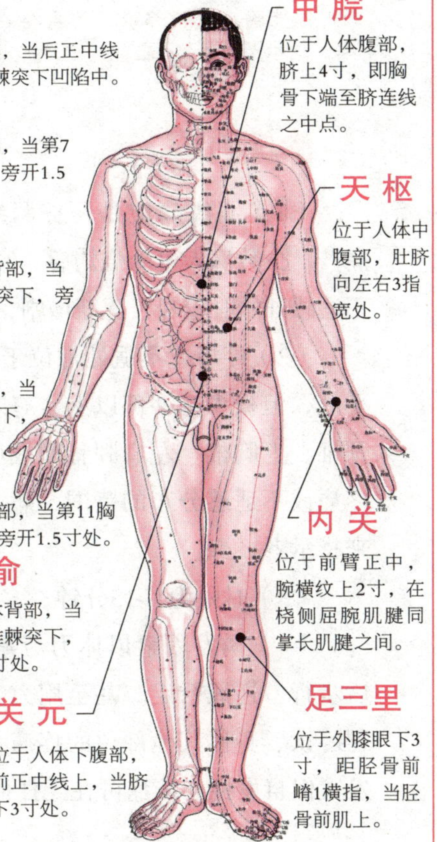

中脘 位于人体腹部，脐上4寸，即胸骨下端至脐连线之中点。

天枢 位于人体中腹部，肚脐向左右3指宽处。

内关 位于前臂正中，腕横纹上2寸，在桡侧屈腕肌腱同掌长肌腱之间。

足三里 位于外膝眼下3寸，距胫骨前嵴1横指，当胫骨前肌上。

关元 位于人体下腹部，前正中线上，当脐下3寸处。

取穴技巧速查索引

大椎穴见24页
身柱穴见28页
膈俞穴见30页
肝俞穴见30页
胆俞穴见30页
脾俞穴见30页
胃俞穴见30页
三焦俞穴见30页
中脘穴见27页
天枢穴见26页
内关穴见33页
关元穴见26页
足三里穴见34页

选穴及操作步骤

单纯火罐法　胆俞　肝俞　脾俞　膈俞　胃俞　三焦俞　内关　足三里

单纯火罐法操作步骤：

让患者取俯卧位 → 用闪火法将火罐吸拔在穴位上，留罐15分钟

刺络罐法　大椎　脾俞　胃俞　身柱　中脘　胃俞

刺络罐法操作步骤：

让患者取俯卧位或坐位 → 对穴位皮肤进行常规消毒 → 用三棱针点刺穴位到出血的程度 → 再用闪火法将罐吸拔在点刺穴位上，留罐10分钟

闪罐法　中脘　天枢　关元

闪罐法操作步骤：

让患者取俯卧位以暴露出腹部 → 用闪火法将玻璃火罐吸拔在穴位上 → 在每个穴位上连续闪罐20~30下，最后再留罐10分钟

心绞痛

心绞痛，是冠状动脉供血不足，心肌急剧的、暂时缺血与低氧所引起的以发作性胸痛或胸部不适为主要表现的临床综合征。本病多见于男性，多数病人在40岁以上，劳累、情绪激动、饱食、受寒、阴雨天气、急性循环衰竭等为常见的诱因。

诊断

（1）心绞痛应是压榨紧缩、压迫窒息、沉重闷胀性疼痛，其实也并非“绞痛”。少数病人可为烧灼感、紧张感或呼吸短促伴有咽喉或气管上方紧榨感。疼痛或不适感开始时较轻，逐渐增剧，然后逐渐消失，很少为体位改变或深呼吸所影响。

（2）疼痛或不适处常位于胸骨或其邻近，也可发生在上腹至咽部之间的任何水平处，但极少在咽部以上。有时可位于左肩或左臂，偶尔也可伴于右臂、下颌、下颈椎、上胸椎、左肩胛骨间或肩胛骨上区，然而位于左腋下或左胸下者很少。对于疼痛或不适感分布的范围，病人常须用整个手掌或拳头来指示，仅用一手指的指端来指示者极少。

（3）时限为1~15分钟，多数3~5分钟，偶有达30分钟的。

（4）诱发因素以体力劳累为主，其次为情绪激动。登楼、平地快步走、饱餐后步行、逆风行走，甚至用力大便或将臂举过头部的轻微动作，暴露于寒冷环境、进冷饮、身体其他部位的疼痛，以及恐怖、紧张、发怒、烦恼等情绪变化，都可诱发。但自发性心绞痛可在无任何明显诱因下发生。

选穴及治疗方法

刺络罐法

所选穴位：至阳。

治疗方法：当心绞痛发作时，首先要对穴位皮肤进行消毒，然后用三棱针迅速点刺至阳穴并使之点刺出血，最后采用闪火法将罐吸拔至阳穴上，留罐5分钟，疼痛可得到快速缓解。

单纯火罐法

所选穴位：心俞、膻中、巨阙、膈俞。

治疗方法：让患者取右侧卧位，采用闪火法将罐吸拔在上述穴位上，留罐10分钟。患者疼痛可得到缓解。

拔罐选穴与治疗方法

精确取穴

膻中 位于胸部，当前正中线上，平第4肋间，两乳头连线的中点。

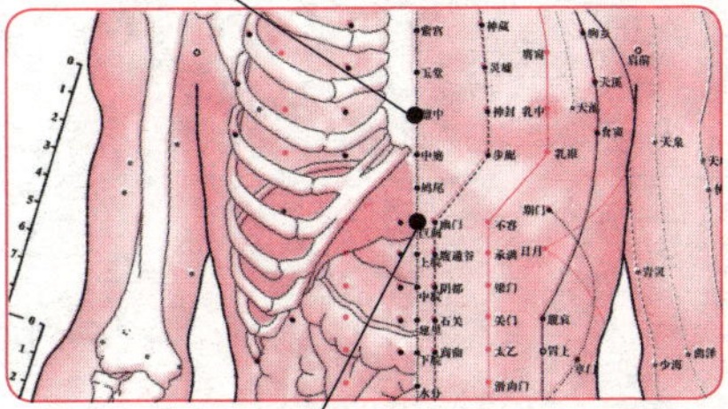

巨阙 位于人体前正中线，脐上6寸处。

膈俞 位于第7胸椎棘突下，旁开1.5寸处。

心俞 位于第5胸椎棘突下、旁开1.5寸处。

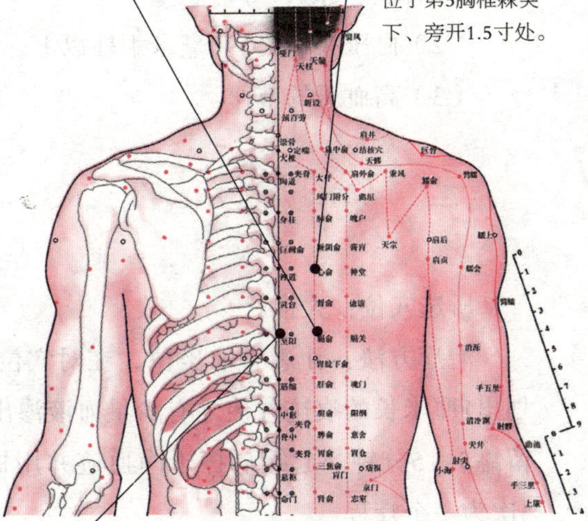

至阳 位于第7胸椎棘突下凹陷中处即是。

取穴技巧速查索引

膈俞穴见30页

心俞穴见30页

至阳穴见29页

膻中穴见25页

巨阙穴见26页

选穴及操作步骤

● 刺络罐法　至阳

● **刺络罐法**操作步骤：

对穴位皮肤进行消毒 → 用三棱针迅速点刺至阳穴并使之出血 → 采用闪火法将罐吸拔至阳穴上，留罐5分钟

● 单纯火罐法　心俞　膻中　巨阙　膈俞

● **单纯火罐法**操作步骤：

让患者取右侧卧位 → 采用闪火法将罐吸拔在上述穴位上 → 留罐10分钟

高血压

高血压，又称原发性高血压，是一种以体循环动脉压升高为主的常见病。其发病原因尚不明晰，但通常认为和长期精神紧张和遗传有关。

诊断

（1）症状复杂，常见的有：头痛、头晕、头胀、耳鸣、心悸、四肢发麻、颈项僵硬、烦躁、失眠，等等。

（2）血压在140／90毫米汞柱以上。

（3）高血压的节律。

选穴及治疗方法

刺络罐法①

所选穴位：大椎。

治疗方法：让患者取坐位，在对穴位进行常规消毒后，先用三棱针在大椎穴上划出1厘米长的痕迹并使之有少量血液渗出，然后用闪火法将火罐迅速拔在穴位上，留罐5~15分钟。起罐后擦干净血迹并用棉纱包裹，以防感染。这种治疗每周1次，5次为一个疗程。

刺络罐法②

所选穴位：肝俞、筋缩。

治疗方法：让患者取俯卧位，在对穴位皮肤进行常规消毒后，先用梅花针叩刺穴位并使之出血，然后用闪火法将罐吸拔在穴位上，留罐5~10分钟，吸拔至出血2~3毫升。两穴交替吸拔，两日1次。

留针罐法

所选穴位：大椎。

治疗方法：让患者取俯卧位暴露出背部。在对穴位皮肤进行消毒后，用2寸毫针迅速直刺入穴中1~1.5寸，当患者觉得针感下移时，将玻璃火罐吸拔在该穴位上，留罐约20分钟。每两日1次，10次为1个疗程。以3个疗程为治疗限度，并且每个疗程之间必须间隔7日。

拔罐选穴与治疗方法

精确取穴

大椎
位于人体的颈部下端，第7颈椎棘突下。

肝俞
在人体背部，当第9胸椎棘突下，旁开1.5寸处。

筋缩
位于人体背部，当后正中线上，第9胸椎棘突下凹陷中。

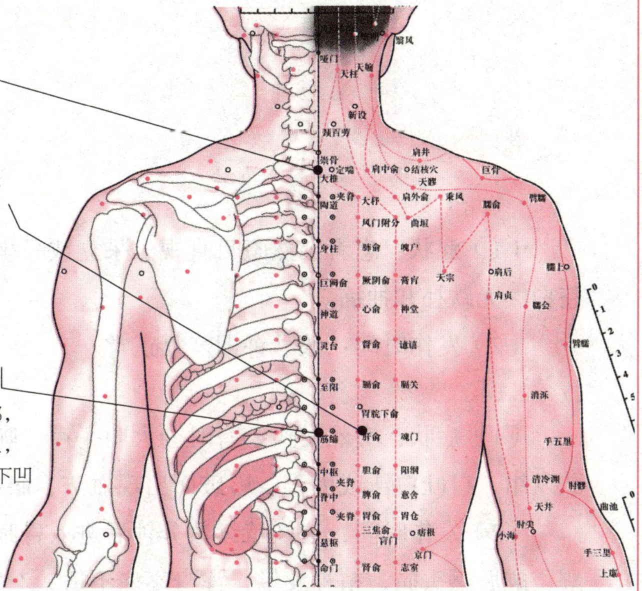

取穴技巧速查索引

大椎穴见24页
肝俞穴见30页
筋缩穴见29页

选穴及操作步骤

刺络罐法① 大椎

刺络罐法①操作步骤:

对穴位皮肤进行消毒 → 用三棱针在大椎穴上划出1厘米长的痕迹使之有血液渗出 → 用闪火法将火罐迅速吸拔在穴位上，留罐5~15分钟

刺络罐法② 肝俞、筋缩

刺络罐法②操作步骤:

让患者取俯卧位并对穴位皮肤进行常规消毒 → 用梅花针叩刺穴位并使之出血 → 用闪火法将罐吸拔在穴位上，留罐5~10分钟，吸拔至出血2~3毫升

留针罐法 大椎

留针罐法操作步骤:

对穴位皮肤进行消毒 → 用2寸毫针迅速直刺入穴中1~1.5寸 → 将玻璃火罐吸拔在该穴位上，留罐约20分钟

癫痫

癫痫，俗称羊癫风，是一种发作性神经异常的疾病。当此病发作时，患者的主要表现为：突然性的意识丧失，全身出现抽搐症状。

癫痫分为原发性和继发性两种。原发性癫痫的病因，目前尚无法阐明；而继发性癫痫，则常是由脑膜炎、脑炎、脑血管痉挛、颅内疾病、低血糖、脑外伤和中毒等原因所引起。

诊断

1.癫痫小发作

（1）症状：患者突然瞪目直视、呆立或呆坐，如果手中有拿东西会掉落，面色苍白。无跌扑和抽搐。

（2）发作时间：数秒钟即恢复正常。

2.癫痫大发作

（1）症状：突然发作，有时会大叫一声，随即意识丧失，全身抽搐，咬牙，皮肤发绀，口吐白沫或因舌、唇破而出现血沫，眼红，瞳孔扩大，大小便失禁。

（2）发作时间：这样持续数分钟后进入昏睡，经过半小时以上，神志才慢慢清醒。醒后感头痛，精神疲倦，浑身疼痛不适，对发病时情况记忆不清。

3.局限性癫痫

经常见于继发性癫痫，患者一般不会有意识障碍，仅一侧肢体或面部有麻木或抽搐。

选穴及治疗方法

出针罐法

所选穴位：大椎。

治疗方法：让患者取俯伏位，在对穴位皮肤进行常规消毒后，先用2寸毫针以30度角由大椎穴刺入约1.5寸深，若患者有触电感传至四肢，当立即出针，随后用闪火法将罐吸拔在大椎穴上，留罐10分钟。每两日1次。

刺络罐法

所选穴位：百会、印堂。

治疗方法：让患者取仰卧位，在对穴位皮肤进行常规消毒后，先用三棱针点刺穴位以放血，然后再用抽气罐吸拔穴位，留罐10分钟，每日1次。

拔罐选穴与治疗方法

精确取穴

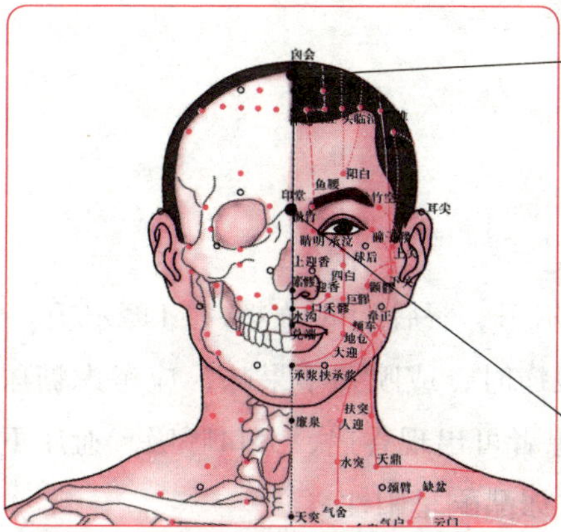

百会

位于头部，当前发际正中直上5寸，或两耳尖连线中点处。

印堂

在面额部，两眉头连线的中点处。

大椎

位于人体的颈部下端，第7颈椎棘突下凹陷处。

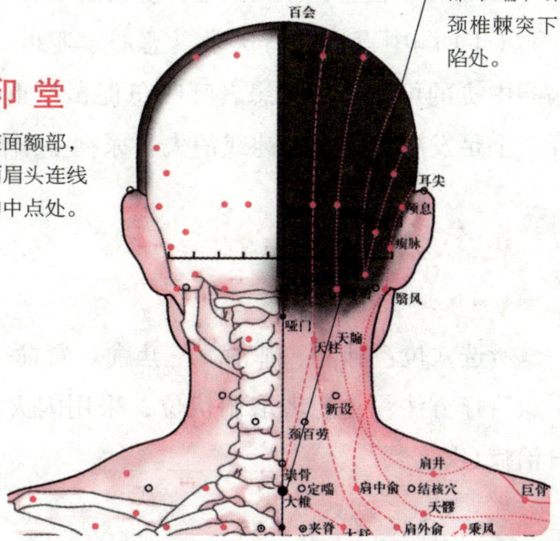

取穴技巧速查索引

百会穴见24页
印堂穴见24页
大椎穴见24页

选穴及操作步骤

出针罐法　　大椎

- **出针罐法**操作步骤:

对穴位皮肤进行消毒 → 用2寸毫针以30度角由大椎穴刺入约1.5寸深，当触电感传至四肢，当立即出针 → 用闪火法将罐吸拔在大椎穴上，留罐10分钟

刺络罐法　　百会　印堂

- **刺络罐法**操作步骤:

对穴位皮肤进行常规消毒 → 用三棱针点刺穴位以放血 → 用抽气罐吸拔穴位，留罐10分钟

糖尿病

糖尿病，即尿中含糖的一种病症，它是一种以糖代谢紊乱为主的慢性内分泌疾病。它的发病原因是人体中促使糖代谢的胰岛素分泌过少时，糖的代谢速度变慢，从而使患者血糖上升，尿中含糖。糖尿病在严重的时候，会出现酮中毒昏迷，有可能危及生命。

诊断

（1）此病的主要特征：多饮、多食、多尿。

（2）皮肤容易反复感染，经常会生痈、疖。

（3）小便检查：尿糖阳性，空腹血糖>6.1摩尔/升，餐后2小时血糖>11.1摩尔/升。

（4）酮中毒：如有厌食、恶心、呕吐、腹痛时，或嗅到苹果味，应考虑糖尿病酮中毒的可能。注意患者呼吸急促，严重的患者可出现昏迷，大口呼吸，血压下降，手足发冷，反射迟钝或消失。尿糖呈阳性，尿醋酮呈阳性。

选穴及治疗方法

单纯火罐法①

所选穴位：肺俞、脾俞、三焦俞、肾俞、足三里、三阴交、太溪。

治疗方法：让患者取俯伏位，采用闪火法将罐吸拔在穴位上，留罐10分钟。每日治疗1次。

单纯火罐法②

所选穴位：肾俞、肺俞、胃俞、大肠俞、阳池。

治疗方法：让患者取俯卧位以暴露出背部。然后用闪火法将罐吸拔在穴位上，留罐15~20分钟。每次选一侧穴位，每日1次，10次为1疗程。

注意事项

本病患者在治疗期间要限制饮食，多食蔬菜、蛋白质及豆制品；在治疗时要注意不要让皮肤烫伤，以防感染。

拔罐选穴与治疗方法

精确取穴

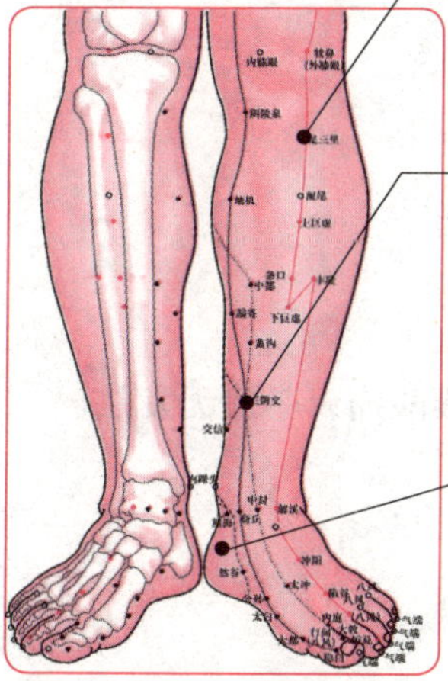

足三里

位于外膝眼下3寸，距胫骨前脊1横指，当胫骨前肌上。

三阴交

位于小腿内侧，足内踝尖上3寸，胫骨内侧缘后方。

太溪

位于足内侧，内踝后方与脚跟骨肌腱之间的凹陷处。

取穴技巧速查索引

肺俞穴见30页

脾俞穴见30页

胃俞穴见30页

三焦俞穴见30页

肾俞穴见30页

大肠俞穴见30页

阳池穴见33页

足三里穴见34页

三阴交穴见35页

太溪穴见36页

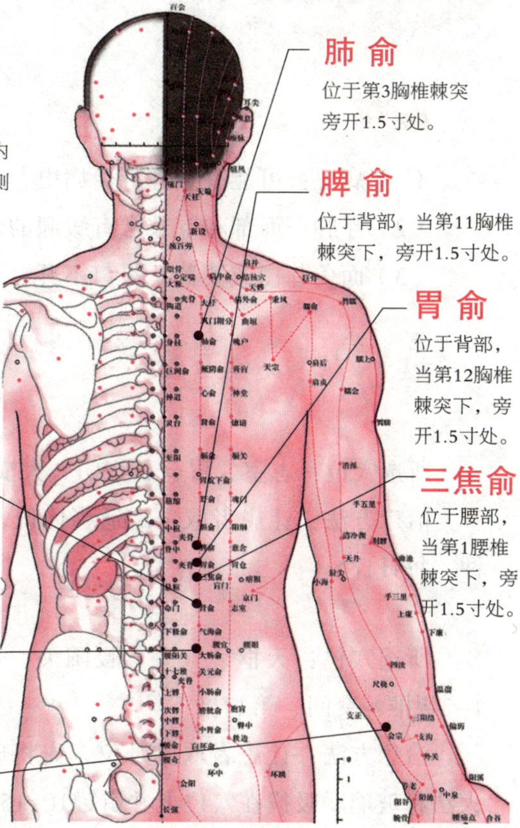

肺俞

位于第3胸椎棘突旁开1.5寸处。

脾俞

位于背部，当第11胸椎棘突下，旁开1.5寸处。

胃俞

位于背部，当第12胸椎棘突下，旁开1.5寸处。

三焦俞

位于腰部，当第1腰椎棘突下，旁开1.5寸处。

肾俞

位于腰部，当第2腰椎棘突下，旁开1.5寸处。

大肠俞

位于腰部，当第4腰椎棘突下，旁开1.5寸处。

阳池

位于腕背横纹上，前对中指、无名指指缝。或在腕背横纹中，当指伸肌腱的尺侧缘凹陷处。

选穴及操作步骤

单纯火罐法①

肺俞　脾俞　三焦俞　肾俞　足三里　三阴交　太溪

单纯火罐法①操作步骤:

让患者取俯伏位 → 采用闪火法将罐吸拔在穴位上 → 留罐10分钟

单纯火罐法②

肾俞　肺俞　胃俞　大肠俞　阳池

单纯火罐法②操作步骤:

让患者取俯卧位以暴露出背部 → 用闪火法将罐吸拔在穴位上 → 留罐15~20分钟

慢性肾炎

慢性肾炎，全称为慢性肾小球肾炎，系指由各种不同病因所引起的原发于肾小球的一种免疫性炎症性疾病。此病一般可分为下列几种类型：隐匿型、肾病型、高血压型和混合型。

诊断

（1）病史：可能有急性肾炎病史。

（2）浮肿：面部和下肢常有缓起的水肿出现。

（3）面色苍白或萎黄，胃口不开、恶心、常感吃力、腰酸痛，一般无发热。

选穴及治疗方法

单纯火罐法

所选穴位：志室、胃仓、京门、大横。

治疗方法：让患者取一定适当体位，用闪火法将火罐吸拔在穴位上，留罐10分钟。每日1次。

温水罐法

所选穴位：天枢、气海、腰阳关、足三里、三阴交及第11~12胸椎棘突间、第1~2腰椎棘突间、第17椎下。

治疗方法：让患者取侧卧位，先将玻璃火罐中倒入三分之一的温水，然后用投火法将玻璃罐吸拔在穴位上并留罐10~15分钟。每日1次，两日1次也可以。

注意事项

本病患者要限制饮水，多食含盐量低的食品，最好是优质蛋白食品。除此之外，患者还要注意休息，加强身体锻炼以提高免疫力。

拔罐选穴与治疗方法

精确取穴

胃仓 位于人体背部，当第12胸椎棘突下，旁开3寸处即是。

志室 位于腰部，当第2腰椎棘突下，旁开3寸处。

京门 位于人体侧腰部，章门后1.8寸处，当第12肋骨游离端的下方。

腰阳关 位于腰部，当后正中线上，第4腰椎棘突下凹陷中。

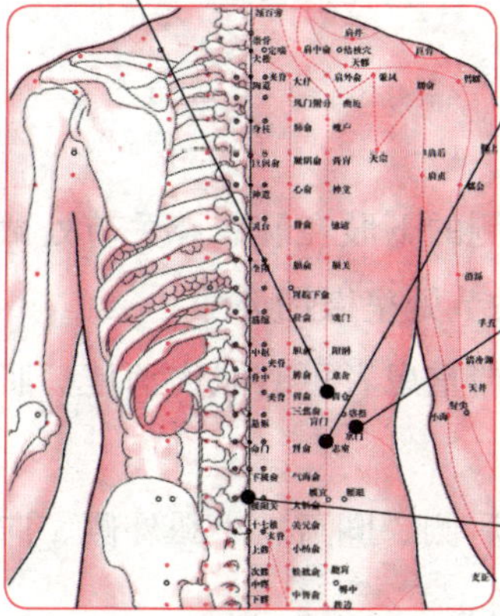

天枢 位于腹中部，距脐中旁开2寸处即是。

大横 位于腹中部，距脐中4寸处即是。

气海 位于腹中部，距脐下1.5寸即是。

足三里 位于外膝眼下3寸，距胫骨前嵴1横指，当胫骨前肌上。

三阴交 位于小腿内侧，足内踝尖上3寸，胫骨内侧缘后方。

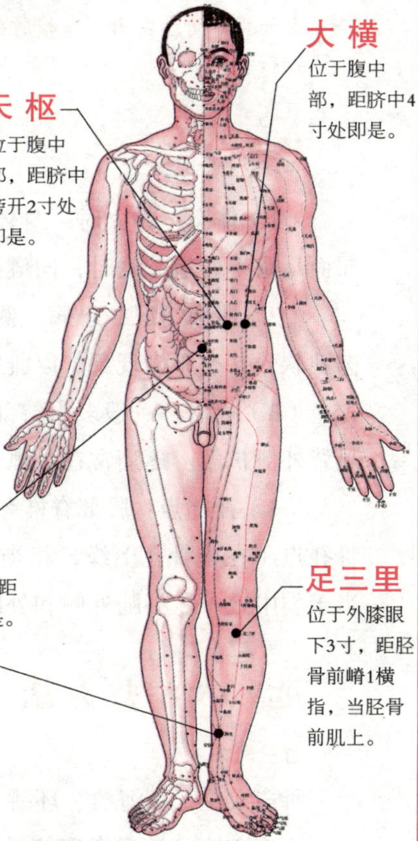

取穴技巧速查索引

天枢穴见26页
大横穴见25页
气海穴见27页
足三里穴见34页
三阴交穴见35页
胃仓穴见31页
志室穴见31页
京门穴见27页
腰阳关穴见29 页

选穴及操作步骤

单纯火罐法

志室　胃仓　京门　大横

单纯火罐法操作步骤:

让患者取一定适当体位 → 用闪火法将火罐吸拔在穴位上 → 留罐10分钟

温水罐法

天枢　气海　腰阳关　足三里　三阴交

温水罐法操作步骤:

让患者取侧卧位 → 将玻璃火罐中倒入三分之一的温水 → 用投火法将玻璃罐吸拔在穴位上并留罐10~15分钟

坐骨神经痛

坐骨神经痛，是指坐骨神经通路及其分布区域内的疼痛，是一种常见的周围神经疾病。根据病因，它可以分为根性坐骨神经痛和干性坐骨神经痛两种。前者多由如腰椎间盘突出、脊椎肿瘤等脊椎病等引起；后者则多由坐骨神经炎等引起，发病较急。

诊断

（1）体态：站立时，身体略向健康一侧倾斜，患病侧的下肢在髋、膝关节处微屈而足跟不着地。睡时，向健侧侧卧，病侧下肢髋、膝关节处呈微屈姿势。

（2）肌肉情况：患病一侧常有轻度的肌张力减弱，严重患者可有肌肉消瘦、肌肉弛软，并有压痛现象，以腓肠肌最为明显。

（3）疼痛：一般多由臀部或髋部开始，向下沿大腿后侧、腘窝、小腿外侧、向足背外侧扩散。疼痛常在咳嗽、用力、弯腰、震动时加剧。

（4）压痛点：腰部脊椎旁点（第四、五腰椎棘突平面离中线外1.5～2厘米）、坐骨孔点（在坐骨孔上缘，相当于秩边穴）、转子点（约相当于环跳穴）、窝点（相当于委中穴）。小腿外侧和外踝之后亦有压痛。

选穴及治疗方法

留针罐法

所选穴位：气海俞、环跳、殷门、关元俞、秩边、居髎。

治疗方法：让患者取侧卧位，在对穴位皮肤进行消毒后，首先用毫针刺入穴位中，然后用火罐吸拔在穴位上，留针并留罐10分钟。

刺络罐法

所选穴位：气海、环跳、殷门、关元俞、秩边、居髎。

治疗方法：让患者取俯卧位，在对穴位进行常规消毒后，首先用三棱针在穴位上做点刺，然后用闪火法将罐具吸拔在穴位上，留罐10~15分钟。每次吸拔一组穴，两日1次。

拔罐选穴与治疗方法

精确取穴

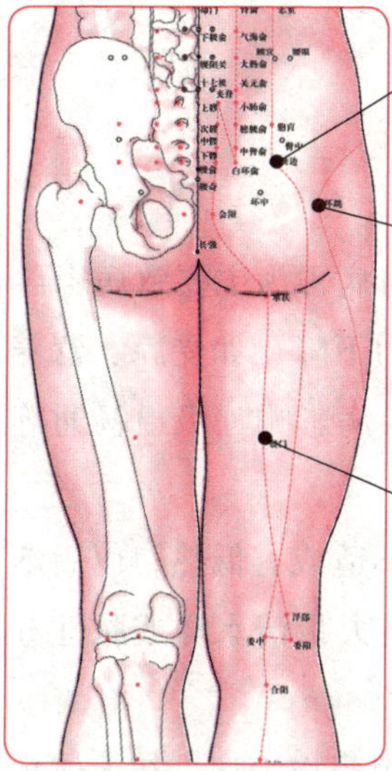

秩边
该穴位于人体的臀部,平第4骶后孔,骶正中嵴旁开3寸。

环跳
股骨大转子最凸点与骶管裂孔连线的外三分之一与中三分之一的交点处。

殷门
大腿后面，当承扶与委中的连线上，承扶下6寸处即是。

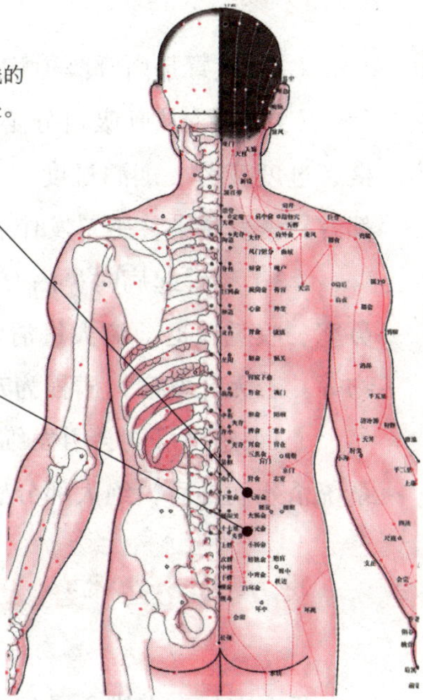

气海俞
位于腰部，当第3腰椎棘突下，旁开1.5寸处。

关元俞
位于身体骶部，当第5腰椎棘突下，左右旁开2指宽处即是。

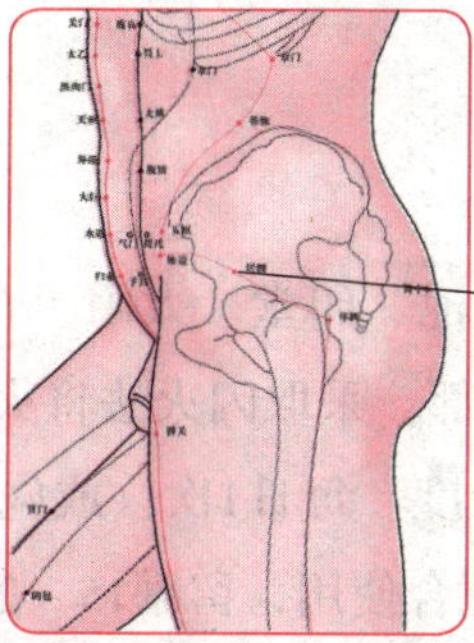

居髎
位于人体的髋部，当髂前上棘与股骨大转子最凸点连线的中点处。

取穴技巧速查索引

秩边穴见31页
环跳穴见36页
殷门穴见35页
气海俞穴见30页
关元俞穴见30页
居髎穴见29页

选穴及操作步骤

● 留针罐法
气海俞 环跳 殷门 关元俞 秩边 居髎

● **留针罐法**操作步骤:

让患者取侧卧位，对穴位皮肤消毒 → 用毫针刺入穴位中 → 用火罐吸拔在穴位上，留针并留罐10分钟

● 刺络罐法
气海 环跳 殷门 关元俞 秩边 居髎

● **刺络罐法**操作步骤:

让患者取侧卧位，对穴位皮肤消毒 → 用三棱针在穴位上做点刺 → 用闪火法将罐具吸拔在穴位上，留罐10~15分钟

感冒

感冒是由病毒引起的上呼吸道感染。症状以鼻塞、喷嚏、流涕、咳嗽、咽痛、头痛、全身酸痛、乏力、怕冷等为主。四季均可发病，但以冬、春季节为多见。本病易在气候骤变时发生，如感受寒冷、淋雨等均可诱发。

诊断

（1）感冒是由呼吸道病毒引起的，其中以冠状病毒和鼻病毒为主要致病病毒。

（2）病毒从呼吸道分泌物中排出并传播，当机体抵抗力下降，如受凉、营养不良、过度疲劳、烟酒过度、全身性疾病及鼻部本身的慢性疾病影响呼吸道畅通等，都容易诱发感染，感冒发作后继发细菌感染。

（3）感冒起病时鼻内有干燥感及痒感、打喷嚏、全身不适或有低热，以后渐有鼻塞、嗅觉减退、流大量清水鼻涕、鼻黏膜充血、水肿、有大量清水样或脓性分泌物等。若无并发症，病程为7～10天。

（4）感冒可能会引发细菌感染，但是千万不可随便使用药物治疗。在人体免疫系统杀死病毒后，绝大部分感染会自动痊愈。

选穴及治疗方法

闪罐法或单纯火罐法

所选穴位：大椎、风门、肺俞、曲池、印堂、太阳、合谷。

治疗方法：患者取俯卧位，暴露背部。采取闪火法将火罐吸拔在穴位上，然后取下，对穴位施连续闪罐，以皮肤潮红为度。每日1次。或施以单纯火罐，留罐10～15分钟，每日1次；也可与贮水罐、药罐配合使用，留罐15～20分钟，每日1次。

刺络罐法

所选穴位：大椎。

治疗方法：患者取坐式俯伏位，消毒穴位皮肤后，用七星梅花针，中强刺激手法，叩刺大椎穴为中心的穴区8～10次，然后取中号玻璃罐，用闪火法将罐吸拔在穴位上，留罐10分钟左右，出血1～2毫升即可起罐。每日1次，一般1次即愈。

拔罐选穴与治疗方法

精确取穴

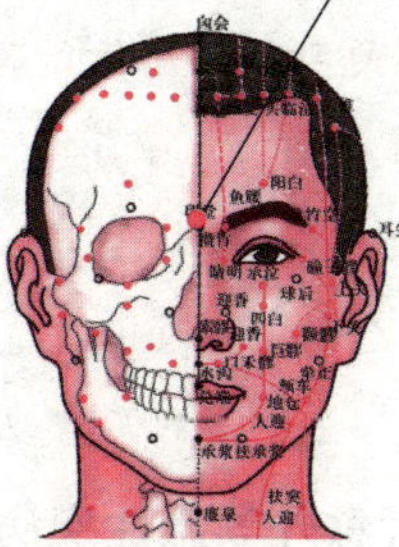

印堂

位于面额部，在两眉头连线的中点。

太阳

位于在耳郭前面，前额两侧，外眼角延长线的上方。

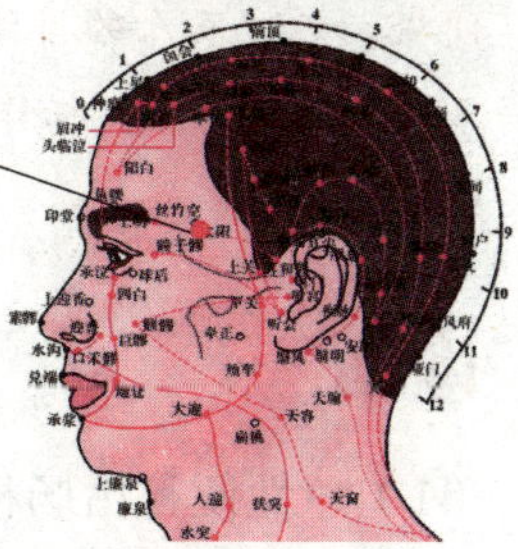

大椎

位于人体颈部的下端，第7颈椎棘突下凹陷中。

风门

位于第2胸椎棘突下，旁开1.5寸处。

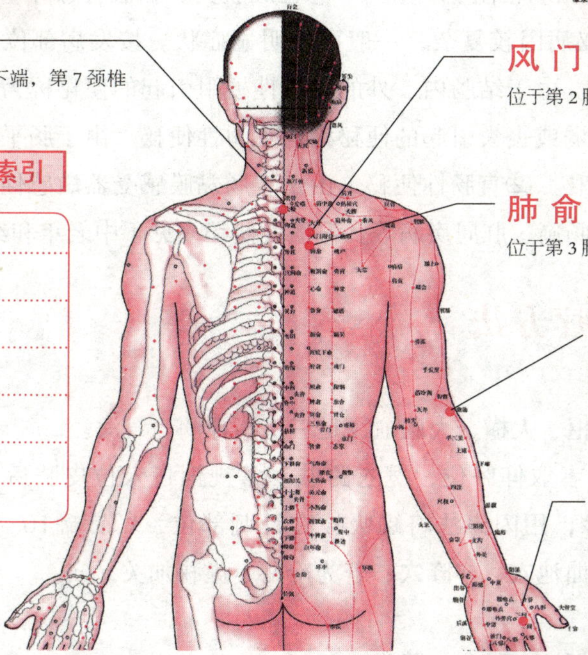

肺俞

位于第3胸椎棘突下旁开1.5寸。

曲池

位于屈肘成直角，在肘弯横纹尽头筋骨间凹陷处。

合谷

当拇指和示指伸张时，在第1、2掌骨的中点，稍微偏向示指处。

取穴技巧速查索引

大椎穴见24页
风门穴见28页
肺俞穴见30页
曲池穴见33页
印堂穴见24页
太阳穴见24页
合谷穴见32页

选穴及操作步骤

● 闪罐法或单纯火罐法　大椎　风门　肺俞　曲池　印堂　太阳　合谷

● **闪罐法或单纯火罐法**操作步骤:

用闪火法将火罐吸拔在穴位上 → 留罐10～15分钟

● 刺络罐法　大椎

● **刺络罐法**操作步骤:

患者取坐式俯伏位 → 消毒穴位皮肤 → 用七星梅花针，中强刺激手法，叩刺大椎穴位中心的穴区8～10次 → 取中号玻璃罐，用闪火法将火罐吸拔在穴位上 → 留罐10～15分钟

便秘

便秘是指大便次数减少和粪便干燥难解。一般两天以上无排便，可视为存在便秘。但健康人的排便习惯明显不同，必须根据本人平时排便习惯和排便是否困难，才能对有无便秘作出判断。精神因素、饮食规律改变、滥用强泻药等，均可导致便秘。

诊断

（1）急性便秘由肠梗阻、肠麻痹、急性腹膜炎、脑血管意外等急性疾病引起。

（2）慢性便秘病因较复杂，一般可无明显症状。按发病部位分类，可分为两种。①结肠性便秘。由于结肠内、外的机械性梗阻引起的便秘称为机械性便秘。由于结肠蠕动功能减弱或丧失引起的便秘称为无力性便秘。由于肠平滑肌痉挛引起的便秘称为痉挛性便秘。②直肠性便秘。由于直肠黏膜感受器敏感性减弱导致粪块在直肠堆积。见于直肠癌、肛周疾病等。习惯性便秘多见于中老年和经产妇女。

选穴及治疗方法

留针罐法

所选穴位：天枢、大横、大肠俞、足三里、神阙、气海。

治疗方法：患者取仰卧位，宽衣露肤。常规消毒穴位皮肤后，先用毫针刺各穴，待得气后留针，用闪火法将罐吸拔在针刺部位，留针罐10～15分钟，每日1次。若属热秘加拔曲池穴、丰隆穴；若为冷秘、虚秘加关元穴。

单纯火罐法

所选穴位：天枢、大肠俞、脾俞。

治疗方法：患者取适宜体位，用闪火法将罐吸拔在各穴，留罐10～15分钟。每日1次。

注意事项

上述各法对便秘有明显的效果，治疗期间不可滥用泻药。应多食蔬菜、水果，养成排便定时的习惯。

拔罐选穴与治疗方法

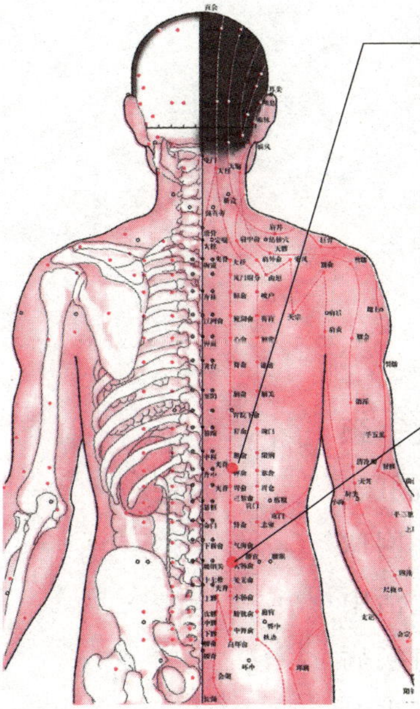

精确取穴

脾俞

位于第11胸椎棘突下，脊中旁开1.5寸处。

神阙

位于人体的腹中部，肚脐中央。

大肠俞

位于腰部，第4腰椎棘突下，旁开1.5寸处。

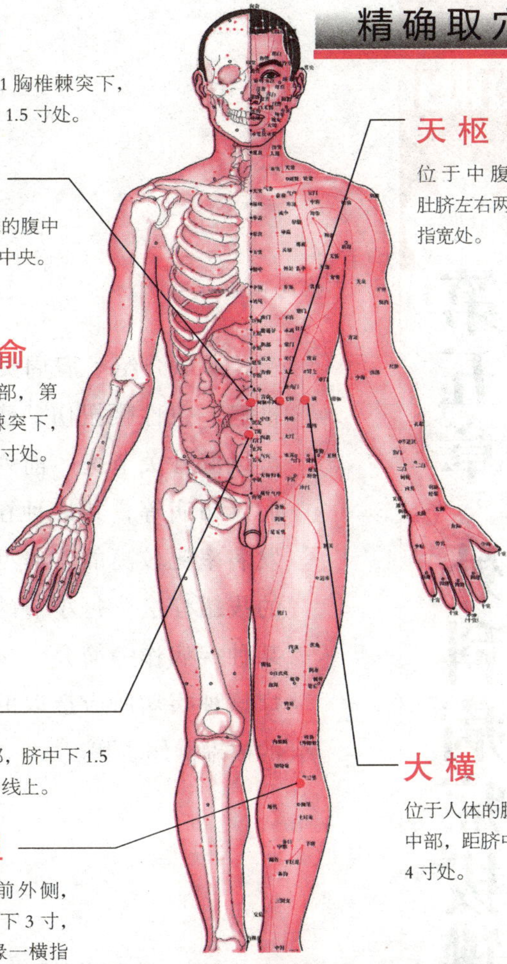

天枢

位于中腹部，肚脐左右两侧3指宽处。

气海

位于下腹部，脐中下1.5寸，前正中线上。

足三里

位于小腿前外侧，当犊鼻穴下3寸，距胫骨前缘一横指（中指）处。

大横

位于人体的腹中部，距脐中4寸处。

取穴技巧速查索引

天枢穴见26页
神阙穴见26页
大肠俞穴见30页
气海穴见27页
大横穴见25页
足三里穴见34页
脾俞穴见30页

选穴及操作步骤

留针罐法 天枢 大横 大肠俞 足三里 神阙 气海

留针罐法操作步骤：

患者取仰卧位 → 消毒穴位皮肤 → 先用毫针刺各穴位，待得气后留针 → 用闪火法将火罐吸拔在针刺部位 → 留罐10~15分钟

单纯火罐法 天枢 大肠俞 脾俞

单纯火罐法操作步骤：

患者取适宜体位 → 用闪火法将火罐吸拔在各穴位上 → 留罐10~15分钟

第五章 外科病症拔罐疗法

本章介绍了肩周炎、落枕、颈椎病、急性腰扭伤、痔疮、脱肛、类风湿性关节炎、前列腺炎、网球肘、疖病等，共10种在日常生活中发病率比较高的、典型的外科疾病的拔罐疗法。每小节的结构是先对某种疾病作一简介，然后再阐述治疗该种疾病所应选取的穴位和具体的拔罐操作步骤。

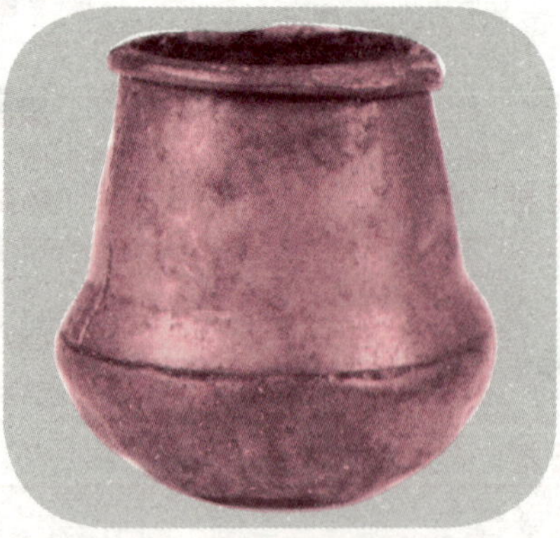

目录

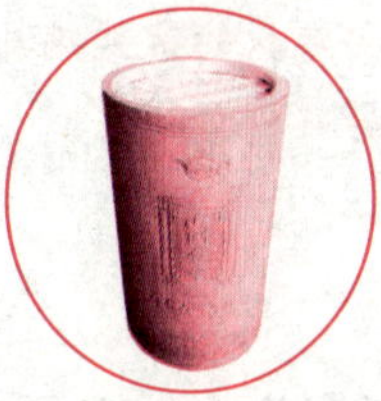

肩周炎

肩周炎，又称漏肩风、冻结肩，全称为肩关节周围炎，是一种以肩关节疼痛和活动不便为主要症状的常见病症。本病如得不到有效治疗，有可能严重影响肩关节的功能活动，妨碍日常生活。

诊断

（1）本病患者多为中、老年患病，左侧多于右侧，亦可两侧先后发病。好发肩周炎的年龄与肩关节产生严重退变的年龄相一致。

（2）肩部疼痛是本病最明显的症状。开始时，肩部某一处出现疼痛，并与动作、姿势有明显关系。随病程延长，疼痛范围逐渐扩大，并牵涉到上臂中段，同时伴有肩关节活动受限。严重时患肢不能梳头、洗脸。

（3）体检，三角肌有轻度萎缩，斜方肌痉挛。岗上肌腱、肱二头肌长、短头肌腱及三角肌前后缘均可有明显压痛。肩关节以外展、外旋、后伸受限最明显，少数人内收、内旋亦受限，但前屈受限较少。

（4）年龄较大或病程较长者，X线片可见到肩部骨质疏松，或冈上肌腱、肩峰下滑囊钙化症。

选穴及治疗方法

单纯火罐法

所选穴位：患侧部位压痛点。

治疗方法：先在患者身上找出压痛点，然后让患者取坐位或侧卧位。医者先在痛处按揉一会儿，然后再用闪火法将罐吸拔在痛处及肩部周围，并留罐10~15分钟。每日1次，10次为1个疗程。

刺络罐法

所选穴位：天宗。

治疗方法：让患者取坐位，在对穴位皮肤进行常规消毒后，先用双手在穴位周围向穴位中央部分推按，以使血液聚集在针刺部位。随后，用手捏紧穴位皮肤，用三棱针在穴位上刺入1~2分的深度，随即将针拔出，最后再迅速用闪火法将大号火罐吸拔在穴位上，留罐5~10分钟，使之出血10毫升左右。起罐后，可用棉球擦干净皮肤以免感染。急性肩周炎患者每日治疗1次，3~5次即可痊愈；慢性肩周炎患者3日1次，5次为1个疗程。

拔罐选穴与治疗方法

精确取穴

天 宗

位于人体背部，肩胛骨冈下窝中央凹陷处，约肩胛冈下缘与肩胛下角之间的上三分之一折点处即是。

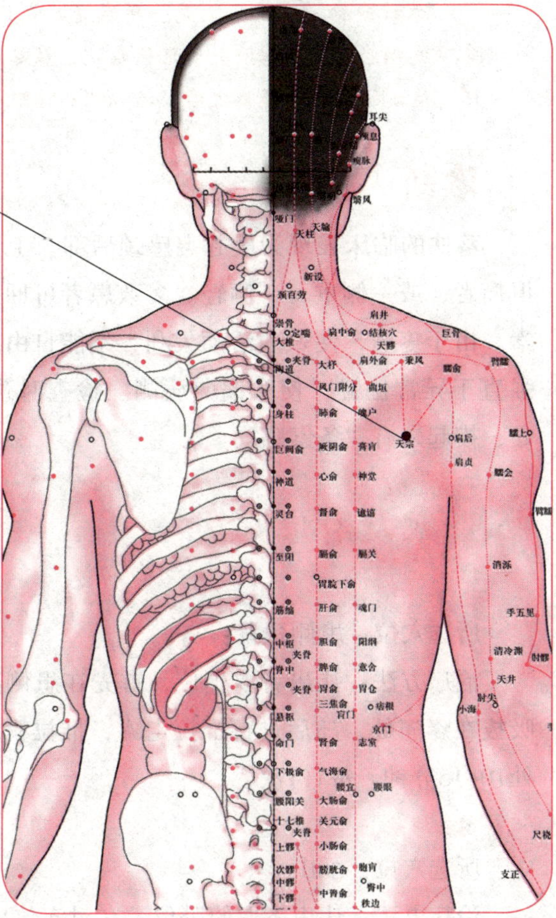

取穴技巧速查索引

天宗穴见28页

选穴及操作步骤

● 单纯火罐法　**患侧部位压痛点**

● **单纯火罐法**操作步骤：

在患者身上找出压痛点 → 让患者取坐位或侧卧位 → 在痛处按揉一会儿 → 用闪火法将罐吸拔在痛处及肩部周围，并留罐10~15分钟

● 刺络罐法　**天宗**

● **刺络罐法**操作步骤：

让患者取坐位 → 对穴位皮肤进行常规消毒 → 用双手在穴位周围向穴位中央部分推按，以使血液聚集在针刺部位 → 用手捏紧穴位皮肤

→ 用三棱针在穴位上刺入1~2分的深度然后将针拔出 → 用闪火法将大号火罐吸拔在穴位上，留罐5~10分钟，出血10毫升左右 → 起罐后，用棉球擦干净皮肤以免感染

落枕

落枕或称“失枕”，是一种常见病，好发于青壮年，以冬春季多见。落枕的常见发病经过是入睡前并无任何症状，晨起后却感到项背部明显酸痛，颈部活动受限。这说明病起于睡眠之后，与睡枕及睡眠姿势有密切关系。

诊断

落枕的临床表现为晨起突感颈后部、上背部疼痛不适，以一侧为多，或有两侧俱痛者，或一侧重，一侧轻。多数患者可回想到昨夜睡眠位置欠佳，或有受凉等因素。由于疼痛，使颈项活动欠利，不能自由旋转，严重者俯仰也有困难，甚至头部强直于异常位置，使头偏向病侧。检查时颈部肌肉有触痛、浅层肌肉有痉挛、僵硬，摸起来有“条索感”。

选穴及治疗方法

走罐法

所选穴位：患侧颈背。

治疗方法：让患者取坐位，首先在患侧部位涂上风湿油，然后再用闪火法将罐吸拔在疼痛处，随后进行推拉走罐，推拉程度以皮肤潮红为度，最后再将罐留在痛处10~15分钟。每日1次。

留针罐法

所选穴位：承山。

治疗方法：让患者取俯卧位，在对穴位皮肤进行常规消毒后，首先用2寸毫针直刺穴位。得气后，以针捻转提插穴位。然后再用闪火法将罐吸拔在穴位上，留针、罐15~20分钟。这样的治疗每日1次，1~2次即可治愈。

注意事项

本病患者在拔罐治疗后，应积极进行活动，平时要注意保暖避免着凉。除此之外，患者在睡眠时要养成良好习惯，枕头不要过高。

拔罐选穴与治疗方法

精确取穴

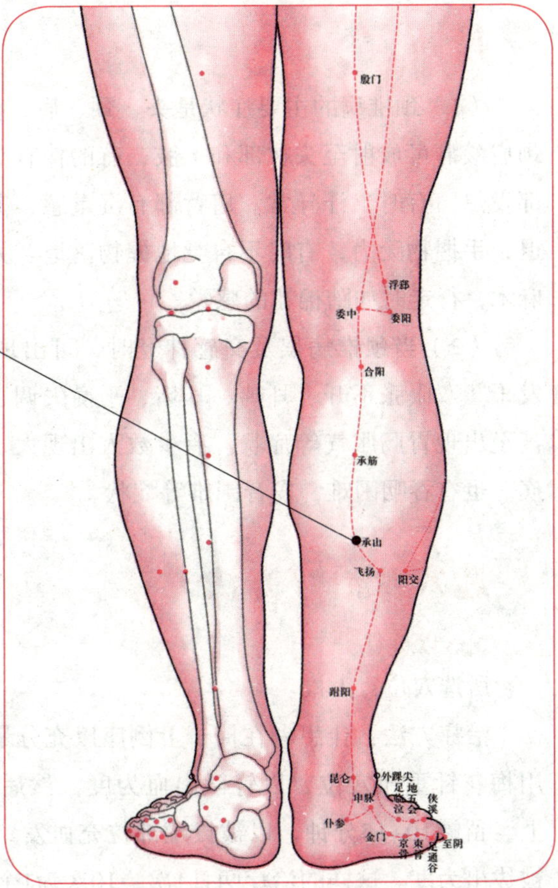

承山

位于人体小腿后面正中，当伸直小腿和足跟上提时腓肠肌肌腱下出现的凹陷处即是。

取穴技巧速查索引

承山穴见36页

选穴及操作步骤

● 走罐法　　**患侧颈背**

● **走罐法**操作步骤:

让患者取坐位,在患侧部位涂上风湿油 → 用闪火法将罐吸拔在疼痛处 → 进行推拉走罐，推拉程度以皮肤潮红为度 → 将罐留在痛处10~15分钟

● 留针罐法　　**承山**

● **留针罐法**操作步骤:

让患者取俯卧位并对穴位皮肤进行常规消毒 → 用2寸毫针直刺穴位 → 得气后，以针捻转提插穴位 → 用闪火法将罐吸拔在穴位上，留针、罐15~20分钟

颈椎病

颈椎病又称颈椎综合征，是一种以退行性病理改变为基础的疾病，是颈椎骨关节炎、增生性颈椎炎、颈神经根综合征、颈椎间盘脱出症的总称。

诊断

（1）颈椎病的主要症状是头、颈、肩、背、手臂酸痛，脖子僵硬，活动受限。颈肩酸痛可放射至头枕部和上肢，有的伴有头晕，重者伴有恶心呕吐。有的一侧面部发热，有时出汗异常。肩背部有沉重感，上肢无力，手指发麻，肢体皮肤感觉减退，手握物无力，有时不自觉地握物落地。另一些病人下肢无力，步态不稳，双脚麻木，行走时如踏棉花的感觉。

（2）当颈椎病累及交感神经时，可出现头晕、头痛、视力模糊，双眼发胀、发干、双眼张不开、耳鸣、耳堵、平衡失调、心动过速、心慌，胸部紧束感，有的甚至出现胃肠胀气等症状。有少数人出现大、小便失控，性功能障碍，甚至四肢瘫痪。也有吞咽困难，发音困难等症状。

选穴及治疗方法

刺络罐法①

所选穴位：大椎。

治疗方法：让患者在椅子上倒座以充分暴露背部，在对穴位皮肤进行消毒后，用梅花针重叩穴位，以轻微出血为度，然后再用闪火法将大号火罐吸拔在大椎穴上，留罐10~15分钟，以被拔罐部位充血发紫，并有少量瘀血和黏液（5~10毫升）被拔出为度。这样的治疗两日1次，10次为1个疗程。

刺络罐法②

所选穴位：大杼。

治疗方法：让患者取坐位，先用双手在大杼穴周围向中央部位挤压，以使血液聚集于针刺部位。在对穴位皮肤进行常规消毒后，先捏紧穴位皮肤，然后将三棱针迅速刺入穴位1~2分深，出针后用闪火法将罐吸拔在点刺穴位上，以渗血为度，留罐10~15分钟。两日1次，10次为1个疗程，每个疗程之间间隔1周时间。

拔罐选穴与治疗方法

精确取穴

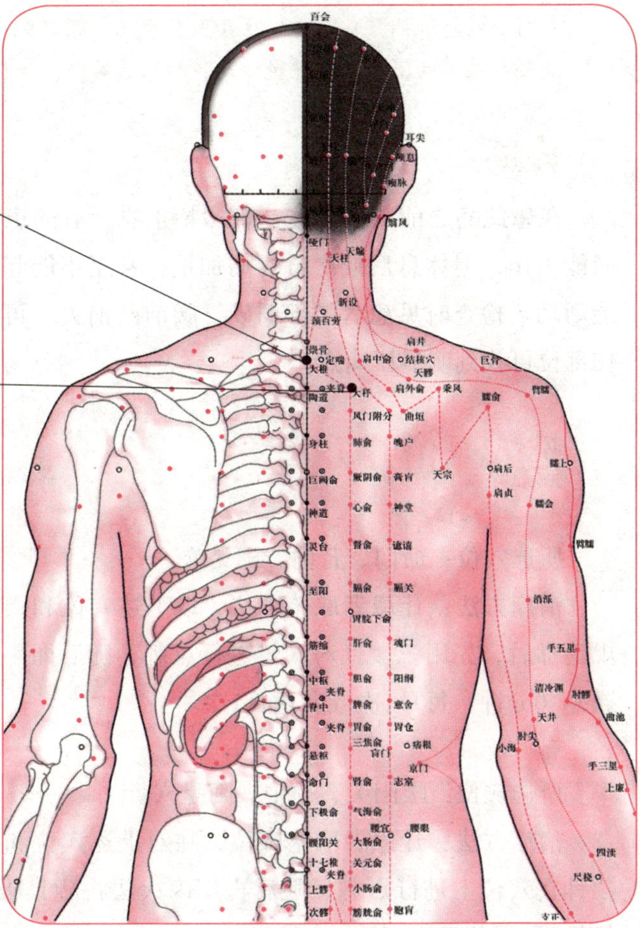

大椎

位于人体背部，第7颈椎与第1胸椎棘突之间即是。

大杼

位于人体背部，当第1胸椎棘突下，旁开1.5寸处即是。

取穴技巧速查索引

大椎穴见24页

大杼穴见28页

选穴及操作步骤

● 刺络罐法① 大椎

● **刺络罐法①操作步骤：**

让患者在椅子上倒座以充分暴露背部 → 对穴位皮肤进行消毒 → 用梅花针重叩穴位，以轻微出血为度 → 用闪火法将大号火罐吸拔在大椎穴位上，留罐10~15分钟，以拔罐部位充血发紫，并有少量瘀血和黏液（5~10毫升）拔出为度

● 刺络罐法② 大杼

● **刺络罐法②操作步骤：**

让患者取坐位 → 用双手在大杼穴周围向中央部位挤压，以使血液聚集于针刺部位 → 对穴位皮肤进行常规消毒 → 捏紧穴位皮肤，将三棱针迅速刺入穴位1~2分深 → 出针后用闪火法将罐吸拔在点刺穴位上，以渗血为度，留罐10~15分钟

急性腰扭伤

急性腰扭伤是腰部肌肉、筋膜、韧带等软组织因外力作用突然受到过度牵拉而引起的急性撕裂伤，常发生于搬抬重物、腰部肌肉强力收缩时。急性腰扭伤可使腰骶部肌肉的附着点、骨膜、筋膜和韧带等组织撕裂。

诊断

在患此病之前，患者往往曾搬抬重物，有的患者甚至能听到清脆的响声。轻者尚能工作，但休息后或次日疼痛加重，甚至不能起床；伤后重者疼痛剧烈，当即不能活动。检查时见患者腰部僵硬，腰前凸消失，可有脊柱侧弯及骶棘肌痉挛。在损伤部位可找到明显压痛点。

选穴及治疗方法

刺络罐法①

所选穴位：命门、肾俞、阿是穴。

治疗方法：让患者取俯卧位，取上述穴位和腰部疼痛点，在对穴位皮肤进行常规消毒后，先用三棱针对穴位进行点刺，随后即用闪火法将火罐吸拔在穴位上，留罐5~10分钟。每日1次或者两日1次。

刺络罐法②

所选穴位：腰阳关、委中、阿是穴。

治疗方法：让患者取俯卧位，在对上述穴位和疼痛点进行常规消毒后，先用三棱针在穴位上进行点刺，随后再用闪火法将罐具吸拔在穴位上，留罐15~20分钟。每日1次或者两日1次。

刺络罐法③

所选穴位：肾俞。

治疗方法：让患者取坐位，在对穴位皮肤进行消毒后，先用双手在穴位周边向中央挤压，以使血液集中在针刺的部位。然后捏紧穴位皮肤，将三棱针迅速刺入穴位1~2分深，出针后用闪火法将大号火罐吸拔在点刺穴位上，留罐20~30分钟，以出血5~10毫升为度。起罐后，用棉球擦净皮肤。急性患者每日1次，3~5次即可痊愈；慢性患者2~3日1次。

拔罐选穴与治疗方法

精确取穴

命门

位于人体腰部，第2腰椎棘突下，即肚脐正后方处即是。

腰阳关

别名脊阳关，背阳关。位于人体腰部，当后正中线上，第4腰椎棘突下凹陷处。

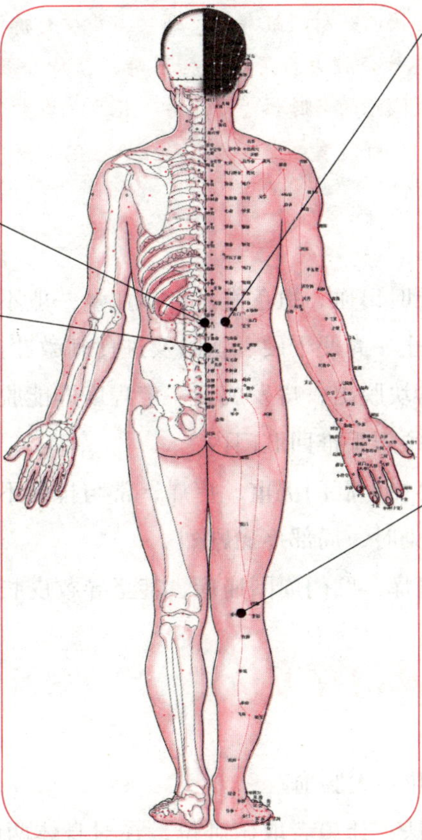

肾俞

位于人体腰部，当第2腰椎棘突下，旁开1.5寸处。

委中

位于人体腿部，横纹中点，当股二头肌腱与半腱肌肌腱的中间即是。

取穴技巧速查索引

命门穴见28页
肾俞穴见30页
腰阳关穴见29页
委中穴见35页

选穴及操作步骤

刺络罐法① 命门 肾俞 阿是穴

刺络罐法①操作步骤：

让患者取俯卧位 → 取上述穴位和腰部疼痛点 → 对穴位皮肤进行常规消毒后，先用三棱针对穴位进行点刺，随后即用闪火法将火罐吸拔在穴位上，留罐5~10分钟

刺络罐法② 腰阳关 委中 阿是穴

刺络罐法②操作步骤：

让患者取俯卧位 → 对上述穴位和疼痛点进行常规消毒 → 用三棱针在穴位上进行点刺 → 用闪火法将罐具吸拔在穴位上，留罐15~20分钟

刺络罐法③ 肾俞

刺络罐法③操作步骤：

让患者取坐位 → 对穴位皮肤进行消毒 → 双手在穴位周边向中央挤压，以使血液集中在针刺的部位，将三棱针迅速刺入穴位1~2分深 → 出针后用闪火法吸拔在点刺穴位上，留罐20~30分钟，以出血5~10毫升为度

痔疮

痔疮，是肛门直肠底部及肛门黏膜的静脉丛发生曲张而形成的一个或多个柔软的静脉团的一种慢性疾病。通常当排便时持续用力，造成此处静脉内压力反复升高，静脉就会肿大。痔疮包括内痔、外痔和混合痔：内痔是长在肛门管起始处的痔，如果膨胀的静脉位于更下方，几乎是在肛管口上，这种就叫外痔。无论内痔还是外痔，都可能发生血栓。在发生血栓时，痔中的血液凝结成块，从而引起疼痛。

诊断

（1）便时出血，血色鲜红，出血量一般不大，但有时也可有较大量出血。便后出血自行停止。粪便干硬、饮酒及进食刺激性食物等是出血的诱因。

（2）痔块脱出，痔发展到一定程度即能脱出肛门外，痔块由小变大，由可以自行回复变为须用手推回肛门内。

（3）疼痛，肛门沉重、疼痛，常与排便不尽感觉同时存在。痔块脱出嵌顿，出现水肿，感染时，局部疼痛剧烈。

（4）痛痒，肛门周围痛痒，甚至导致皮肤湿疹，常使患者极为难受。

选穴及治疗方法

刺络罐法①

所选穴位：大肠俞。

治疗方法：让患者取俯卧位，在对身体两侧的大肠俞穴位皮肤进行消毒后，用细三棱针快速刺入身体一侧的大肠俞中，一般刺入的深度为0.5~1分。针刺入后要在身体内左右摇摆5~6次，以使身体同侧下肢有明显的酸胀放射感。就在此时，可立即出针，然后用闪火法将大玻璃罐吸拔在穴位上，留罐20分钟。起罐后，用干棉球擦净血污。每3日治疗1次，3次为1疗程。

刺络罐法②

所选穴位：长强。

治疗方法：让患者取俯卧位，在对穴位皮肤进行常规消毒后，用手将穴位皮肤捏紧，然后用三棱针快速刺入穴位并挑破之，随后即以闪火法将罐吸拔在穴位上，留罐10~15分钟。每日1次，5次为1个疗程。

拔罐选穴与治疗方法

精确取穴

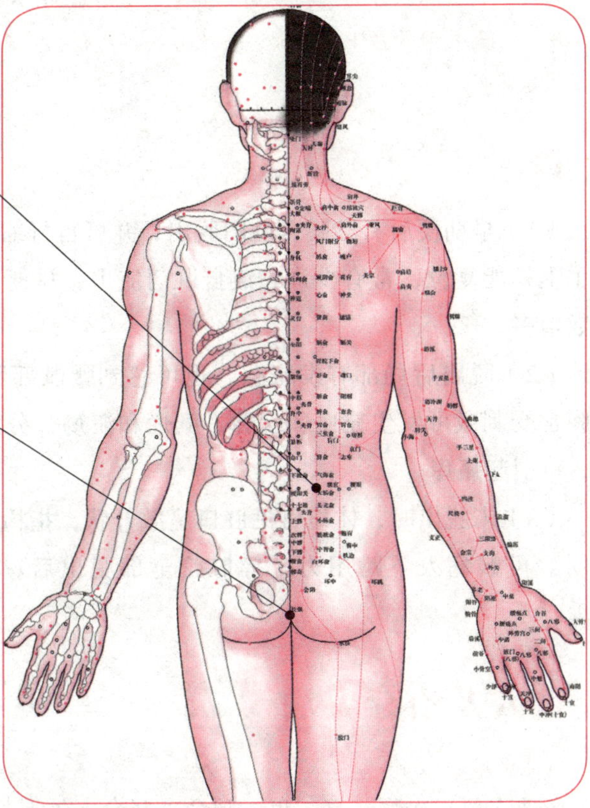

大肠俞

位于人体腰部，当第4腰椎棘突下，旁开1.5寸处。

长 强

位于人体尾骨端下，当尾骨端与肛门连线的中点处。

取穴技巧速查索引

大肠俞穴见30页

长强穴见37页

选穴及操作步骤

刺络罐法① 大肠俞

刺络罐法①操作步骤：

让患者取俯卧位，对身体两侧的大肠俞穴位皮肤进行消毒 → 用细三棱针快速刺入身体一侧的大肠俞中（一般刺入的深度为0.5~1分） → 针刺入后要在身体内左右摇摆5~6次，以使身体同侧下肢有明显的酸胀放射感 → 出针后用闪火法将大玻璃罐吸拔在穴位上，留罐20分钟 → 起罐后，用干棉球擦净血污

刺络罐法② 长强

刺络罐法②操作步骤：

让患者取俯卧位，对穴位皮肤进行常规消毒 → 用手将穴位皮肤捏紧，用三棱针快速刺入穴位并挑破 → 以闪火法将罐吸拔在穴位上，留罐10~15分钟

脱肛

脱肛又称肛管直肠脱垂，是直肠黏膜、肛管、直肠全层和部分乙状结肠向下移位，脱出肛门外的一种疾病，多见于体质虚弱的小儿和老年人，身高瘦弱者也易发生。女性因骨盆下口较大，多次分娩，可使盆底筋膜和肌肉松弛，故女性发病率高于男性。

诊断

（1）早期便后有黏膜自肛门脱出，并可自行缩回；以后渐渐不能自行回复，须用手上托能复位，常有少许黏液自肛门流出，排便后有下坠感和排便不尽感，排便次数增多。

（2）脱出后局部有发胀感，也可感到腰骶部胀痛，脱出的黏膜有黏液分泌，黏膜常受刺激可发生充血、水肿、糜烂和溃疡，分泌可夹杂血性黏液，刺激肛周皮肤，可引起瘙痒。

（3）未脱出时，体检可见肛口呈散开状，指检往往发现肛括约肌松弛，收缩力减弱。可嘱病人下蹲用力，等肛管全部脱出后，再行检查，确定为部分和完全脱垂。

选穴及治疗方法

单纯火罐法

所选穴位：次髎、足三里、脾俞、肾俞、气海。

治疗方法：让患者取俯卧位，以闪火法将火罐吸拔在穴位上，留罐15分钟。然后变换体位为仰卧位，再以闪火法用罐吸拔气海、足三里，留罐15分钟。每日1次。

温灸罐法

所选穴位：神阙、中脘。

治疗方法：让患者取仰卧位，用闪火法将罐吸拔在穴位上，留罐10~15分钟。起罐后，再在上述穴位上加温灸5~8壮。每日1次，5次为1个疗程。

注意事项

本病患者在治疗期间应忌食辛辣、油腻的食物，以保持大便通畅。除此之外，患者还应该积极地进行提肛训练。

拔罐选穴与治疗方法

精确取穴

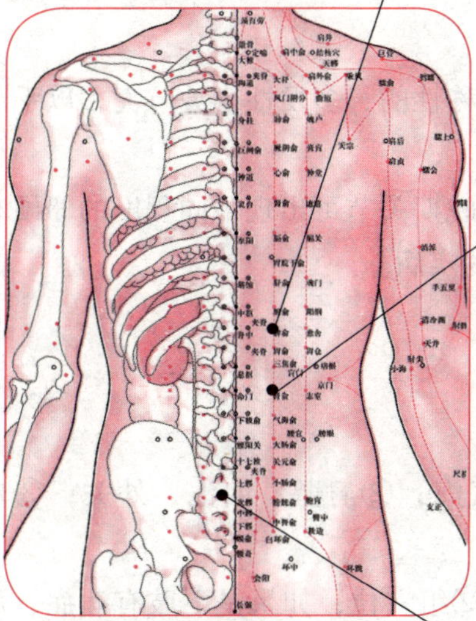

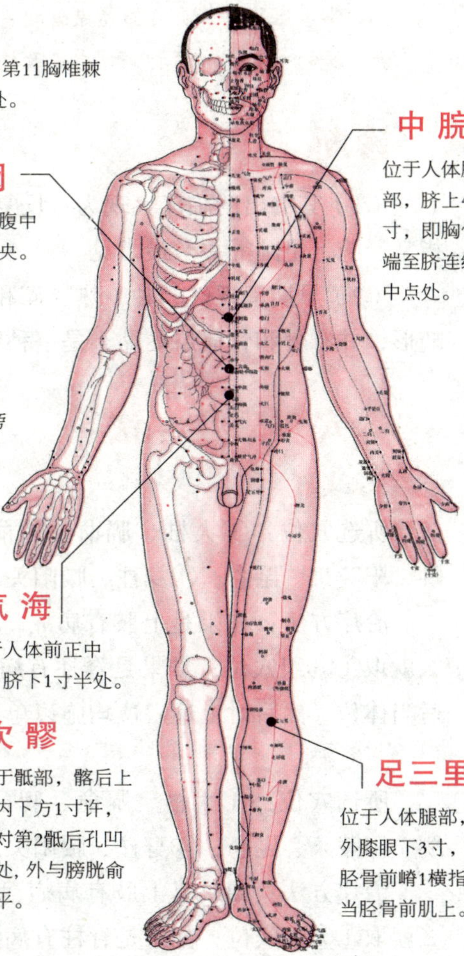

脾俞
位于人体背部，当第11胸椎棘突下，旁开1.5寸处。

中脘
位于人体腹部，脐上4寸，即胸骨下端至脐连线之中点处。

神阙
位于人体腹中部，脐中央。

肾俞
位于人体腰部，当第2腰椎棘突下，旁开1.5寸处。

气海
位于人体前正中线，脐下1寸半处。

次髎
位于骶部，髂后上棘内下方1寸许，适对第2骶后孔凹陷处，外与膀胱俞相平。

足三里
位于人体腿部，外膝眼下3寸，距胫骨前嵴1横指，当胫骨前肌上。

取穴技巧速查索引

脾俞穴见30页
肾俞穴见30页
次髎穴见29页
中脘穴见27页
神阙穴见26页
气海穴见27页
足三里穴见34页

选穴及操作步骤

单纯火罐法　次髎　足三里　脾俞　肾俞　气海

单纯火罐法操作步骤：

让患者取俯卧位 → 以闪火法将火罐吸拔在穴位上，留罐15分钟 → 变换体位为仰卧位 → 以闪火法用罐吸拔气海、足三里，留罐15分钟

温灸罐法　神阙　中脘

温灸罐法操作步骤：

患者取仰卧位 → 用闪火法将罐吸拔在穴位上，留罐10~15分钟 → 起罐后，在上述穴位上加温灸5~8壮

类风湿性关节炎

类风湿性关节炎，又称类风湿，是一种病因尚未明了的慢性全身性炎症性疾病。类风湿性关节炎可能与患者自身内分泌、代谢、营养、地理、职业、心理和社会环境的差异、细菌和病毒感染及遗传因素等方面有关系。

诊断

（1）其突出的临床表现为：反复发作的、对称性的、多发性小关节炎，以手部指掌、腕、足趾等关节最常见。

（2）早期呈现红、肿、热、痛和功能障碍，晚期关节可出现不同程度的僵硬和畸形，并有骨和骨骼肌萎缩，是一种致残率较高的疾病。

选穴及治疗方法

单纯火罐法

所选穴位：①大椎、膈俞、脾俞、血海、气海；②肩髃、曲池、外关；③环跳、阳陵泉、昆仑；④身柱、腰阳关。

治疗方法：如果是上肢有病症，那么就取①②组穴位；如果是下肢有病症，那么就取①③组穴位；如果是脊柱有病症，那么就取①④组穴位。首先让患者取一定适当体位，然后对上述穴位均施以单纯火罐法，并留罐10分钟。每日1次。

煮药罐法

所选穴位：①大椎、膈俞、脾俞、血海、气海；②肩髃、曲池、外关；③环跳、阳陵泉、昆仑；④身柱、腰阳关。

治疗方法：如果是上肢有病症，那么就取①②组穴位；如果是下肢有病症，那么就取①③组穴位；如果是脊柱有病症，那么就取①④组穴位。

首先上药煎水煮罐1~3分钟，然后取出竹罐并擦去水分，随后将罐吸拔在所选取的穴位上，留罐15~20分钟。每日治疗1次。

附药方：麻黄、祁艾、防风、川木瓜、川椒、竹茹、秦艽、透骨草、穿山甲、乳香、没药、土鳖虫、川乌、千年健、钻地风、羌活、苍术、防己、当归尾、刘寄奴、乌梅、甘草。上述草药各10克。

注意事项

本病患者在治疗期间应积极配合功能性的身体锻炼。

拔罐选穴与治疗方法

精确取穴

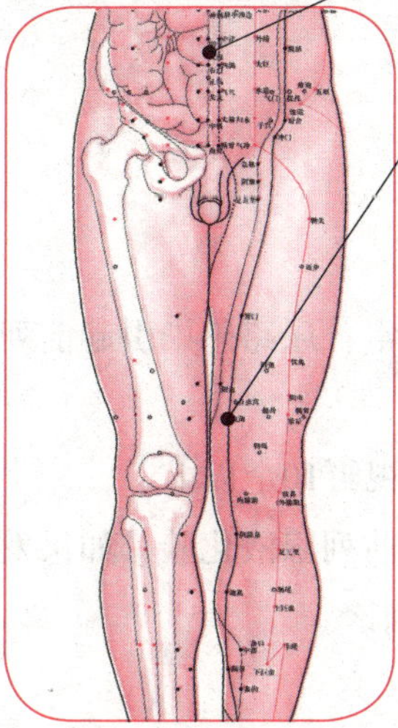

气海
位于人体前正中线，脐下1寸半处。

血海
位于大腿内侧，髌底内侧端上2寸，当股四头肌内侧头的隆起处。

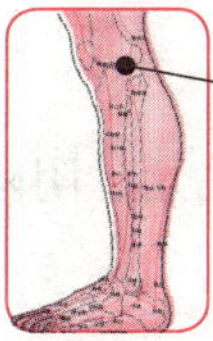

阳陵泉
位于小腿外侧，当腓骨头前下方凹陷处，左右各一。

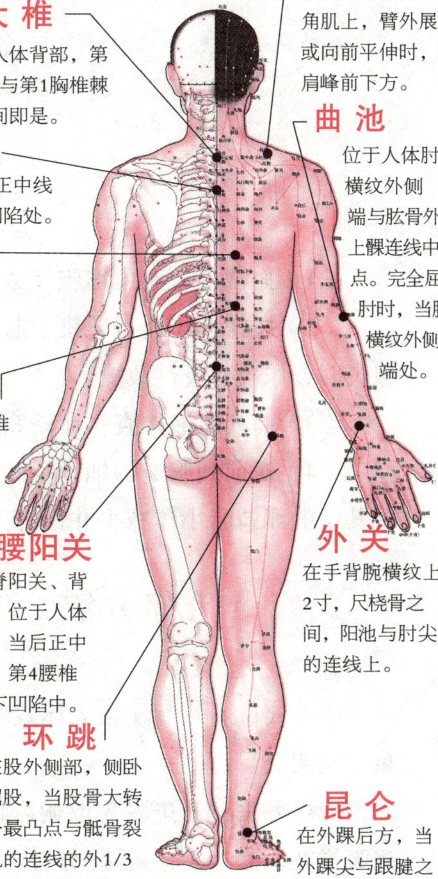

大椎
位于人体背部，第7颈椎与第1胸椎棘突之间即是。

肩髎
位于人体肩部，三角肌上，臂外展，或向前平伸时，当肩峰前下方。

身柱
位于人体背部，当后正中线上，第3胸椎棘突下凹陷处。

曲池
位于人体肘横纹外侧端与肱骨外上髁连线中点。完全屈肘时，当肘横纹外侧端处。

膈俞
位于人体背部，当第7胸椎棘突下，旁开1.5寸处。

脾俞
位于人体背部，当第11胸椎棘突下，旁开1.5寸处。

腰阳关
又称脊阳关、背阳关。位于人体腰部，当后正中线上，第4腰椎棘突下凹陷中。

外关
在手背腕横纹上2寸，尺桡骨之间，阳池与肘尖的连线上。

环跳
在股外侧部，侧卧屈股，当股骨大转子最凸点与骶骨裂孔的连线的外1/3与中1/3交点处。

昆仑
在外踝后方，当外踝尖与跟腱之间的凹陷处。

取穴技巧速查索引

大椎穴见24页
曲池穴见33页
肩髃穴见25页
身柱穴见28页
膈俞穴见30页
脾俞穴见30页
腰阳关穴见29页
环跳穴见36页
外关穴见34页
阳陵泉穴见36页
昆仑穴见35页
气海穴见27页
血海穴见35页

选穴及操作步骤

单纯火罐法

①大椎 膈俞 脾俞 血海 气海 ②肩髃 曲池 外关
③环跳 阳陵泉 昆仑 ④身柱 腰阳关

单纯火罐法操作步骤：

让患者取一定适当体位 → 对上述穴位均施以单纯火罐法，并留罐10分钟

特别提示 如果是上肢有病症，那么就取①②组穴位；如果是下肢有病症，那么就取①③组穴位；如果是脊柱有病症，那么就取①④组穴位

煮药罐法

①大椎 膈俞 脾俞 血海 气海 ②肩髃 曲池 外关
③环跳 阳陵泉 昆仑 ④身柱 腰阳关

煮药罐法操作步骤：

首先上药煎水煮罐1~3分钟 → 取出竹罐并擦去水分 → 将罐吸拔在所选取的穴位上，留罐15~20分钟

特别提示 如果是上肢有病症，那么就取①②组穴位；如果是下肢有病症，那么就取①③组穴位；如果是脊柱有病症，那么就取①④组穴位

前列腺炎

前列腺炎是指前列腺特异性和非特异性感染所致的急慢性炎症，从而引起的全身或局部症状。前列腺炎可分为非特异性细菌性前列腺炎、特发性细菌性前列腺炎、特异性前列腺炎、非特异性肉芽肿性前列腺炎、其他病原体引起的前列腺炎、前列腺充血和前列腺痛。

诊断

（1）血常规：血白细胞计数和中性粒细胞计数升高。

（2）尿常规：血行感染引起的急性前列腺炎尿常规可正常；尿路感染引起前列腺炎时，尿内有炎性改变。

（3）前列腺液检查：卵磷脂减少或消失，脓白细胞高倍视野10个以上。

（4）对前列腺炎的辅助诊断主要靠按摩前列腺采集到的前列腺液化验，如果发现其中的卵磷脂小体减少并伴有大量白细胞或脓细胞，即可确诊。

选穴及治疗方法

刺络罐法①

所选穴位：八髎（指人体双侧上髎、次髎、中髎、下髎之合称 ）、关元、阴陵泉、三阴交。

治疗方法：让患者先取俯卧位，对八髎穴位进行常规消毒，针刺穴位后，将火罐吸拔在八髎穴上，留罐5分钟。然后再取仰卧位，将其他穴位进行常规消毒，针刺后将火罐吸拔在穴位上，留罐10~15分钟。每日治疗1次，10次为1个疗程。

刺络罐法②

所选穴位：八髎、关元、阴陵泉、三阴交。

治疗方法：让患者取一定体位，对穴位进行常规消毒后，用针刺穴位，然后将火罐吸拔在穴位上，留罐15~20分钟。起罐后再以艾条灸之。在治疗期间，热炒250克食盐用布包之，然后热敷于小腹上。每日或者两日1次，10次为1个疗程。

拔罐选穴与治疗方法

精确取穴

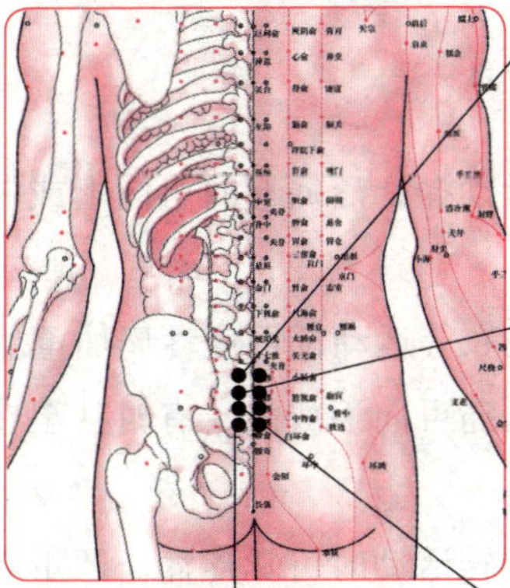

上髎
位于人体骶部，当髂后上棘与后正中线之间，适对第1骶后孔处。

次髎
位于人体骶部，当髂后上棘内下方，适对第2骶后孔处。

下髎
位于人体骶部，当中髎下，内方，适对第4骶后孔处。

中髎
位于人体骶部，当次髎下，内方，适对第3骶后孔处。

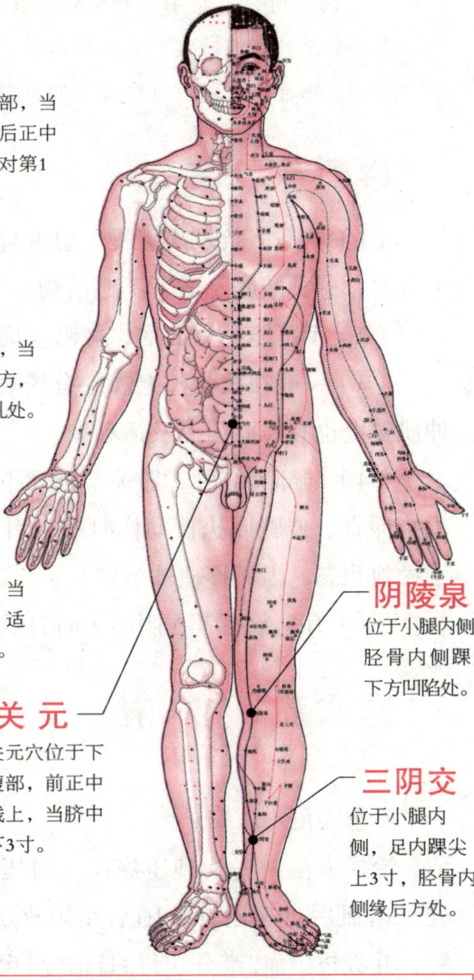

阴陵泉
位于小腿内侧，胫骨内侧踝后下方凹陷处。

关元
关元穴位于下腹部，前正中线上，当脐中下3寸。

三阴交
位于小腿内侧，足内踝尖上3寸，胫骨内侧缘后方处。

取穴技巧速查索引

上髎穴见29页
下髎穴见29页
次髎穴见29页
中髎穴见29页
三阴交见35页
关元穴见26页
阴陵泉穴见35页

选穴及操作步骤

● 刺络罐法① 八髎 关元 阴陵泉 三阴交

● **刺络罐法①操作步骤：**

让患者取俯卧位，对八髎穴位进行常规消毒 → 针刺穴位后，将火罐吸拔在八髎穴上，留罐5分钟 → 再取仰卧位，将其他穴位进行常规消毒 → 针刺后将火罐吸拔在穴位上，留罐10~15分钟

● 刺络罐法② 八髎 关元 阴陵泉 三阴交

● **刺络罐法②操作步骤：**

让患者取一定体位 → 对穴位进行常规消毒 → 用针刺穴位，将火罐吸拔在穴位上，留罐15~20分钟 → 起罐后以艾条灸之

特别注意 在治疗期间，热炒250克食盐用布包之，然后热敷于小腹上。

网球肘

网球肘，是指手肘外侧的肌腱发炎疼痛。疼痛的产生是由于负责手腕及手指背向伸展的肌肉重复用力而引起的。患者会在用力抓握或提举物体时感到肘部外侧疼痛。网球肘是过劳性综合征的典型例子。

诊断

（1）本病多数发病缓慢，患者自觉肘关节外上方活动痛，疼痛有时可向上或向下放射，感觉酸胀不适，不愿活动。

（2）手不能用力握物，握锹、提壶、拧毛巾、打毛衣等运动都可使疼痛加重。

（3）一般在肱骨外上髁处有局限性压痛点，有时压痛可向下放散，有时甚至在伸肌腱上也有轻度压痛及活动痛。

（4）局部无红肿，肘关节伸屈不受影响，但前臂旋转活动时可觉疼痛。严重者手指伸直、伸腕或执筷动作时即可引起疼痛。患肢在屈肘、前臂旋后位时伸肌群处于松弛状态，因而疼痛被缓解。

（5）有少数患者在阴雨天时自觉疼痛加重。

选穴及治疗方法

刺络罐法①

所选穴位：压痛点。

治疗方法：先找到压痛点，对压痛点进行常规消毒后，用三棱针刺入0.5~1分处，出血后迅速出针，随后用闪火法将小号火罐吸拔在点刺部位，留罐10~15分钟，并吸拔出血2毫升。每3日治疗1次。

刺络罐法②

所选穴位：曲池、手三里、肘尖。

治疗方法：让患者采取仰卧位，并屈肘将手放在胸前以暴露患部，在对所选穴位进行常规消毒后，以毫针刺入穴位，用捻转手法进行中等刺激，并使针感向四周扩散。出针后，用皮肤针在患病部轻轻叩打，以微出血为度，随后用闪火法将罐吸拔在患部，留罐10~15分钟。每日治疗1次。

拔罐选穴与治疗方法

精确取穴

曲池

位于人体肘部，屈肘成直角，在肘横纹外侧端与肱骨外上髁连线中点。完全屈肘时，当肘横纹外侧端处。

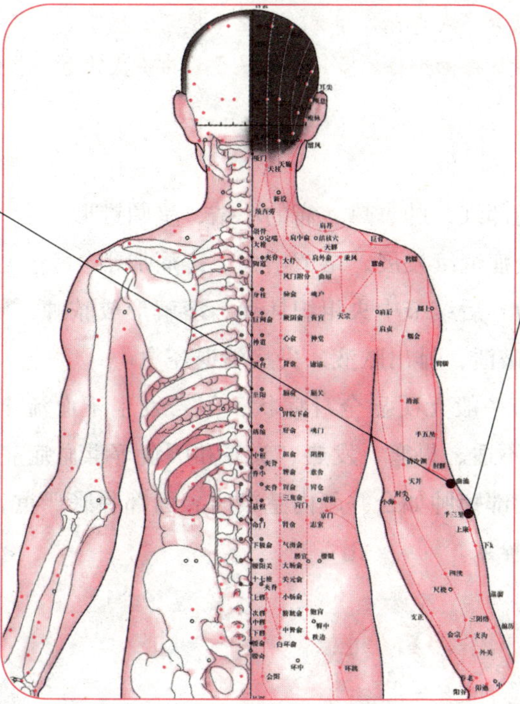

手三里

位于前臂，手肘弯曲处向前3指幅，在阳溪与曲池连线上，用手按就痛之处。

取穴技巧速查索引

曲池穴见33页

手三里穴见34页

选穴及操作步骤

刺络罐法① 压痛点

刺络罐法①操作步骤:

先找到压痛点 → 对压痛点进行常规消毒 → 用三棱针刺入0.5~1分处 → 出血后迅速出针 → 用闪火法将小号火罐吸拔在点刺部位，留罐10~15分钟，并吸拔出血2毫升

刺络罐法② 曲池 手三里 肘尖

刺络罐法②操作步骤:

让患者采取仰卧位 → 屈肘将手放在胸前以暴露患部 → 对所选穴位进行常规消毒 → 以毫针刺入穴位 → 用捻转手法进行中等刺激，并使针感向四周扩散 → 出针后，用皮肤针在患病部轻轻叩打，以微出血为度 → 用闪火法将罐吸拔在患部，留罐10~15分钟

疖病

疖病是一种急性化脓性毛囊及毛囊周围组织的炎症，是由于金黄色葡萄球菌自毛囊或汗腺侵入所引起的单个毛囊及其所属皮脂腺的急性化脓性感染。单个者称为疖，反复多发者称作疖病。本病多见于炎热季节，往往以头、面、颈、腋下及臀部等常受摩擦的部位为多见，常见于营养不良的小儿或糖尿病患者。

诊断

（1）局部红、肿、热、痛的小结，呈圆锥形。

（2）炎症继续发展，结节增大，疼痛加剧。

（3）数日后结节中央组织坏死，溶解形成脓肿，硬结变软，疼痛减轻，中央脓头大多自行破溃，排出脓液，炎症消退痊愈。

（4）疖一般无明显全身症状，但若发生于血流丰富的部位，全身抵抗力减弱时，可引起不适、畏寒、发热、头痛和厌食等毒血症症状。

（5）面部疖肿如合并颅内感染时，面部肿胀严重，可伴寒战、高热、头痛等海绵窦感染性栓塞。

选穴及治疗方法

刺络罐法①

所选穴位：大椎、灵台、膈俞。

治疗方法：让患者取坐位并暴露背部，在对所选穴位皮肤进行常规消毒后，用三棱针挑刺之，并使其出少量血，最后再用闪火法将罐吸拔在挑刺的穴位上，留罐10~15分钟。每日1次。

刺络罐法②

所选穴位：委中。

治疗方法：让患者取俯卧位，在对穴位皮肤进行消毒后，用三棱针快速点刺穴位，使之出少量血，然后用闪火法将火罐吸拔在穴位上，留罐5~10分钟（达到出血量为10毫升左右），起罐后用干棉球将血迹擦拭干净以免感染。每日1次，一般治疗2~3次即可痊愈。

拔罐选穴与治疗方法

精确取穴

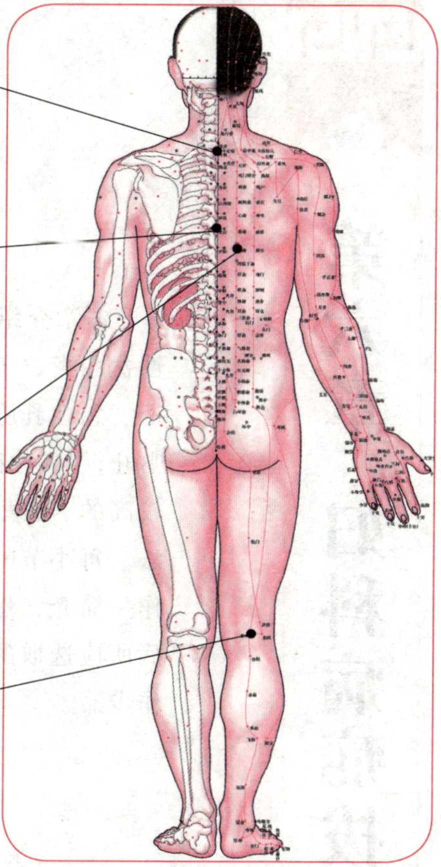

大椎

位于人体背部，第7颈椎与第1胸椎棘突之间即是。

灵台

位于人体背部，当后正中线上，第6胸椎棘突下凹陷中。

膈俞

位于人体背部，当第7胸椎棘突下，旁开1.5寸处。

委中

位于人体腿部，横纹中点，当股二头肌腱与半腱肌肌腱的中间即是。

取穴技巧速查索引

大椎穴见24页
灵台穴见29页
膈俞穴见30页
委中穴见35页

选穴及操作步骤

● 刺络罐法① 大椎 灵台 膈俞

● 刺络罐法①操作步骤:

让患者取坐位并暴露背部 → 对所选穴位皮肤进行常规消毒 → 用三棱针挑刺之，并使其出少量血 → 用闪火法将罐吸拔在挑刺的穴位上，留罐10~15分钟

● 刺络罐法② 委中

● 刺络罐法②操作步骤:

让患者取俯卧位 → 对穴位皮肤进行消毒 → 用三棱针快速点刺穴位，使之出少量血 → 用闪火法将火罐吸拔在穴位上，留罐5~10分钟（达到出血量为10毫升左右）

→ 起罐后用干棉球将血迹擦拭干净以免感染

第六章 妇科病症拔罐疗法

本章介绍了痛经、带下病、慢性盆腔炎、子宫脱垂、更年期综合征、急性乳腺炎、产后缺乳、妊娠呕吐，共8种在日常生活中发病率比较高的、典型的妇科疾病的拔罐疗法。每小节的结构是先对某种疾病作一简介，然后再阐述治疗该种疾病所应选取的穴位和具体的拔罐操作步骤。

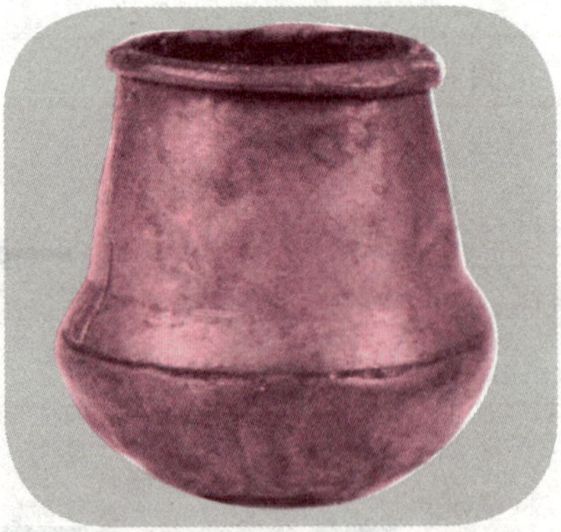

目录

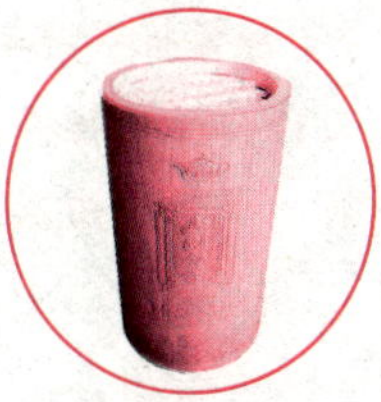

痛经

痛经是指经期前后或行经期间，出现下腹部痉挛性疼痛、恶心呕吐、全身不适等现象。痛经分为原发性痛经和继发性痛经两种。

原发性痛经又称为功能性痛经，指生殖器官并没有明显异常而出现痛经的现象。继发性痛经则是由于生殖器官的病变导致的痛经，如子宫内膜异位症、盆腔炎、肿瘤等。

诊断

原发性痛经的诊断

（1）初潮后1～2年内发病。

（2）在出现月经血或在此之前几个小时开始痛，疼痛持续时间不超过72小时。

（3）疼痛性质属痉挛性或类似分娩产痛。

（4）妇科双合诊或肛诊阴性，可得出原发性痛经之诊断。

选穴及治疗方法

单纯火罐法①

所选穴位：次髎、关元、归来、三阴交、足三里。

治疗方法：在患者经期前2~3日或者来月经时，采用闪火法将火罐吸拔在上述穴位上，留罐15~20分钟。每日1次，7次为1个疗程。

单纯火罐法②

所选穴位：中极。

治疗方法：让患者取仰卧位以充分暴露穴位，然后用转火法进行吸拔，使患者皮肤局部有抽紧感。如果在施治5分钟后疼痛并没有减轻，那么施治者可用手握住罐底上下提拉，注意提拉罐具时不可离开皮肤。提拉火罐时间以半分钟为宜，这样可以有效改善疼痛处的肌肉血流情况，以使疼痛得以缓解，最后留罐15分钟。这样的治疗每日1次，2~4次为一疗程。

拔罐选穴与治疗方法

精确取穴

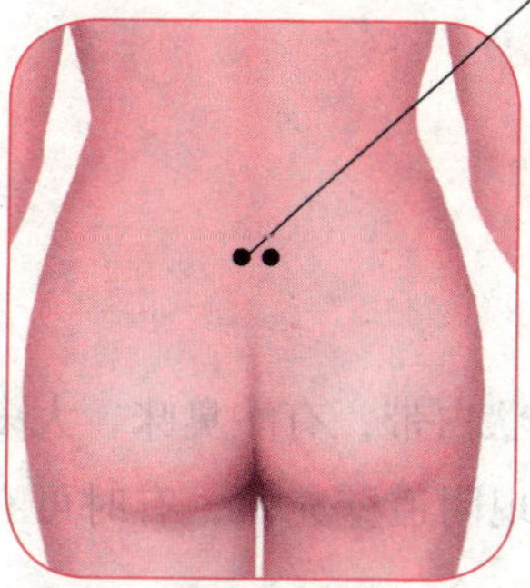

次髎

位于骶部，当髂后上棘内下方，适对第2骶后孔处。

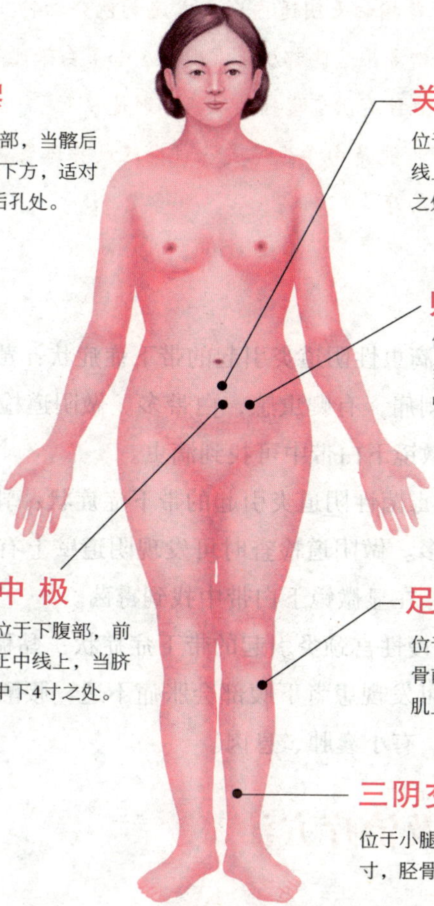

关元

位于下腹部，前正中线上，当脐中下3寸之处。

归来

位于人体的下腹部，当脐中下4寸，距前正中线2寸之处。

中极

位于下腹部，前正中线上，当脐中下4寸之处。

足三里

位于外膝眼下3寸，距胫骨前嵴1横指，当胫骨前肌上。

三阴交

位于小腿内侧，足内踝尖上3寸，胫骨内侧缘后方。

取穴技巧速查索引

次髎穴见29页
关元穴见26页
归来穴见25页
中极穴见26页
足三里穴见34页
三阴交穴见35页

选穴及操作步骤

● 单纯火罐法①　次髎　关元　归来　三阴交　足三里

● **单纯火罐法①操作步骤:**

治疗时间选取在患者经期前2~3日或者来月经时 → 采用闪火法将火罐吸拔在上述穴位上，留罐15~20分钟

● 单纯火罐法②　中极

● **单纯火罐法②操作步骤:**

让患者取仰卧位以充分暴露穴位 → 用转火法进行吸拔，使患者皮肤局部有抽紧感 → 如果在施治5分钟后疼痛并没有减轻，那么施治者可用手握住罐底上下提拉，注意提拉罐具时不可离开皮肤。提拉火罐时间以半分钟为宜，这样可以有效改善疼痛处的肌肉血流情况，以使疼痛得以缓解，最后留罐15分钟

带下病

白带是指妇女阴道内白色或淡黄色分泌物。在青春期、月经期、妊娠期时，白带可能增多，这些都属正常现象。如果白带比平时增多，颜色异常，有特别的腥臭味，并且伴有阴部瘙痒的症状，则是带下。

带下可能是由于生殖道各种炎症或身体衰弱等原因引起的，治疗时应分析病因，对症治疗。

诊断

（1）由滴虫性阴道炎引起的带下症症状：黄白色泡沫状白带，有酸臭味，大多外阴瘙痒或刺痛，有爬虫感，白带多。做阴道检查时可发现阴道壁充血，有时可有红点，在显微镜下白带中可找到滴虫。

（2）由霉菌性阴道炎引起的带下症症状：乳白色凝块状白带，有时外阴剧痒或刺痛，白带多。做阴道检查时可发现阴道壁上有一层白膜，不易擦去，擦去后可见阴道壁充血，在显微镜下白带中找到霉菌。

（3）由慢性宫颈炎引起的带下症症状：黏稠，黄脓样分泌物，有时有赤带。做阴道检查时可发现患者下腹部会胀痛不适，腰酸或无症状，宫颈有不同程度的糜烂或增生肥大，有小囊肿、息肉。

选穴及治疗方法

刺络罐法

所选穴位：腰阳关、腰眼、八髎。

治疗方法：让患者取俯卧位并对穴位皮肤进行常规消毒，然后用三棱针迅速刺入穴中，出针后立即用闪火法将火罐吸拔在穴位上，留罐10~15分钟。每隔3~4日作1次这样的治疗，7次为1个疗程。

艾灸罐法

所选穴位：关元、曲骨、足三里、丰隆。

治疗方法：让患者取仰卧位，先用艾灸每个穴位10分钟，灸后再以闪火法将火罐吸拔在穴位上，留罐10~15分钟。每隔1~3日1次。

拔罐选穴与治疗方法

精确取穴

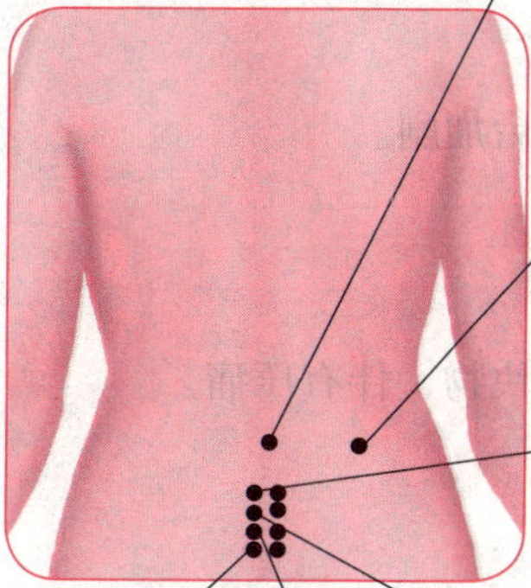

腰阳关
原名阳关，近称腰阳关，别名脊阳关、背阳关。位于腰部，当后正中线上，第4腰椎棘突下凹陷中。

腰眼
又名鬼眼，位于腰部，当第4腰椎棘突下，旁开约3.5寸凹陷中。

上髎
位于骶部后正中线与髂后上棘间凹陷处，适对第1骶后孔，外与小肠俞相平。

中髎
位于骶部，当次髎下内方，适对第3骶后孔处。

下髎
位于骶部，当中髎下内方，适对第4骶后孔处。

次髎
位于骶部，髂后上棘内下方1寸许，适对第2骶后孔凹陷处，外与膀胱俞相平。

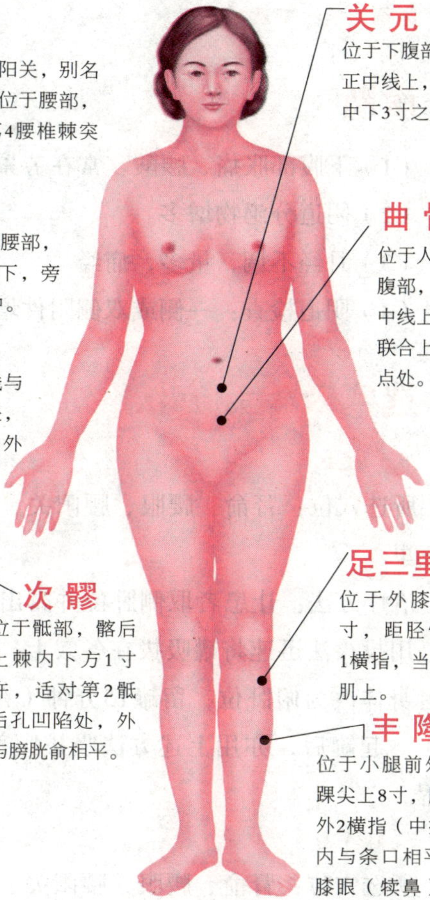

关元
位于下腹部，前正中线上，当脐中下3寸之处。

曲骨
位于人体的下腹部，当前正中线上，耻骨联合上缘的中点处。

足三里
位于外膝眼下3寸，距胫骨前嵴1横指，当胫骨前肌上。

丰隆
位于小腿前外侧，外踝尖上8寸，胫骨前缘外2横指（中指）处。内与条口相平，当外膝眼（犊鼻）与外踝尖连线的中点。

取穴技巧速查索引

腰阳关穴见29页	次髎穴见29页
腰眼穴见31页	关元穴见26页
上髎穴见29页	曲骨穴见25页
中髎穴见29页	足三里穴见34页
下髎穴见29页	丰隆穴见34页

选穴及操作步骤

● 刺络罐法

腰阳关 腰眼 八髎（指人体双侧上髎 次髎 中髎 下髎之合称）

● **刺络罐法操作步骤:**

让患者取俯卧位并对穴位皮肤进行常规消毒 → 用三棱针迅速刺入穴中 → 出针后立即用闪火法将火罐吸拔在穴位上，留罐10~15分钟

● 艾灸罐法

关元 曲骨 足三里 丰隆

● **艾灸罐法操作步骤:**

让患者取仰卧位 → 用艾灸每个穴位10分钟 → 灸后再以闪火法将火罐吸拔在穴位上，留罐10~15分钟

慢性盆腔炎

慢性盆腔炎是指盆腔内生殖器官及盆腔周围结缔组织的慢性炎症，多因急性盆腔炎治疗不及时所致。

诊断

（1）下腹部胀痛、腰酸。常在劳累、性交、经期前后加剧。

（2）阴道分泌物增多。

（3）月经不调，量多，痛经。

（4）阴道检查：一侧或双侧附件增厚，有的可摸到块物，伴有压痛。

选穴及治疗方法

温水罐法

所选穴位：肾俞、腰眼、腰阳关、八髎、关元、曲骨、气海、归来、三阴交、足三里。

治疗方法：让患者取侧卧位并露出腰骶部。随后选用内置半罐温水的中号玻璃罐，用投火法迅速将罐吸拔在各穴上，一般都是先拔左侧再拔右侧。待罐拔好后让患者身体改为俯卧位，留罐15分钟（在留罐约3分钟时，水罐内会有小水泡连续上冒）。起罐后，亦用上述方法吸拔腹部穴位并也留罐15分钟。每日1次，10次为1疗程。

挑刺罐法

所选穴位：肾俞、腰眼、腰阳关、八髎、关元、曲骨、气海、归来、三阴交、足三里。

治疗方法：让患者取一定适宜体位并对穴位皮肤进行常规消毒（每次仅选2~4个穴位），用三棱针先在所选穴位上挑刺至出血，随后用闪火法将火罐吸拔在挑刺的穴位上，最后在其他穴位上再施以单纯火罐法，留罐10~15分钟。这样的治疗每周1~2次，挑刺治疗完每个穴位为1个疗程，在两个疗程之间间隔10日再做。

拔罐选穴与治疗方法

精确取穴

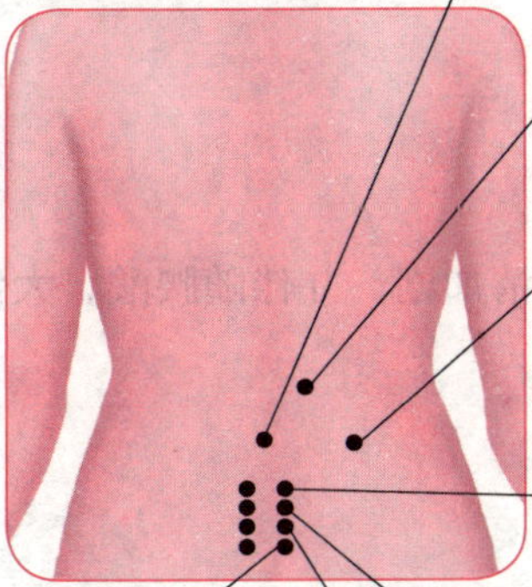

腰阳关

原名阳关，近称腰阳关，别名脊阳关、背阳关。位于腰部，当后正中线上，第4腰椎棘突下凹陷中。

肾俞

位于腰部，当第2腰椎棘突下，旁开1.5寸之处。

腰眼

又名鬼眼，位于腰部，当第4腰椎棘突下，旁开约3.5寸凹陷中。

上髎

位于骶部后正中线与髂后上棘间凹陷处，适对第1骶后孔，外与小肠俞相平。

下髎

位于骶部，当中髎下内方，适对第4骶后孔处。

中髎

位于骶部，当次髎下内方，适对第3骶后孔处。

次髎

位于骶部，髂后上棘内下方1寸许，适对第2骶后孔凹陷处，，外与膀胱俞相平。

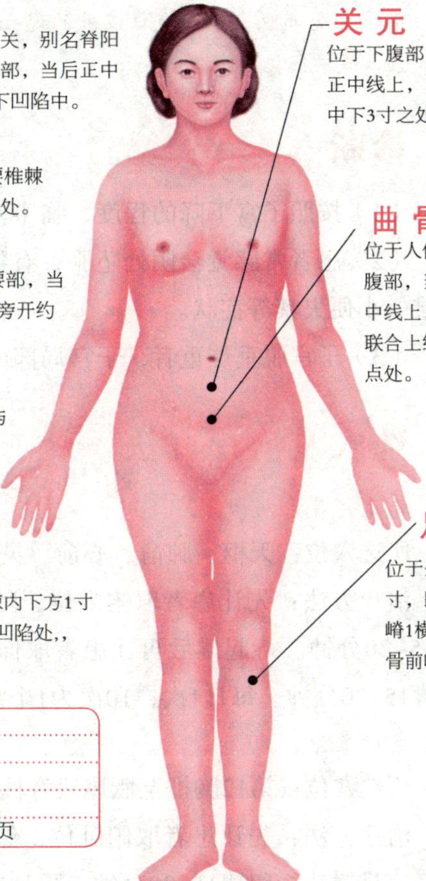

关元

位于下腹部，前正中线上，当脐中下3寸之处。

曲骨

位于人体的下腹部，当前正中线上，耻骨联合上缘的中点处。

足三里

位于外膝眼下3寸，距胫骨前嵴1横指，当胫骨前嵴上。

取穴技巧速查索引

腰阳关穴见29页
肾俞穴见30页
腰眼穴见31页
上髎穴见29页
次髎穴见29页
中髎穴见29页
下髎穴见29页
关元穴见26页
曲骨穴见25页
足三里穴见34页

选穴及操作步骤

温水罐法

肾俞 腰眼 腰阳关 八髎 关元 曲骨 气海 归来 三阴交 足三里

温水罐法操作步骤：

让患者取侧卧位并露出腰骶部 → 选用内置半罐温水的中号玻璃罐 → 用投火法迅速将罐吸拔在各穴上（一般都是先拔左侧再拔右侧） → 罐拔后让患者身体改为俯卧位，留罐15分钟 → 起罐后，亦用上述方法吸拔腹部穴位并也留罐15分钟

挑刺罐法

肾俞 腰眼 腰阳关 八髎 关元 曲骨 气海 归来 三阴交 足三里

挑刺罐法操作步骤：

让患者取一定适宜体位并对穴位皮肤进行常规消毒（每次仅选2~4个穴位） → 用三棱针先在所选穴位上挑刺至出血 → 用闪火法将火罐吸拔在挑刺的穴位上 → 在其他穴位上再施以单纯火罐法，留罐10~15分钟

子宫脱垂

子宫脱垂是指子宫从正常位置沿阴道下降，宫颈外口达坐骨棘水平以下，甚至子宫全部脱出于阴道口以外的现象。子宫脱垂是一种常见的妇科病，俗称“落袋”或“阴挺”。

诊断

（1）按照子宫下降的程度，临床上分为三度。

（2）患者常感觉会阴处坠胀，有物脱出，劳累后病情加剧。并伴随腰酸、大便困难、小便失禁等症状。

（3）子宫脱垂严重者，子宫局部可能有感染或糜烂。

选穴及治疗方法

单纯火罐法

所选穴位：天枢、肺俞、心俞、灵台、肝俞、脾俞、胃俞。

治疗方法：先让患者取俯卧位，随后用闪火法将火罐吸拔在背部穴位上，并留罐15~20分钟。待起罐后再让患者取仰卧位，随后用闪火法将罐吸拔在天枢穴上，留罐15~20分钟。每日1次，10次为1个疗程。

密排罐法

所选穴位：第12胸椎至骶尾段脊柱中线及两旁的膀胱经循行线。

治疗方法：先让患者取俯卧位，然后再采用闪火法在12胸椎以下督脉及两侧膀胱经密排罐法，留罐15~20分钟。隔日1次，10次为1个疗程。

拔罐选穴与治疗方法

精确取穴

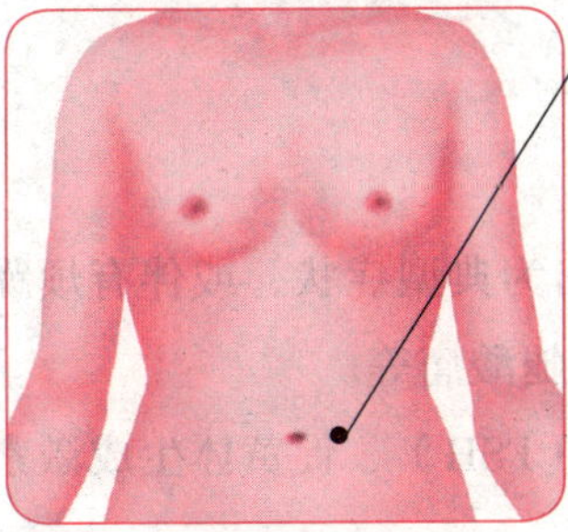

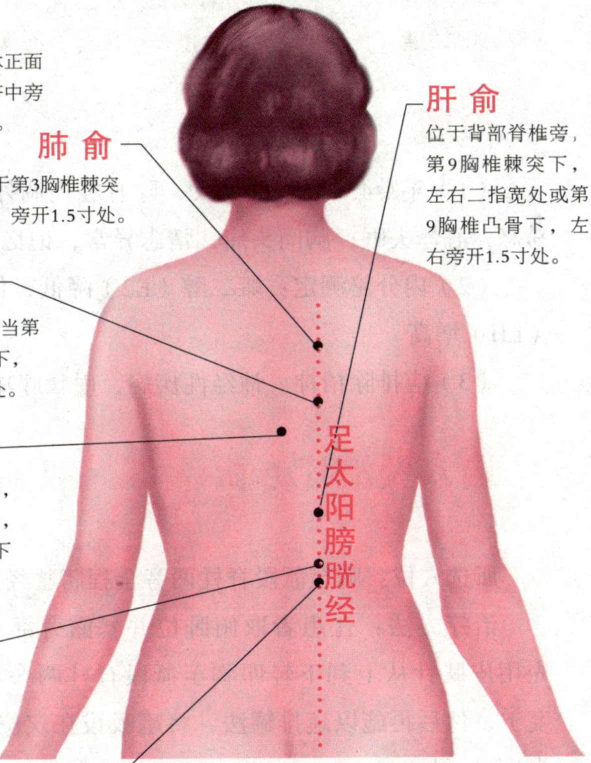

取穴技巧速查索引

天枢穴见26页
肺俞穴见30页
心俞穴见30页
灵台穴见29页
脾俞穴见30页
肝俞穴见30页
胃俞穴见30页

选穴及操作步骤

● 单纯火罐法　天枢　肺俞　心俞　灵台　肝俞　脾俞　胃俞

● **单纯火罐法**操作步骤:

先让患者取俯卧位 → 用闪火法将火罐吸拔在背部穴位上，并留罐15~20分钟 → 待起罐后再让患者取仰卧位 → 用闪火法将罐吸拔在天枢穴上，留罐15~20分钟

● 密排罐法　第12胸椎至骶尾段脊柱中线及两旁的膀胱经循行线

● **密排罐法**操作步骤:

先让患者取俯卧位 → 采用闪火法在12胸椎以下督脉及两侧膀胱经密排罐法，留罐15~20分钟

更年期综合征

更年期综合征是由雌激素水平下降而引起的一系列症状。更年期妇女，由于卵巢功能减退，垂体功能亢进，分泌过多的促性腺激素，引起自主神经功能紊乱，从而出现一系列程度不同的症状，如月经变化、面色潮红、心悸、失眠、乏力、抑郁、多虑、情绪不稳定、易激动、注意力难以集中等，称为“更年期综合征”。

诊断

（1）年龄45~55岁的妇女，除月经失调外，烘热汗出为典型症状，或伴有烦躁易怒，心悸失眠，胸闷头痛，情志异常，记忆力减退，腰腿酸痛等。

（2）内分泌测定：雌二醇（E2）降低，促卵泡激素（FSH）、促黄体生成激素（LH）增高。

（3）应排除精神、神经性疾病，甲状腺功能亢进，心血管疾病等。

选穴及治疗方法

刺络罐法

所选穴位：胸至骶段脊柱两旁全程膀胱经循行线。

治疗方法：让患者取俯卧位并暴露背部，在对穴位皮肤进行常规消毒后，首先用皮肤针从上到下轻叩胸至骶段脊柱两旁全程的膀胱经循行线（以皮肤潮红为度），然后再施以疏排罐法，将罐吸拔在穴位上，留罐15~20分钟。每日1次，10次为1个疗程。

点按罐法

所选穴位：心俞、膈俞、肾俞、肝俞、内关。

治疗方法：让患者取俯卧位，先在患者所选穴位上点压按摩3~5分钟，然后再用闪火法将罐吸拔在相应的穴位上，留罐20~25分钟。每日1次，5次为1个疗程。

注意事项

本病患者在治疗期间应保持良好心态、精神愉悦，睡眠要好，营养适当，并且保持适当锻炼。必要时还可以配合服用中西药物治疗。

拔罐选穴与治疗方法

精确取穴

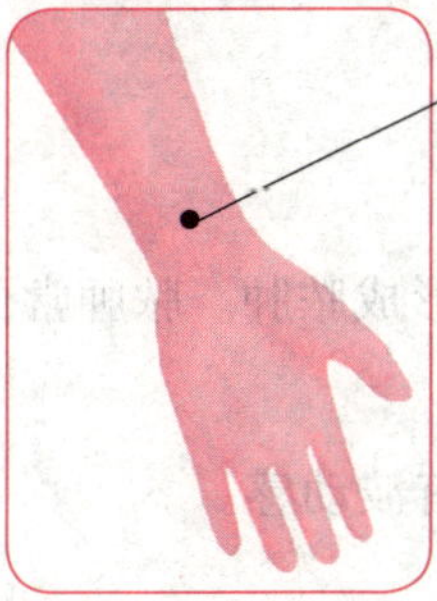

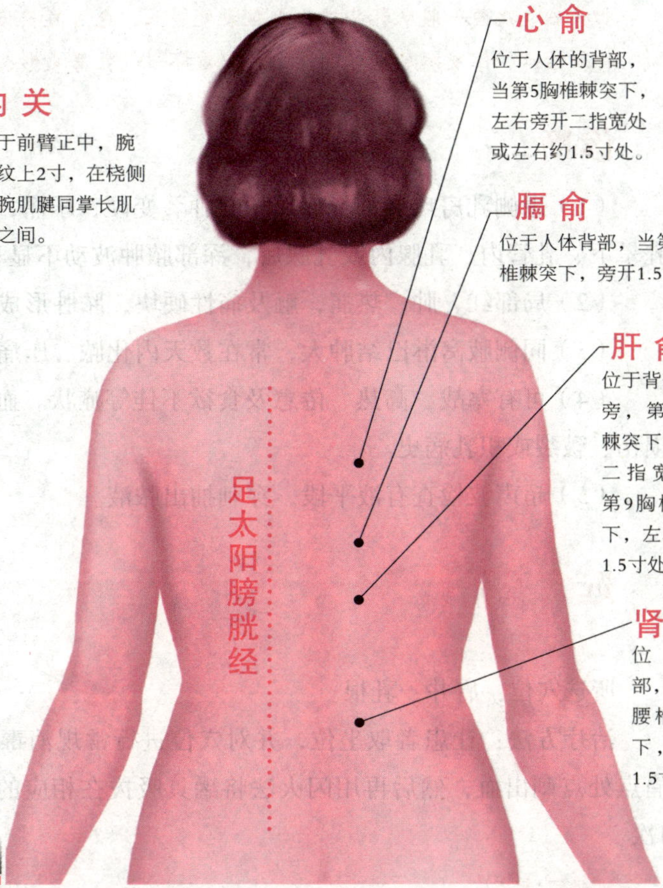

取穴技巧速查索引

内关穴见33页
心俞穴见30页
膈俞穴见30页
肝俞穴见30页
肾俞穴见30页

选穴及操作步骤

刺络罐法 胸至骶段脊柱两旁全程膀胱经循行线

刺络罐法操作步骤:

让患者取俯卧位并暴露背部,穴位皮肤进行常规消毒 → 用皮肤针从上到下轻叩胸至骶段脊柱两旁全程的膀胱经循行线（以皮肤潮红为度） → 施以疏排罐法，将罐吸拔在穴位上，留罐15~20分钟

点拔罐法 心俞 膈俞 肾俞 肝俞 内关

点拔罐法操作步骤:

让患者取俯卧位 → 在患者所选穴位上点压按摩3~5分钟 → 用闪火法将罐吸拔在相应的穴位上，留罐20~25分钟

急性乳腺炎

急性乳腺炎是由细菌感染所致的急性乳房炎症，常在短期内形成脓肿，多由金黄色葡萄球菌或链球菌沿淋巴管入侵所致。多见于产后2～6周哺乳妇女，尤其是初产妇。病菌一般从乳头破口或皲裂处侵入，也可直接侵入引起感染。本病虽然有特效治疗，但发病后痛苦，乳腺组织破坏引起乳房变形，影响喂奶。

诊断

（1）患侧乳房疼痛，炎症部位红肿、变硬、压痛，以后形成脓肿。脓肿常位于乳晕下、乳管内、乳腺内或乳腺后，深部脓肿波动不显著。

（2）局部红、肿、热痛，触及痛性硬块，脓肿形成后可有波动感。

（3）同侧腋窝淋巴结肿大，常在数天内化脓、压痛。

（4）可有寒战、高热、倦怠及食欲不佳等症状。血白细胞增多。大多数有乳头损伤、皲裂或积乳病史。

（5）超声波检查有液平段，穿刺抽出脓液。

选穴及治疗方法

刺络罐法①

所选穴位：肩井、乳根。

治疗方法：让患者取坐位，并对穴位进行常规消毒后，先用三棱针在穴位及压痛点处点刺出血，然后再用闪火法将罐具吸拔在相应的穴位上，留罐15分钟。每日1次。

刺络罐法②

所选穴位：膻中。

治疗方法：让患者取仰卧位，并对穴位皮肤进行消毒后，先用三棱针对准穴位进行数次点刺，然后再用闪火法使小号火罐吸拔膻中穴，使其出血5~15毫升。每日1次，一般3次即可痊愈。

拔罐选穴与治疗方法

精确取穴

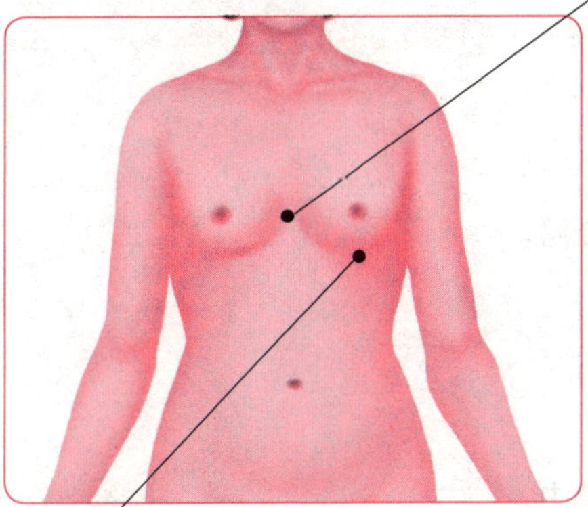

膻中
位于胸部，当前正中线上，平第4肋间，两乳头连线的中点。

乳根
位于胸部，当乳头直下乳房根部，第5肋间隙，距前正中线4寸。

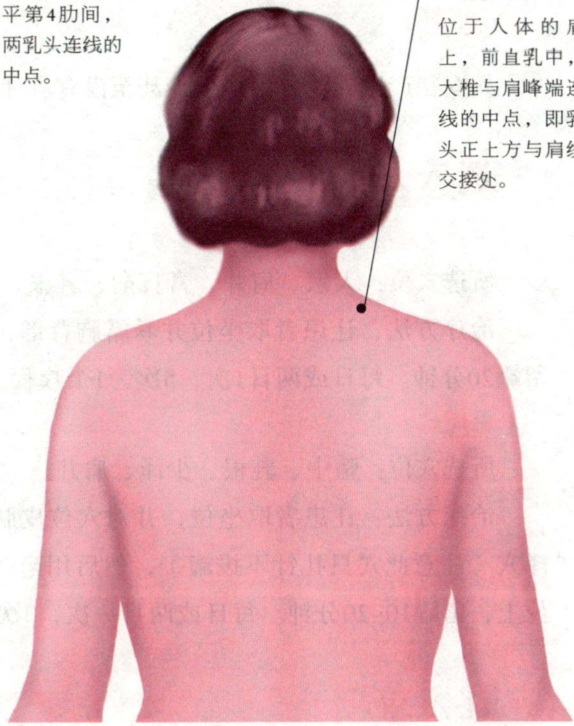

肩井
位于人体的肩上，前直乳中，大椎与肩峰端连线的中点，即乳头正上方与肩线交接处。

取穴技巧速查索引

膻中穴见25页
乳根穴见26页
肩井穴见28页

选穴及操作步骤

刺络罐法① 肩井 乳根

刺络罐法①操作步骤:

让患者取坐位 → 对穴位进行常规消毒 → 用三棱针在穴位及压痛点处点刺出血 → 用闪火法将罐具吸拔在相应的穴位上，留罐15分钟

刺络罐法② 膻中

刺络罐法②操作步骤:

让患者取仰卧位 → 对穴位皮肤进行消毒 → 用三棱针对准穴位进行数次点刺 → 用闪火法使小号火罐吸拔膻中穴，使其出血5~15毫升

产后缺乳

产后乳汁少或完全无乳，称为缺乳。乳汁的分泌与乳母的精神、情绪、营养状况、休息和劳动都有关系。任何精神上的刺激如忧虑、惊恐、烦恼、悲伤，都会导致乳汁分泌的减少。乳汁过少可能是由乳腺发育较差，产后出血过多或情绪欠佳等因素引起，感染、腹泻、便溏等也可使乳汁缺少，或因乳汁不能畅流所致。

诊断

妇女在产后乳汁分泌得很少甚至没有乳汁分泌。

选穴及治疗方法

单纯火罐法

所选穴位：天宗、肩井、膏肓俞、乳根、膻中。

治疗方法：让患者取坐位并暴露胸背部，然后用闪火法将火罐吸拔在穴位上，留罐20分钟。每日或两日1次，5次为1个疗程。

刺络加毫针浅刺罐法

所选穴位：膻中、乳根、少泽、肩井。

治疗方法：让患者取坐位，并对穴位皮肤进行常规消毒后，先用三棱针点刺少泽穴（注意此穴只扎针不拔罐），然后用毫针浅刺其他穴位，最后再将罐吸拔在穴位上，留罐10~20分钟。每日或两日一次，3次为1个疗程。

注意事项

患者在治疗期间应保证有足够的营养摄入，精神上要愉悦。此外，患者还要定时哺乳，以建立良好的泌乳反射。

拔罐选穴与治疗方法

精确取穴

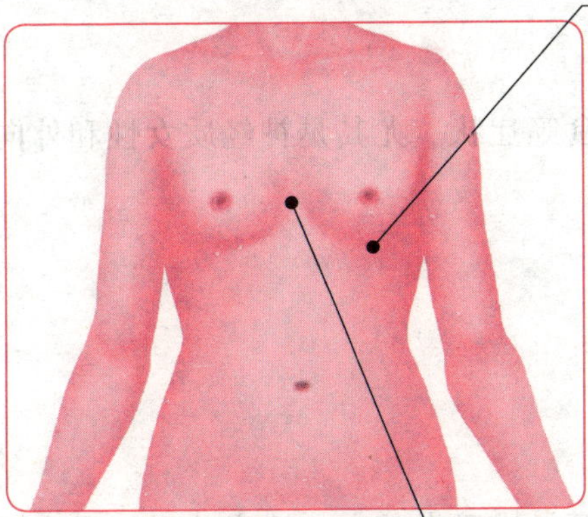

乳根

位于胸部，当乳头直下乳房根部，第5肋间隙，距前正中线4寸。

膻中

位于胸部，当前正中线上，平第四肋间，两乳头连续的中点。

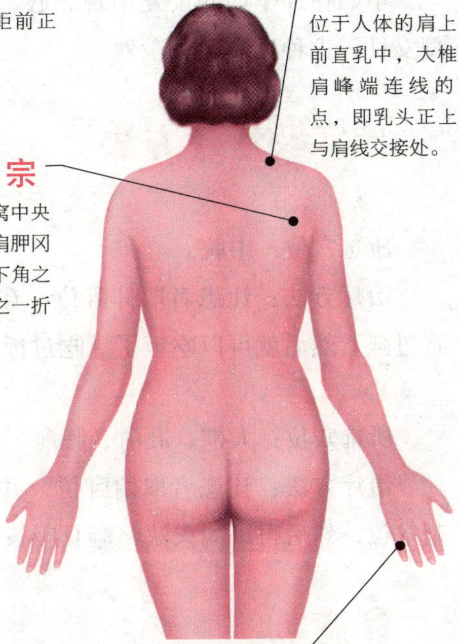

肩井

位于人体的肩上，前直乳中，大椎与肩峰端连线的中点，即乳头正上方与肩线交接处。

天宗

肩胛骨冈下窝中央凹陷处，约肩胛冈下缘与肩胛下角之间的上三分之一折点处即是。

少泽

小指尺侧指甲角旁0.1寸。

取穴技巧速查索引

乳根穴见26页
膻中穴见25页
天宗穴见28页
肩井穴见28页
少泽穴见33页

选穴及操作步骤

● 单纯火罐法　天宗　肩井　膏肓俞　乳根　膻中

● **单纯火罐法**操作步骤：

让患者取坐位并暴露胸背部 → 用闪火法将火罐吸拔在穴位上，留罐20分钟

● 刺络罐法　膻中　乳根　少泽　肩井

● **刺络罐法**操作步骤：

让患者取坐位 → 对穴位皮肤进行常规消毒 → 用三棱针点刺少泽穴（注意此穴只扎针不拔罐） → 用毫针浅刺其他穴位 → 将罐吸拔在穴位上，留罐10~20分钟

妊娠呕吐

妊娠呕吐，即恶阻，是指受孕后2～3个月之间，反复出现的以恶心、呕吐、厌食或食入即吐为主要症状的孕期病症。古人因其恶心而阻碍饮食，所以称之为“恶阻”，如《胎产心法》所说：“恶阻者，谓有胎气，恶心阻其饮食也。”

诊断

孕妇在怀孕期间反复出现恶心、呕吐、厌食等症状。尤其是神经质女性和外向型女性，这种反应尤其激烈。

选穴及治疗方法

单纯火罐法

所选穴位：中脘。

治疗方法：让患者取仰卧位，在进食前用罐吸拔于中脘穴，注意此时的吸力不宜过强，然后就可以吃饭了。吃过饭后20分钟起罐。

刺络罐法

所选穴位：大椎、肝俞、脾俞、身柱、胃俞。

治疗方法：让患者取俯卧位，并对穴位皮肤进行常规消毒后，用三棱针轻轻点刺穴位，然后再以闪火法将罐具吸拔在点刺的穴位上，留罐10分钟。每日1次。

注意事项

本病患者在治疗期间，应保证充足的睡眠和休息，饮食要清淡并少食多餐。在吸拔穴位时，吸力不要太强，起罐时用力尽量轻柔。

拔罐选穴与治疗方法

精确取穴

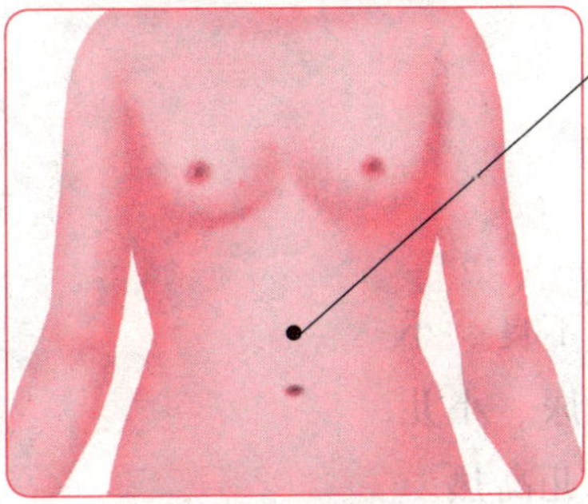

中脘

位于人体正面腹部，脐上4寸，胸骨下端至脐部连线之中点处。

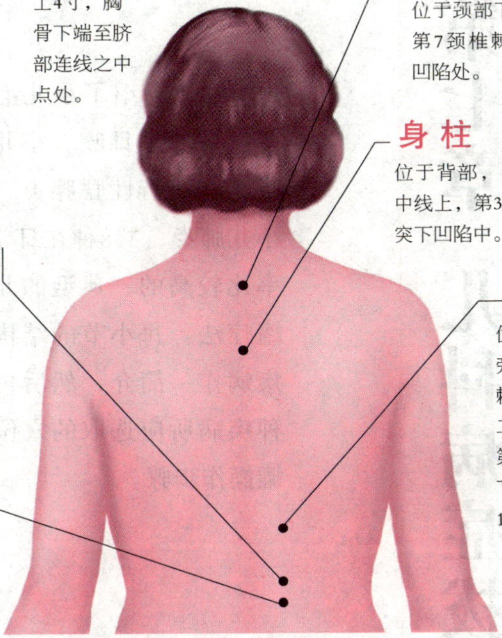

大椎

位于颈部下端，第7颈椎棘突下凹陷处。

身柱

位于背部，当后正中线上，第3胸椎棘突下凹陷中。

脾俞

位于背部，当第11胸椎棘突下，旁开1.5寸处。

肝俞

位于背部脊椎旁，第9胸椎棘突下，左右二指宽处或第9胸椎凸骨下，左右旁开1.5寸处。

胃俞

位于背部，当第12胸椎棘突下，旁开1.5寸处。

取穴技巧速查索引

中脘穴见27页
脾俞穴见30页
胃俞穴见30页
大椎穴见24页
身柱穴见28页
肝俞穴见30页

选穴及操作步骤

● 单纯火罐法　**中脘**

● **单纯火罐法**操作步骤：

让患者取仰卧位 → 在进食前用罐吸拔于中脘穴（注意此时的吸力不宜过强） → 然后就可以吃饭了 → 吃过饭后20分钟起罐

● 刺络罐法　**大椎　肝俞　脾俞　身柱　胃俞**

● **刺络罐法**操作步骤：

让患者取俯卧位 → 对穴位皮肤进行常规消毒 → 用三棱针轻轻点刺穴位 → 以闪火法将罐具吸拔在点刺的穴位上，留罐10分钟

第七章 儿科病症拔罐疗法

本章介绍了小儿消化不良、小儿疳积、百日咳、小儿遗尿、小儿腹泻、流行性腮腺炎、小儿高热、小儿肺炎，共8种在日常生活中发病率比较高的、典型的儿科疾病的拔罐疗法。每小节的结构是先对某种疾病作一简介，然后再阐述治疗该种疾病所应选取的穴位和具体的拔罐操作步骤。

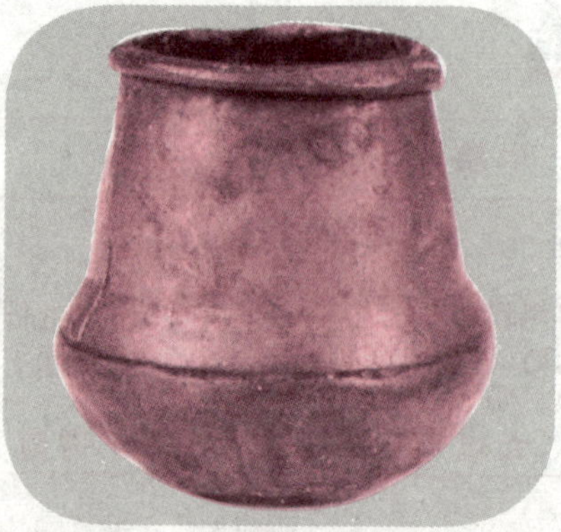

目录

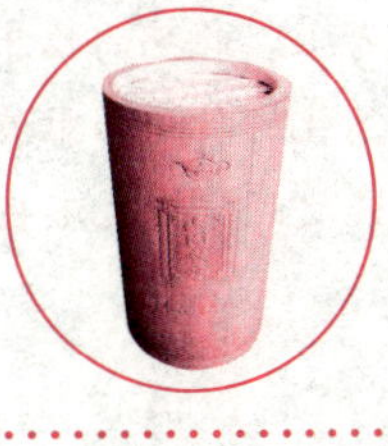

小儿消化不良

小儿消化不良，又称婴幼儿腹泻，是一种常见的消化道疾病，主要发生在两岁以下的婴幼儿身上。此病的临床表现主要是小儿的大便次数增多且呈黄绿色，大便稀薄并带有不消化的乳食和黏液。现代医学一般认为，此病与饮食及小儿自身免疫系统有关。除此之外，小儿不良的生活习惯和气候突变也有可能导致本病发生。

诊断

腹泻：一天腹泻在10次以下，大便黄色或带绿色，水分不多，腹部胀气，偶有呕吐，有时发热，但不太高，病儿食欲不振但精神尚好。

选穴及治疗方法

单纯火罐法

所选穴位：水分、天枢、气海、关元、大肠俞、气海俞、关元俞。

治疗方法：让患儿取仰卧位，以闪火法将罐吸拔在腹部穴位上，留罐2~5分钟，然后再改为俯卧位，以闪火法将罐吸拔在背部诸穴上，留罐2~5分钟，每日1次。

温水罐法

所选穴位：神阙。

治疗方法：让患儿取侧卧位，在火罐中加入三分之一的混入姜汁或蒜汁的温水，然后用闪火法将罐吸拔在神阙穴上，留罐5分钟。每日治疗1次。

注意事项

患儿在治疗期间应调整饮食以减少肠胃负担，多喝水以防脱水。

拔罐选穴与治疗方法

精确取穴

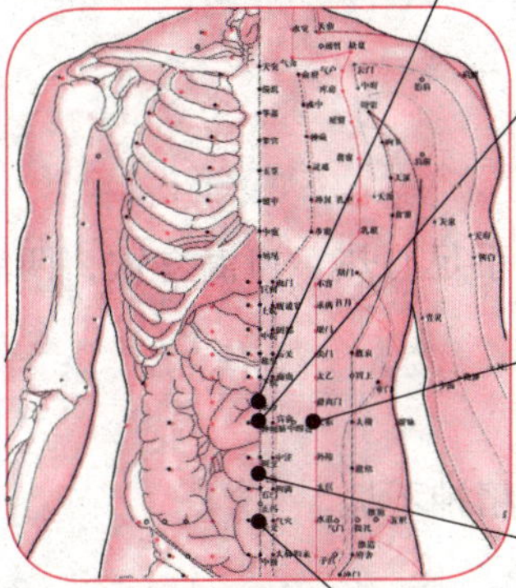

水分 位于人体上腹部，前正中线上，当脐中上1寸处。

神阙 位于人体的腹中部，脐中央。

天枢 天枢穴位于人体中腹部，肚脐向左右三指宽处。

气海 位于人体的下腹部，前正中线上，当脐中下1.5寸处。

关元 位于人体下腹部，前正中线上，当脐中下3寸处。

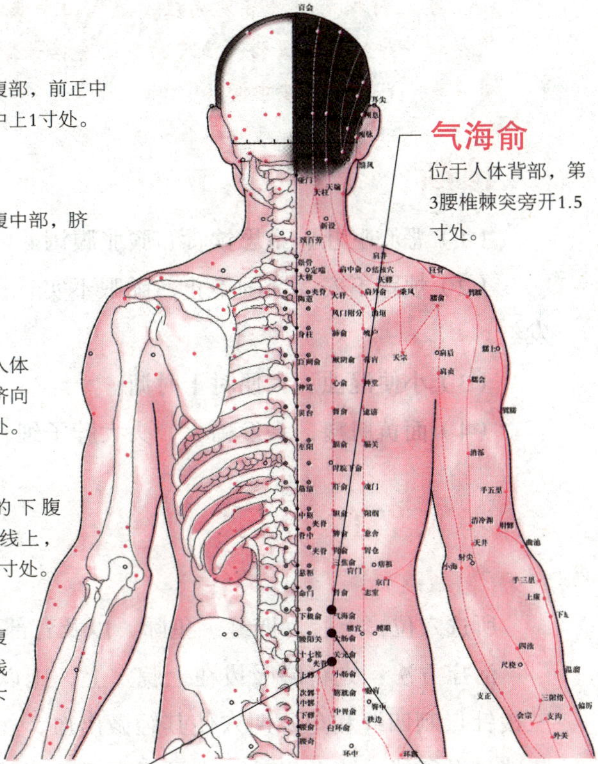

气海俞 位于人体背部，第3腰椎棘突旁开1.5寸处。

关元俞 位于人体腰部，当第5腰椎棘突下，旁开1.5寸处。

大肠俞 位于人体腰部，当第4腰椎棘突下，旁开1.5寸处。

取穴技巧速查索引

水分穴见27页
天枢穴见26页
气海穴见27页
关元穴见26页
气海俞穴见30页
关元俞穴见30页
大肠俞穴见30页
神阙穴见26页

选穴及操作步骤

● 单纯火罐法　水分　天枢　气海　关元　大肠俞　气海俞　关元俞

● **单纯火罐法**操作步骤:

让患儿取仰卧位 → 以闪火法将罐吸拔在腹部穴位上，留罐2~5分钟 → 改为俯卧位 → 以闪火法将罐吸拔在背部诸穴上，留罐2~5分钟

● 温水罐法　神阙

● **温水罐法**操作步骤:

让患儿取侧卧位 → 在火罐中加入三分之一的混入姜汁或蒜汁的温水 → 用闪火法将罐吸拔在神阙穴上，留罐5分钟

小儿疳积

小儿疳积是一种常见病症，是指由于喂养不当，或由多种疾病的影响，使脾胃受损而导致全身虚弱、消瘦面黄、发枯等慢性病症，即平常所说的营养不良，尤其多发于1~5岁儿童中间。

诊断

（1）恶心呕吐、不思饮食、腹胀腹泻。

（2）烦躁不安、哭闹不止、睡眠不实、喜欢俯卧、手足心热、口渴喜饮，两颧发红。

（3）小便混浊、大便时干时溏。

（4）面黄肌瘦，头发稀少，头大脖子细，肚子大，精神不振。

选穴及治疗方法

综合罐法

所选穴位：上脘、四缝、鱼际，以及背部膀胱经循行线。

治疗方法：先将罐吸拔在上脘穴上，施以单纯火罐法，留罐5~10分钟。随后用三棱针点刺四缝和鱼际两穴使其轻微出血，然后再用梅花针用力刺患儿脊柱两侧的膀胱经循行线。除此以外，也可以在患儿背部脊柱两侧采用走罐法，以皮肤潮红为标准。每日1次。

注意事项

患此病的小儿平时要注意饮食平衡，不可挑食，吃饭不要太饱。另外，还要讲究饮食卫生，防止各种肠道传染病和寄生虫。

拔罐选穴与治疗方法

精确取穴

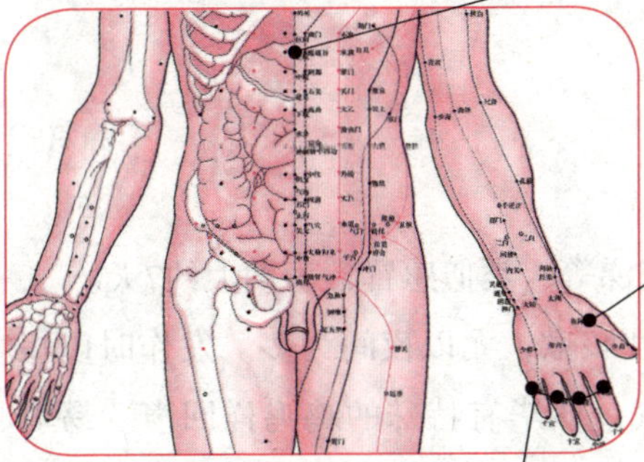

上脘

位于人体的上腹部，前正中线上，当脐中上5寸处。

鱼际

位于手拇指本节（第1掌指关节）后凹陷处，约当第1掌骨中点桡侧，赤白肉际处。

四缝

手掌第2、3、4、5指掌面近侧指骨关节横纹的中点处即是该穴。

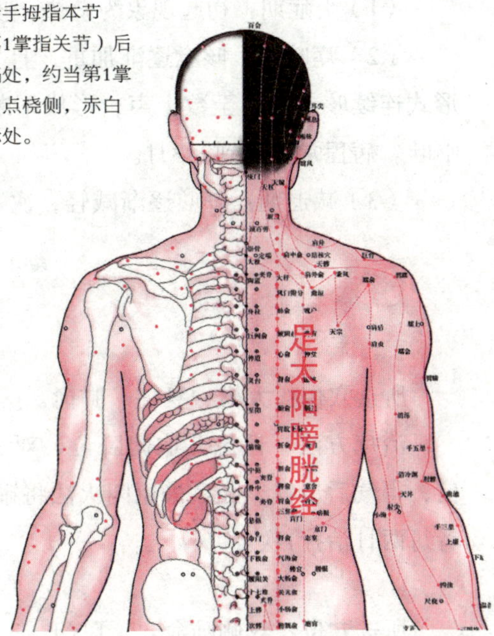

取穴技巧速查索引

上脘穴见27页

鱼际穴见32页

选穴及操作步骤

● 综合罐法　上脘　四缝　鱼际　背部膀胱经循行线

● **综合罐法**操作步骤:

将罐吸拔在上脘穴上，留罐5~10分钟 → 用三棱针点刺四缝、鱼际至轻微出血 → 用梅花针重刺背部脊柱两侧的膀胱经循行线或者在膀胱经循行线上施以走罐法（以皮肤潮红为标准）

百日咳

百日咳，俗称“鸡咳、鸬鹚咳”，是一种儿童常见的传染病，多为嗜血性百日咳杆菌引起急性呼吸道传染病，经由飞沫传染。临床上以阵发性痉挛性咳嗽、鸡鸣样吸气吼声为特征，病程可长达2～3月，因此起名为百日咳。此病多发生于冬、春两季。

诊断

此症状可分为三期：

（1）炎症期：初起现象为微热、咳嗽、流涕等，类似感冒，为期大约7天。

（2）痉咳期：咳嗽逐渐加重，且呈阵发性咳嗽，尤以夜间为多。发作时以短咳形式连续咳十余声至数十声，形成不断的呼气。咳毕有特殊的鸡鸣样回声。易引起呕吐。病程常延长到2~3月。

（3）减退期：阵咳逐渐减轻，次数减少，趋向痊愈。为期2~3周。

选穴及治疗方法

出针罐法①

所选穴位：大椎、身柱、肺俞。

治疗方法：让患儿取俯卧位，对穴位皮肤进行消毒后，用1寸毫针点刺上述穴位，得气后出针，随后采用闪火法将罐吸拔在被刺后的穴位上，留罐5分钟。每日或者每两日治疗1次。

出针罐法②

所选穴位：双侧肺俞穴、风门。

治疗方法：让患儿取俯卧位以暴露背部，在对穴位皮肤进行常规消毒后，用毫针刺穴位，并捻转毫针轻轻刺激穴位，出针后用闪火法将罐吸拔在穴位上，留罐5分钟。每日治疗1次，2~5次后一般可以治愈。

注意事项

因为本病具有传染性，所以患病的小孩子应该隔离4~7周。患病期间应该不从精神上刺激患儿，加强对患儿的营养，并要尽量带患儿去户外活动。

拔罐选穴与治疗方法

精确取穴

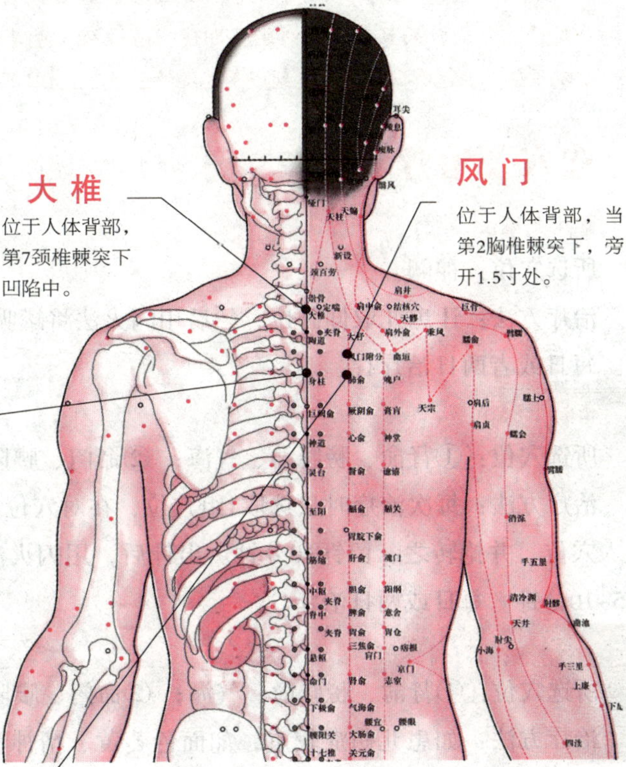

大椎 位于人体背部，第7颈椎棘突下凹陷中。

风门 位于人体背部，当第2胸椎棘突下，旁开1.5寸处。

身柱 位于人体背部，第3胸椎棘突下凹陷中。

肺俞 位于人体背部，当第3胸椎棘突下，旁开1.5寸处。

取穴技巧速查索引

大椎穴见24页
身柱穴见28页
风门穴见28页
肺俞穴见30页

选穴及操作步骤

出针罐法① 大椎 身柱 肺俞

出针罐法①操作步骤：

让患儿取俯卧位，对穴位皮肤进行消毒 → 用1寸毫针点刺上述穴位 → 得气后出针 → 采用闪火法将罐吸拔在被刺后的穴位上，留罐5分钟

出针罐法② 双侧肺俞穴 风门

出针罐法②操作步骤：

让患儿取俯卧位以暴露背部，对穴位进行常规消毒 → 用毫针刺穴位，并捻转毫针轻轻刺激穴位 → 出针后用闪火法将罐吸拔在穴位上，留罐5分钟

小儿遗尿

遗尿又称“尿床”，指的是在睡眠中不知不觉中小便。轻则数夜一次，重则每晚遗尿数次，而且不容易叫醒，即使叫醒过来，也是迷迷糊糊。一般以5~15岁儿童较多见，但也有少数人一直到成年还继续遗尿。5岁以下儿童有遗尿，不属病态。

选穴及治疗方法

单纯火罐法

所选穴位：神阙。

治疗方法：让患儿取仰卧位，然后用闪火法将罐吸拔在神阙穴位上，留罐3~5分钟。每日或者两日治疗1次。

出针罐法

所选穴位：①肾俞、膀胱俞、气海；②命门、腰阳关、关元。

治疗方法：每次治疗时只选取1组穴位，在对穴位皮肤进行常规消毒后，用毫针刺入穴位，并捻转之，留针10分钟。出针后，用闪火法将罐吸拔在针刺部位上，留罐5~10分钟。每日或两日治疗1次。

艾灸罐法

所选穴位：①肾俞、膀胱俞、气海；②命门、腰阳关、关元。

治疗方法：如患儿病症较重，如面色萎黄、精神不振、尿频且色清、腰膝酸软等，宜用本法治疗。每次治疗前，只选取1组穴，将罐吸拔在穴位上，留罐15分钟。每日或者两日治疗1次，待有明显疗效后，再改为三日治疗1次。

注意事项

在患儿治疗期间，家长要有意培养孩子按时排尿的习惯，比如在夜间要定时叫患儿起床排尿，因为这样会极为有助于治疗效果。除此之外，家长要让患儿在睡前少饮水，并排空小便。

拔罐选穴与治疗方法

精确取穴

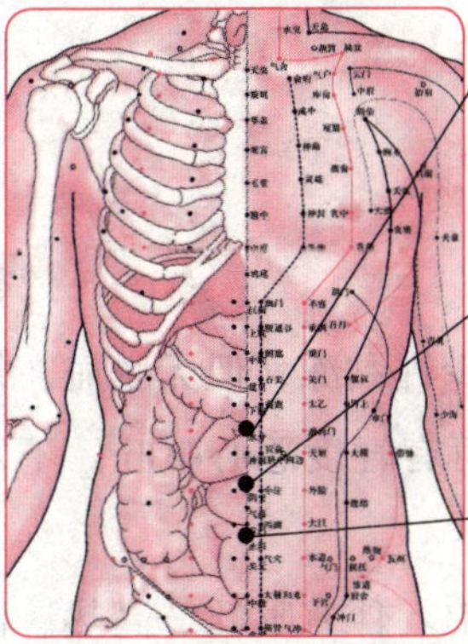

神阙

位于人体的腹中部，脐中央。

气海

位于人体下腹部，前正中线上，当脐中下1.5寸处。

关元

位于人体下腹部，当前正中线上,当脐中下3寸处。

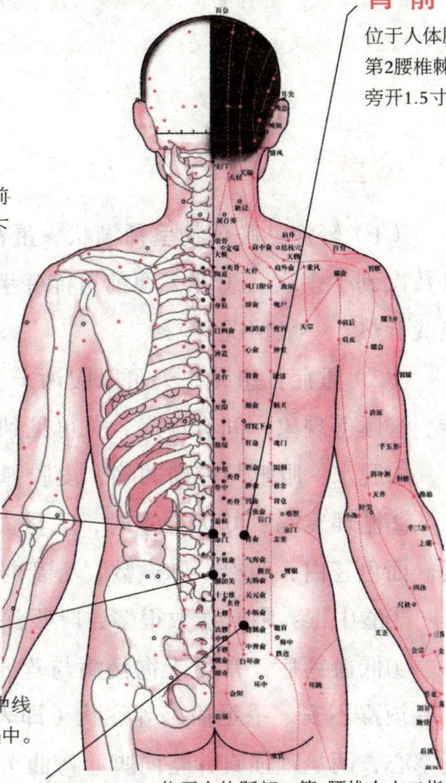

肾俞

位于人体腰部，第2腰椎棘突下旁开1.5寸处。

命门

位于人体腰部，当后正中线上，第二腰椎棘突下凹陷处。

腰阳关

位于人体腰部，当后正中线上，第4腰椎棘突下凹陷中。

膀胱俞

位于人体骶部，第2腰椎左右二指宽处，与第2骶后孔齐平。

取穴技巧速查索引

神阙见26页

气海穴见27页

关元穴见26页

命门穴见28页

腰阳关穴见29页

膀胱俞穴见30页

肾俞穴见30页

选穴及操作步骤

单纯火罐法　神阙

单纯火罐法操作步骤:

让患儿取仰卧位 → 用闪火法将罐吸拔在神阙穴位上，留罐3~5分钟

出针罐法　①肾俞　膀胱俞　气海　②命门　腰阳关　关元

出针罐法操作步骤:

先选取1组穴位 → 对穴位皮肤进行常规消毒 → 用毫针刺入穴位，并捻转之，留针10分钟 → 出针后，用闪火法将罐吸拔在针刺部位上，留罐5~10分钟

艾灸罐法　①肾俞　膀胱俞　气海　②命门　腰阳关　关元

艾灸罐法操作步骤:

每次治疗前，只选取1组穴位 → 将罐吸拔在穴位上，留罐15分钟

小儿腹泻

小儿腹泻病是婴幼儿最常见的疾病，对健康影响很大。多发病于2岁以下的小儿，以腹泻为主要症状。一般说来，由饮食不当，气候影响而致泻的，病情较轻，病程较短；由胃肠道感染引起的腹泻病情较重，历时较长；由肠道外感染，比如上呼吸道感染、中耳炎、泌尿道感染等引起的腹泻，在原来的疾病治愈之后，腹泻是容易好的。

诊断

（1）轻症：腹泻物呈稀糊状、蛋花汤样或水样，可有少许黏冻，但无脓血，每日数次到十多次。患儿大便前可能啼哭，似有腹痛状，亦可有轻度恶心呕吐。不发热或低热，一般情况好。

（2）重症：患儿一天可以腹泻十多次，甚至二十次以上。伴有呕吐、高热、体倦、嗜睡等现象，间有烦躁，并可见到下列症状的一部分。

①脱水：眼眶与前囟凹陷，皮肤弹性减弱或消失，黏膜干燥，少尿或无尿。

②循环衰竭：吐泻严重时，大量失水使血液浓缩，循环血量减少而引起循环衰竭。面色苍白，肢冷，脉微数，心音弱，血压下降。

③酸中毒：呕吐次数很多，呼吸深而快，烦躁不安，嘴唇呈樱桃红色。

④低血钙症：常见于佝偻病与营养不良的腹泻病儿，易发生在酸中毒纠正后。多有烦躁不安，手足搐搦等症状（即表现为两手手指伸直，略向手心弯曲，拇指贴近掌心，两足趾强直并略向脚心弯曲），严重时可见惊厥。

⑤低血钾症：多发生于脱水初步纠正、尿量增多之后，体倦，腹胀，心音低钝，膝反射消失。

选穴及治疗方法

出针罐法

所选穴位：神阙、双侧天枢、长强。

治疗方法：在对穴位进行常规消毒后，用1寸毫针在双侧天枢穴各刺1针（深约1厘米）。随后再在长强穴和脐部各斜刺入1针（深约2厘米），并在上述穴位上均捻转2分钟。出针后，在神阙穴上拔罐，以使局部充血。每日1次。

拔罐选穴与治疗方法

精确取穴

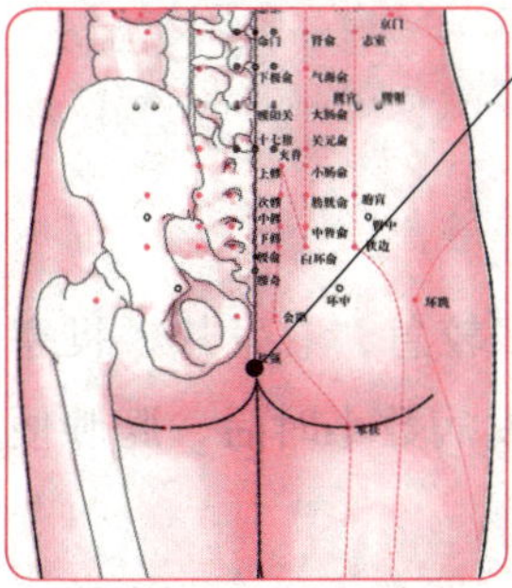

长强

位于人体的尾骨端下,当尾骨端与肛门连线的中点处。

神阙

位于人体的腹中部，脐中央。

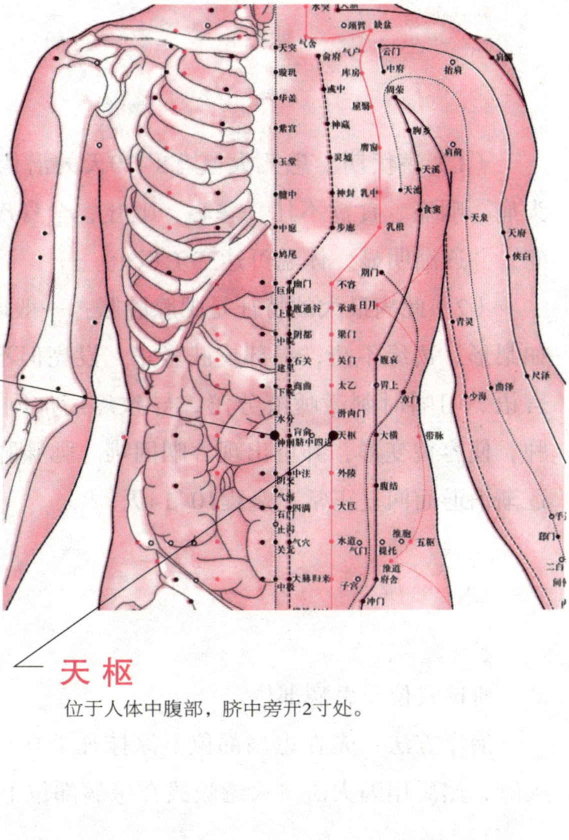

天枢

位于人体中腹部，脐中旁开2寸处。

取穴技巧速查索引

长强穴见37页

神阙穴见26页

天枢穴见26页

选穴及操作步骤

出针罐法　神阙　双侧天枢　长强

出针罐法操作步骤:

对穴位进行常规消毒 → 用1寸毫针在双侧天枢穴各刺1针（深约1厘米） → 在长强穴和脐部各斜刺入1针（深约2厘米） → 在上述穴位上均捻转2分钟

→ 出针后，在神阙穴上拔罐，以使局部充血

流行性腮腺炎

流行性腮腺炎简称流腮，是春季常见，也是儿童和青少年中常见的呼吸道传染病。它是由腮腺炎病毒侵犯腮腺引起的急性呼吸道传染病，并可侵犯各种腺组织或神经系统及肝、肾、心脏、关节等器官，病人是传染源，飞沫的吸入是主要传播途径，接触病人后2～3周发病。腮腺炎主要表现为一侧或两侧耳垂下肿大，肿大的腮腺常呈半球形，以耳垂为中心边缘不清，表面发热有触痛，张口或咀嚼时局部感到疼痛。

诊断

（1）潜伏期：患儿大概有8~30天的潜伏期。起病大多较急，有发热、畏寒、头痛、咽痛、食欲不佳、恶心、呕吐、全身疼痛等症状。发病数小时后，腮腺便肿痛，并逐渐明显，体温可达39℃以上。

（2）此病最大的特征是腮腺肿胀：一般以耳垂为中心，向前、后、下发展，状如梨形，边缘不清；局部皮肤紧张，发亮但不发红，触之坚韧有弹性，有轻触痛；言语、咀嚼时刺激唾液分泌，导致疼痛加剧；症状严重者，腮腺周围组织高度水肿，使容貌变形，并可出现吞咽困难。腮腺肿胀大多于1~3天到达高峰，持续4~5天逐渐消退而回复正常，全程10~14天。

选穴及治疗方法

单纯火罐法

所选穴位：患病部位。

治疗方法：先在患病部位上涂抹凡士林，然后视患病部位大小选取大小适宜的火罐，然后用闪火法将火罐吸拔在患病部位上，留罐5~10分钟。每日1次。

刺络罐法

所选穴位：大椎、肺俞、肝俞、身柱、心俞、脾俞。

治疗方法：让患儿取适当体位，在对穴位皮肤进行常规消毒后，用三棱针点刺穴位，随后用闪火法将罐吸拔在点刺的穴位上，留罐5~10分钟。每日或者两日治疗1次。

拔罐选穴与治疗方法

精确取穴

大椎

位于人体背部，第7颈椎棘突下凹陷中。

身柱

位于人体背部，第3胸椎棘突下凹陷中。

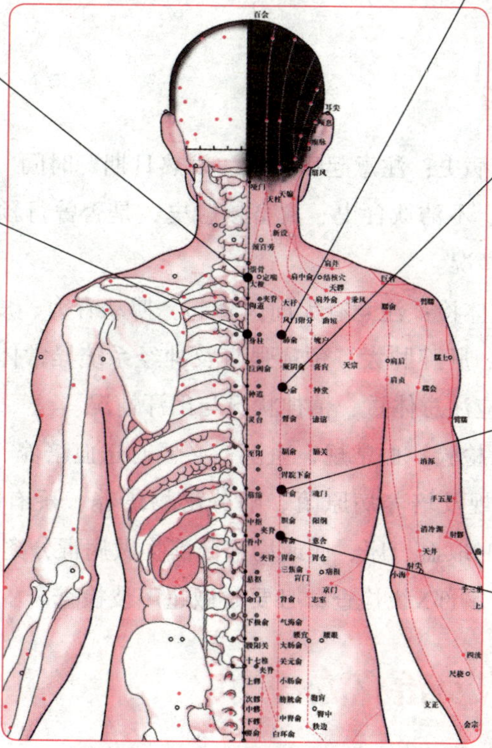

肺俞

位于人体背部，当第3胸椎棘突下，旁开1.5寸处。

心俞

位于人体背部，当第5胸椎棘突下，左右旁开二指宽处，或左右约1.5寸处。

肝俞

位于人体背部，当第9胸椎棘突下，旁开1.5寸处。

脾俞

位于人体背部，当第11胸椎棘突下，旁开1.5寸处。

取穴技巧速查索引

大椎穴见24页
身柱穴见28页
肺俞穴见30页
心俞穴见30页
肝俞穴见30页
脾俞穴见30页

选穴及操作步骤

● 单纯火罐法 **患病部位**

● **单纯火罐法**操作步骤:

在患病部位上涂抹凡士林 → 视患病部位大小选取大小适宜的火罐 → 用闪火法将火罐吸拔在患病部位上，留罐5~10分钟

● 刺络罐法 **大椎 肺俞 肝俞 身柱 心俞 脾俞**

● **刺络罐法**操作步骤:

让患儿取适当体位 → 对穴位皮肤进行常规消毒 → 用三棱针点刺穴位 → 用闪火法将罐吸拔在点刺的穴位上，留罐5~10分钟

小儿高热

小儿高热，是指患儿体温超过39℃。发热是多种疾病的常见症状。小儿正常体温一般以肛温36.5～37.5℃，腋温36～37℃为正常标准。若腋温超过37.4℃，且一日间体温波动超过1℃以上，可认为发热。低热，指腋温为37.5～38℃、中度热为38.1～39℃、高热为39.1～40℃、超高热则为40℃以上。发热时间超过两周为长期发热。

诊断

（1）病史：注意起病缓急、发热日期、时间。有何伴随症状，有无受凉或传染病接触史、不洁饮食史、禽畜接触史，是否曾行预防接种，有无气温过高或多汗、饮水不足情况。

（2）体检：注意有无前囟隆起、搏动有力、皮肤黄染、皮疹或出血点、浅表淋巴结肿大、肝脾肿大、颈项强直及神经系统异常体征，详查心肺及腹部情况，长期发热者还应注意体重、精神状况与出汗情况。

（3）检验：血常规，血沉，必要时送血培养、血涂片找异常血细胞或疟原虫。尿、便常规及培养病原菌、咽分泌物培养。疑有脑膜炎者、腰椎穿刺取脑脊液检查。必要时取血、尿、便或局部分泌物做病毒分离。

（4）胸部X线检查：必要时做超声波检查。

选穴及治疗方法

刺络罐法

所选穴位：大椎、曲池。

治疗方法：让患儿取适当体位，在对穴位皮肤进行常规消毒后，用三棱针点刺穴位并使之出血，然后以闪火法将罐吸拔在穴位上，留罐5分钟。

注意事项

患儿在患病期间应多喝水，保持大便通畅，与此同时，还要积极治疗引起发热的原因。

拔罐选穴与治疗方法

精确取穴

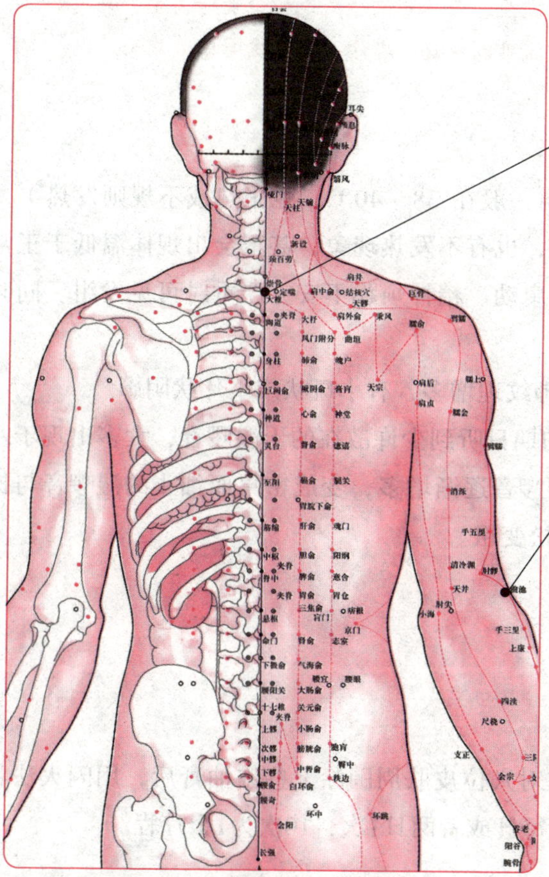

大椎

位于人体背部，第7颈椎棘突下凹陷中。

曲池

屈肘成直角,在肘横纹外侧端与肱骨外上髁连线中点。完全屈肘时,当肘横纹外侧端处。

取穴技巧速查索引

大椎穴见24页

曲池穴见33页

选穴及操作步骤

刺络罐法　大椎　曲池

● **刺络罐法**操作步骤:

让患儿取适当体位 → 对穴位皮肤进行常规消毒 → 用三棱针点刺穴位并使之出血 → 用闪火法将罐吸拔在穴位上

小儿肺炎

支气管肺炎大多是由于感染肺炎杆菌、肺炎双球菌、流感杆菌、葡萄球菌、链球菌等，也有少数是感染病毒所致。近年来发现不少由腺病毒引起的肺炎，这种肺炎病历时比较长，而且比较顽固，用各种抗生素均无效。支气管肺炎为婴幼儿时期的主要常见病之一，一年四季均可发生，以冬春两季或气候聚变时为主，严重影响婴幼儿的健康，甚至危及生命。它还可以继发于麻诊、百日咳等传染病等。

诊断

（1）症状：患者身体发热（体温一般在 38～40℃，弛张热或不规则发热），但新生儿与极度虚弱的小儿患肺炎时，也有不发热现象，甚至会出现体温低于正常现象。通常症状为咳嗽、气急、鼻翼扇动、精神烦躁不安，严重时可见发绀。同时胃口不好，或伴有呕吐、腹泻。

（2）X光透视：X光透视时可见肺纹理增多，有小斑状或小片状阴影。

（3）肺部体征：多数病人患病初期只听到少许散在的干湿啰音，大多出现于左右两侧、后背下方近脊柱处，以后湿啰音逐渐增多，变成密集而细小的湿啰音与捻发音。病情好转后，细湿啰音逐渐变松变粗。

选穴及治疗方法

单纯火罐法

所选穴位：大椎、风门、肺俞。

治疗方法：让患儿取俯卧位，在对穴位皮肤周围涂上些许油膏后，用闪火法将罐扣在穴位上，并留罐10分钟左右。每日或者两日1次，10次为1个疗程。

刺络罐法

所选穴位：大椎、风门、肺俞、曲池、尺泽。

治疗方法：让患儿取俯卧位，在对穴位皮肤进行常规消毒后，先用三棱针点刺穴位，然后以闪火法将罐吸拔在所选的穴位上，留罐3~5分钟。每日1次，10次为1个疗程。

注意事项

如患儿发病在冬季，那么应保持室温在20℃左右，并保持室内通风换气。

拔罐选穴与治疗方法

精确取穴

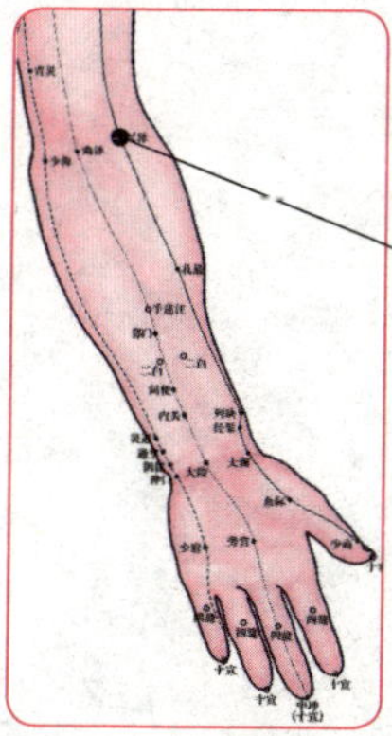

尺泽

位于肘内侧横纹上偏外侧一个拇指宽的凹陷处。

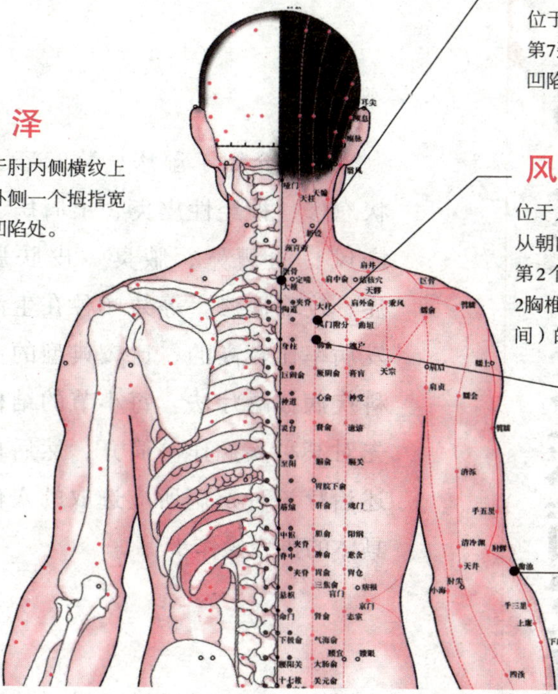

大椎

位于人体背部，第7颈椎棘突下凹陷中。

风门

位于人体背部，从朝向大椎下的第2个凹洼（第2胸椎与第3胸椎间）的中心，

肺俞

位于人体背部，当第3胸椎棘突下，旁开1.5寸处。

曲池

屈肘成直角，在肘横纹外侧端与肱骨外上髁连线中点。完全屈肘时，当肘横纹外侧端处。

取穴技巧速查索引

大椎穴见24页

风门穴见28页

肺俞穴见30页

曲池穴见33页

尺泽穴见32页

选穴及操作步骤

● 单纯火罐法　大椎　风门　肺俞

● **单纯火罐法**操作步骤:

让患儿取俯卧位 → 在穴位皮肤周围涂上些许油膏 → 用闪火法将罐扣在穴位上，并留罐10分钟左右

● 刺络罐法　大椎　风门　肺俞　曲池　尺泽

● **刺络罐法**操作步骤:

让患儿取俯卧位 → 对穴位皮肤进行常规消毒 → 用三棱针点刺穴位 → 以闪火法将罐吸拔在所选的穴位上，留罐3~5分钟

第八章 皮肤病拔罐治疗

本章介绍了湿疹、荨麻疹、带状疱疹、神经性皮炎、银屑病、白癜风、酒糟鼻、腋臭、皮肤瘙痒症、玫瑰糠疹，等共10种在生活中发病率比较高的、比较典型的皮肤科疾病拔罐疗法。每小节的结构是先对某种疾病作一简介，然后再阐述治疗该种疾病所应选取的穴位和具体的拔罐操作步骤。

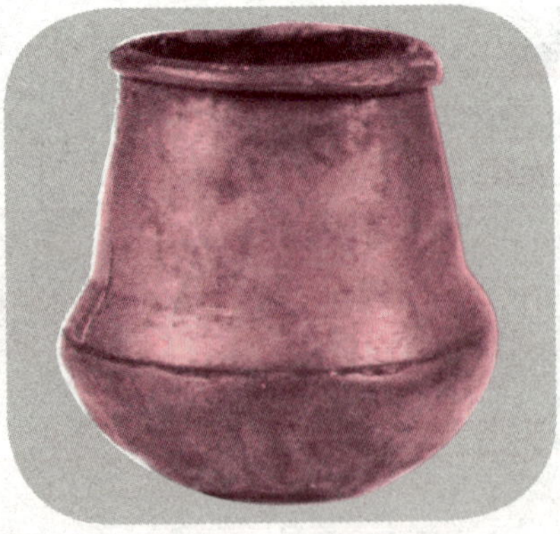

目录

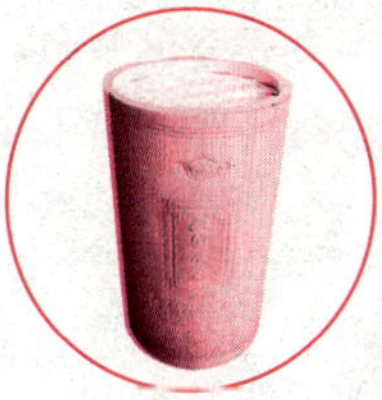

湿疹

湿疹是最常见的一种急性或慢性的炎症性皮肤病，主要表现为剧烈瘙痒、皮损多形性、对称分布、有渗出倾向、慢性病程、易反复发作等，任何年龄、任何部位都可能发生。湿疹的病因尚不十分清楚，一般认为与过敏或神经功能障碍等多种内外因素有关。

诊断

（1）湿疹一般演变过程如下：各个阶段的损害可同时存在，构成了湿疹皮肤损害多形性的特点。

（2）根据病程及皮肤损害的不同，湿疹可分为急性和慢性两种。急性损害多形性，有复发和发展成慢性的倾向；慢性湿疹损害常为局限性，边缘较清楚，皮肤有显著浸润和变厚。

（3）阵发巨痒性，洗澡、饮酒、被窝过暖及精神紧张后瘙痒更严重。有时影响睡眠。

选穴及治疗方法

刺络罐法①

所选穴位：大椎、曲池、三阴交、病变局部。

治疗方法：在消毒穴位皮肤后，要先用1.5寸毫针迅速刺入相应穴位中。对于大椎穴要给予中强刺激；而对于曲池和三阴交穴则要给予强刺激，并且针感要向四周扩散。病变局部在常规消毒后，用皮肤针叩刺并使病变部位出血，然后再用闪火法将火罐吸拔在叩刺部位，留罐15分钟。依此法每周治疗2~3次。

刺络罐法②

所选穴位：肺俞、委阳。

治疗方法：让患者取俯卧位，露出后背和双腿。消毒穴位皮肤后，用三棱针快速点刺肺俞穴并用手指挤压针眼使之出血，随后将罐吸拔在穴位上。背部做完后，再依照此法将罐吸拔在腿部委阳穴上，留罐10~15分钟。隔日一次，3次为一疗程。

拔罐选穴与治疗方法

精确取穴

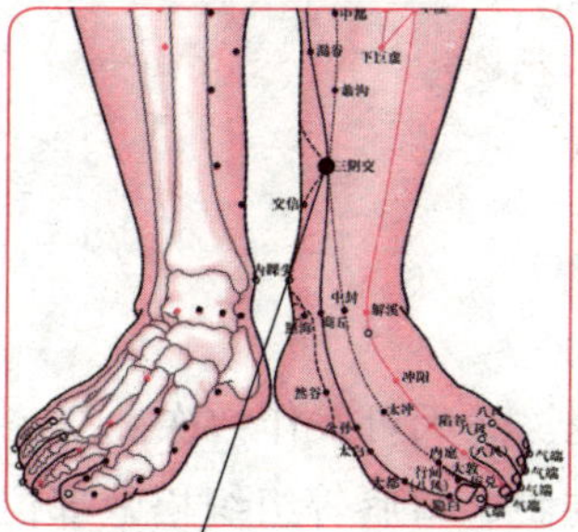

三阴交

小腿内侧，足内踝尖上3寸，胫骨内侧缘后方。

取穴技巧速查索引

大椎穴见24页

肺俞穴见30页

曲池穴见33页

三阴交穴见35页

委阳穴见35页

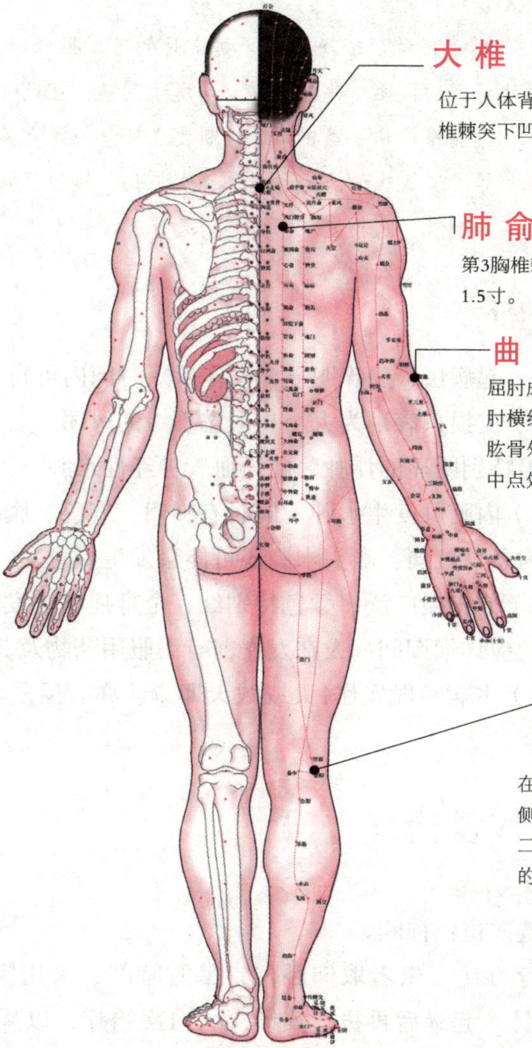

大椎

位于人体背部，第7颈椎棘突下凹陷中。

肺俞

第3胸椎棘突旁开1.5寸。

曲池

屈肘成直角，在肘横纹外侧端与肱骨外上髁连线中点处。

委阳

在腘横纹外侧端，当股二头肌肌腱的内侧。

选穴及操作步骤

刺络罐法① 大椎 曲池 三阴交 病变局部

刺络罐法①操作步骤:

用针刺入相应穴位及病变部位中 → 用闪火法将火罐吸拔在叩刺部位 → 留罐15分钟

刺络罐法② 肺俞 委阳

刺络罐法②操作步骤:

用三棱针快速点刺肺俞穴并用手指挤压针眼使之出血 → 将罐吸拔在穴位上 → 依照此法再将罐吸拔在腿部委阳穴上 → 留罐10~15分钟

荨麻疹

荨麻疹俗称风疹块，是一种常见的过敏性疾病。临床主要表现为皮肤突然出现成块成团的风团，异常瘙痒。如发于咽喉，可致呼吸困难；发于肠胃可致恶心、呕吐、腹痛等症状。根据临床诊断要点可分为寻常荨麻疹、寒冷性荨麻疹、日光性荨麻疹等。现代医学认为进食虾、蛋、奶，接触荨麻，吸入花粉、灰尘，虫蚊叮咬以及寒冷刺激、药物过敏等都可引起荨麻疹的发生。

诊断

（1）起病快，瘙痒明显，发作后短时间内可自行消退。一天可发作数次。

（2）皮损只表现为大小、形态不一的风团。若发生在睑、口唇等组织松弛部位并表现出特别明显的浮肿，此为血管神经性水肿。

（3）内脏可发生水肿，同时有胸闷、气急、腹痛、腹泻的表现，有时腹痛剧烈可误诊为急性腹痛。喉头水肿还可能会发生窒息。

（4）如皮损广泛，颜色特别红，全身症状（发热等）明显者，则可能是药物过敏引起，应详细询问病人在发作前有无服用药物及其他特殊食物史。

（5）本病一般发作1天或数天即愈，亦有反复发作者，经久不愈可转化为慢性荨麻疹。

选穴及治疗方法

单纯火罐法

所选穴位：神阙。

治疗方法：患者取仰卧位，暴露脐部，采用闪火法将罐吸拔在穴位上，留罐5~10分钟。起罐后再拔，连续3次为1次治疗，以局部皮肤有明显瘀血为佳。每日1次，3次为1个疗程，疗程间隔为3~5日。

若属于虚寒体质，或遇冷、冬季发作者，可于每次拔罐前用艾条温和灸神阙穴10~15分钟。

刺络罐法

所选穴位：委中。

治疗方法：让患者取俯卧位，消毒穴位皮肤后，用三棱针快速点刺穴位，使之微出血，然后用闪火法将玻璃罐吸拔在穴位上，留罐5~10分钟，出血量约10毫升，起罐后用干棉球擦净血迹。每日一次，一般2~3日即可治愈。

拔罐选穴与治疗方法

精确取穴

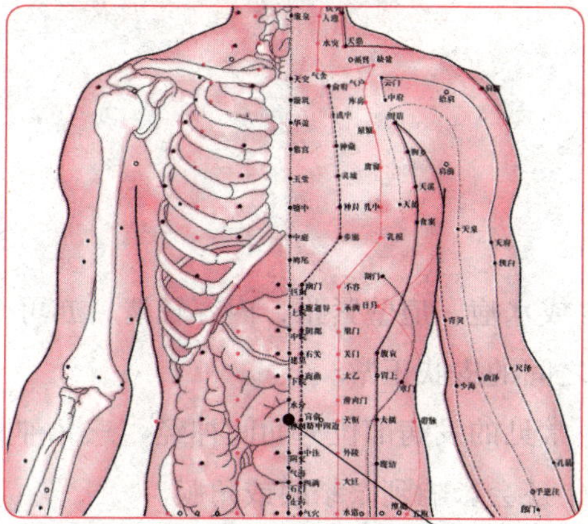

神阙
位于人体的腹中部，脐中央。

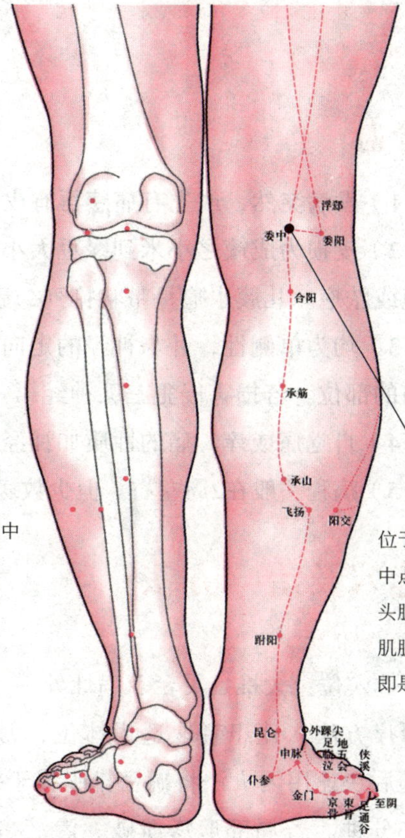

委中
位于膝部横纹中点，当股二头肌腱与半腱肌肌腱的中间即是。

取穴技巧速查索引

神阙穴见26页
委中穴见35页

选穴及操作步骤

● 单纯火罐法 神阙

● **单纯火罐法**操作步骤：

患者取仰卧位并暴露脐部 → 采用闪火法将罐吸拔在穴位上，留罐5~10分钟 → 起罐后再拔，连续3次为1次治疗，局部皮肤有明显瘀血

● 刺络罐法 委中

● **刺络罐法**操作步骤：

让患者取俯卧位 → 对穴位皮肤进行消毒 → 用三棱针快速点刺，使之微出血，用闪火法将玻璃罐吸拔在穴位上，留罐5~10分钟，出血量约10毫升 → 起罐后用干棉球擦净血迹

带状疱疹

带状疱疹是由水痘带状疱疹病毒引起的急性炎症性皮肤病，在中医上被称为“蛇丹”或“缠腰火丹”。主要表现为簇集性水疱，沿一侧周围神经作群集带状分布，伴有明显神经痛。初次感染表现为水痘，以后病毒可长期潜伏在脊髓后根神经节，免疫功能减弱可诱发水痘带状疱疹病毒再度活动，生长繁殖，沿周围神经波及皮肤，发生带状疱疹。

诊断

（1）发病突然，或先有痛感再有皮损。

（2）皮损为成簇之小米到绿豆大小的丘疹或水疱。疱壁紧张，内容较清，亦可为血疱或脓疱。几簇水疱呈带状排列，簇与簇之间的皮肤正常。

（3）均为单侧性，并与神经的走向一致。常见的发病部位为肋间神经、三叉神经分布的部位。若损害侵犯三叉神经第一支的，还会影响到眼结膜或角膜。

（4）自觉痛或痒。痛的性质如神经痛，年龄越大痛势越明显。

（5）病程一般在2周左右。但少数病例在皮损消退后神经痛的症状还延续很久。

选穴及治疗方法

刺络密排罐法

所选穴位：大椎、灵台、病灶处。

治疗方法：让患者取适当体位，常规消毒病灶部位皮肤后，用皮肤针重叩出血，随后快速用闪火法将罐密排吸拔于病灶处。在大椎、灵台穴位采用刺络罐法，留罐15分钟。若局部疱疹溃破、渗液多时，可以涂上些甲紫药水。每日1次，7次为1疗程。

刺络罐法

所选穴位：身柱、脾俞、阿是穴。

治疗方法：让患者取适当体位，在将穴位皮肤进行常规消毒后，用三棱针点刺或者皮肤针叩刺穴位，随后再用闪火法将火罐吸拔在点刺穴位上，留罐10~15分钟。每日1次或者隔日1次均可。

拔罐选穴与治疗方法

精确取穴

身柱

位于人体背部，当后正中线上，第3胸椎棘突下凹陷中。

大椎

位于颈根后，第7颈椎棘突和第1胸椎棘突之间。

灵台

位于人体的背部，当后正中线上，第6胸椎棘突下凹陷中。

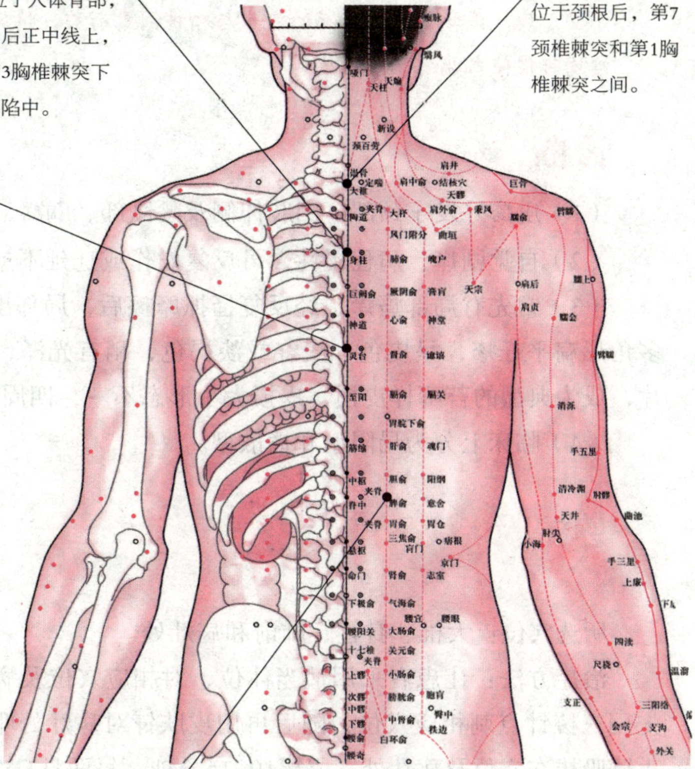

脾俞

位于人体背部，当第11胸椎棘突下，旁开1.5寸。

取穴技巧速查索引

大椎穴见24页

身柱穴见28页

灵台穴见29页

脾俞穴见30页

选穴及操作步骤

刺络密排罐法

大椎　灵台　病灶处

刺络密排罐法操作步骤：

让患者取适当体位 → 常规消毒病灶部位皮肤后，用皮肤针重叩出血，随后快速用闪火法将罐密排吸拔于病灶处 → 在大椎、灵台穴位采用刺络罐法，留罐15分钟

刺络罐法

身柱　脾俞　阿是穴

刺络罐法操作步骤：

让患者取适当体位 → 在将穴位皮肤进行常规消毒后，用三棱针点刺或者皮肤针叩刺穴位 → 用闪火法将火罐吸拔在点刺穴位上，留罐10~15分钟

神经性皮炎

神经性皮炎，又称慢性单纯性苔藓，是一种慢性的以剧烈瘙痒为主要表现的皮肤性疾病。这种疾病好发于颈部、四肢、腰骶，常为对称性分布。神经性皮炎为常见多发性皮肤病，多见于青年和成年人，儿童一般不发病，夏季多发或季节性不明显。现代医学认为，本病的发生与精神因素有关，情绪波动、精神紧张、劳累过度均可促使本病发生或加剧。

诊断

（1）皮疹好发于颈部、四肢伸侧及腰骶部、腘窝、外阴等部位。

（2）自觉剧痒，病程慢性，可反复发作或迁延不愈。

（3）常先有局部瘙痒，经反复搔抓摩擦后，局部出现粟粒状绿豆大小的圆形或多角形扁平丘疹，呈皮色、淡红或淡褐色，稍有光泽，以后皮疹数量增多且融合成片，成为典型的苔藓样皮损，皮损大小形态不一，四周可有少量散在的扁平丘疹。

（4）临床上分为局限型和播散型。

选穴及治疗方法

刺络罐法

所选穴位：大椎、身柱、肺俞和病灶处。

治疗方法：让患者采用适当体位，对相应穴位及病灶处皮肤进行常规消毒后，先用三棱针点刺相应穴位，随后再用皮肤针对病灶处叩刺出血，最后再用闪火法将火罐吸拔在穴位及病灶处，留罐10~15分钟。每两日1次。

综合药罐法

所选穴位：病灶部位。

治疗方法：在病灶部位可用敷蒜罐（即先将蒜捣烂敷在病灶处再拔罐）或涂药罐（即先在病灶处涂上5%或10%的碘酒再拔罐），如病灶处面积较大，可在其上多拔几个药罐，留罐10~15分钟。起罐后在病灶处再用艾条温和灸大约15分钟。每日1次，10次为1个疗程。

注意事项

本病患者在治疗期间，饮食宜清淡，应忌食鱼虾、羊肉和辛辣等刺激性食物，尤其要忌烟、酒等。

拔罐选穴与治疗方法

精确取穴

大椎

位于颈部下端，第7颈椎棘突下凹陷处。

身柱

位于人体背部，当后正中线上，第3胸椎棘突下凹陷中。

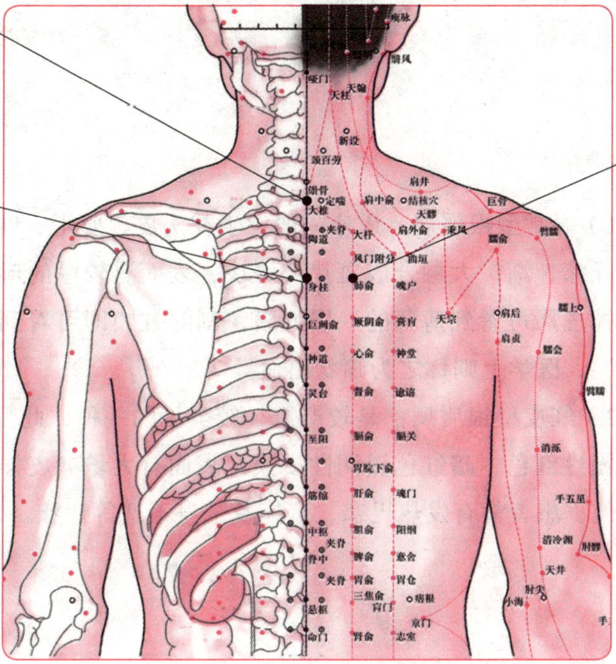

肺俞

位于人体背部，当第3胸椎棘突下，旁开1.5寸处。

取穴技巧速查索引

大椎穴见24页

身柱穴见28页

肺俞穴见30页

选穴及操作步骤

● 刺络罐法

大椎　身柱　肺俞和病灶处

● **刺络罐法**操作步骤：

让患者采用适当体位 → 对相应穴位及病灶处皮肤进行常规消毒 → 用三棱针点刺相应穴位 → 用皮肤针对病灶处叩刺出血 → 用闪火法将火罐吸拔在穴位及病灶处，留罐10~15分钟

● 综合药罐法

病灶部位

● **综合药罐法**操作步骤：

在病灶部位可用敷蒜罐（即先将蒜捣烂敷在病灶处再拔罐）或涂药罐（即先在病灶处涂上5%或10%的碘酒再拔罐），如病灶处面积较大，可在其上多拔几个药罐，留罐10~15分钟 → 起罐后在病灶处再用艾条温和灸大约15分钟

银屑病

银屑病又称牛皮癣，中医又名“白疕”，是一种以皮肤出现红斑及伴有闪光的银白色脱屑为主要症状的皮肤病。这种疾病很常见而且易于复发，目前没有一种可以根治此病的方法。现代医学中，甚至对于本病的病因都没有完全弄清楚，只是一般认为本病与遗传、感染、代谢障碍、内分泌失调和精神障碍有关。按照临床表现，此病可以分为寻常型、脓疱型、关节型、红皮型等，其中以寻常型最为常见。

诊断

（1）寻常型银屑病：皮疹一般发生在头皮、躯干、四肢伸侧，是在皮肤上出现红色的丘疹，渐扩大融合成斑片或斑块，表面有较厚的形状不规则的银白色鳞屑，轻轻刮掉皮屑可看到薄薄的一层虹膜，刮除虹膜即可看到小小的出血点，有人称为“血露”，医学上则称之为筛状出血。

（2）红皮型银屑病：是较严重、较少见的一种，此型是指在全身皮肤的70%以上呈弥漫性红色，暗红色浸润性皮损，表面有大量糠皮样皮屑，口咽鼻及眼结膜可充血发红，患者常有发热畏寒、头疼及全身不适等症状。

选穴及治疗方法

刺络罐法

所选穴位：①大椎、风门、肝俞；②肺俞、脾俞、身柱、血海。

治疗方法：让患者取俯伏位，常规消毒所选穴位的皮肤后，首先用三棱针点刺穴位，然后再用闪火法将罐吸拔在被点刺的穴位上，留罐15~20分钟。每日1次，每次吸拔一组穴位。

火针罐法

所选部位：皮损部位。

治疗方法：在对患病皮肤进行常规消毒后，采用粗火针密刺法。即先将针尖处用火烧至白亮状态，然后每隔0.5厘米就直刺1针（针刺的深度要穿透皮损部位的皮肤），然后再用闪火法将罐吸拔在针刺部位，留罐3~5分钟。在吸拔过程中可拔出少量血液，但一定要控制出血量，最多不超过10毫升。此种治疗方法每隔3日1次，连续10次为一疗程，一般应坚持3个疗程。在针刺后3日内，着针部位勿要着水。

拔罐选穴与治疗方法

精确取穴

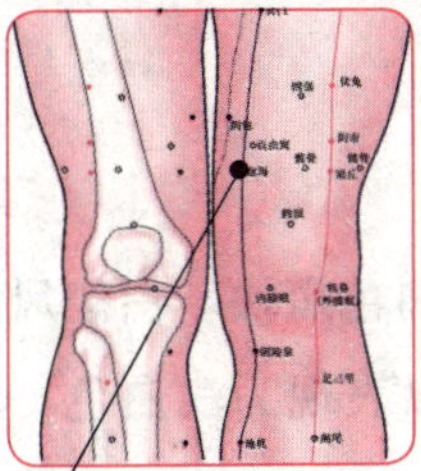

血海
位于人体大腿内侧，髌底内侧端上2寸，股四头肌内侧头的隆起处。

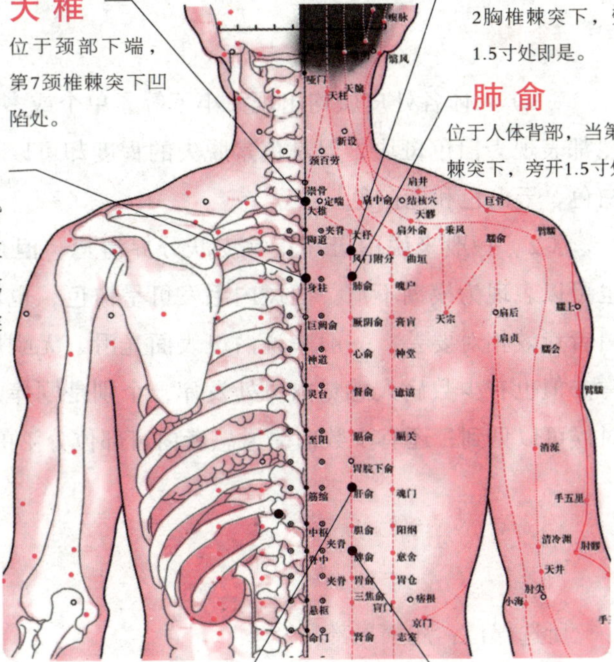

大椎
位于颈部下端，第7颈椎棘突下凹陷处。

身柱
位于人体背部，当后正中线上，第3胸椎棘突下凹陷中。

风门
位于人体背部，当第2胸椎棘突下，旁开1.5寸处即是。

肺俞
位于人体背部，当第3胸椎棘突下，旁开1.5寸处。

肝俞
位于人体背部，当第9胸椎棘突下，旁开1.5寸处。

脾俞
位于人体背部，当第11胸椎棘突下，旁开1.5寸处。

取穴技巧速查索引

大椎穴见24页
身柱穴见28页
风门穴见28页
肺俞穴见30页
肝俞穴见30页
脾俞穴见30页
血海穴见35页

选穴及操作步骤

● 刺络罐法

①大椎 风门 肝俞 ②肺俞 脾俞 身柱 血海

● **刺络罐法**操作步骤：

让患者取俯伏位，常规消毒穴位的皮肤 → 用三棱针点刺穴位 → 用闪火法将罐吸拔在被点刺的穴位上，留罐15~20分钟

● 火针罐法

皮损部位

● **火针罐法**操作步骤：

对患病皮肤进行常规消毒 → 针尖火烧至白亮状态，每隔0.5厘米就直刺1针（针刺的深度要穿透皮损部位的皮肤） → 闪火法将罐吸拔在针刺部位，留罐3~5分钟（在吸拔过程如出少量血液，一定要控制出血量，最多不超过10毫升）

白癜风

白癜风，中医称“白癜”或者“白驳风”，是一种原发性色素脱失性皮肤病。虽然白癜风病没有什么肉体上的痛苦，但它却削弱了患者的健康皮肤和心灵，挫伤了人的精神，影响正常的生活，婚姻，工作和社会交往。

诊断

（1）人体各处皮肤均出现大小不等、单个或多发的不规则白色斑块。白癜风虽然都表现为白色斑块，但是色素脱失的程度却可以不一样，可以表现为浅白色、乳白色、云白色和瓷白色。

（2）一般来说白斑和正常皮肤分界清楚，但是如果是处于进行期，白斑边缘也可以表现为模糊不清。白斑内毛发可呈白色，也可正常，也可黑白相间，毛发变白者疗效相对要差。一般来说白斑表面光滑，无鳞屑或结痂，感觉和分泌功能都正常。但也有少数病人感觉白斑处发痒，个别是剧痒，这种情况在白斑发展和见效的时候可以见到；还有少数白癜风患者白斑部位分泌的汗液有异味。

选穴及治疗方法

刺络罐法

所选部位：病损局部。

治疗方法：在对病损部位进行局部消毒后，先用三棱针在病损中心部位以梅花状分布进行点刺，然后再用闪火法将火罐吸拔在点刺部位以拔出污血，留罐10~15分钟。可三天进行1次治疗。

药罐法

所选穴位：皮损区、孔最、足三里、三阴交。

治疗方法：先将指肚大小的脱脂棉浸润到药液罐中，然后再将脱脂棉取出贴在玻璃罐壁的中部，随即用火点燃并立即罩在上述穴位上（是单侧穴位而不是双侧），留罐10~15分钟。治疗每日1次，每侧穴位连续吸拔10次，然后再改取另一侧的穴位，进行交替的拔罐治疗。

附药液配方：木香、荆芥、川芎各10克，当归、赤芍、丹参、白蒺藜和牡丹皮各15克，鸡血藤20克，灵磁石30克，将之投入到浓度为95°的酒精溶液中浸泡10日，然后去渣取汁200毫升，储存在玻璃瓶中密封备用。

拔罐选穴与治疗方法

精确取穴

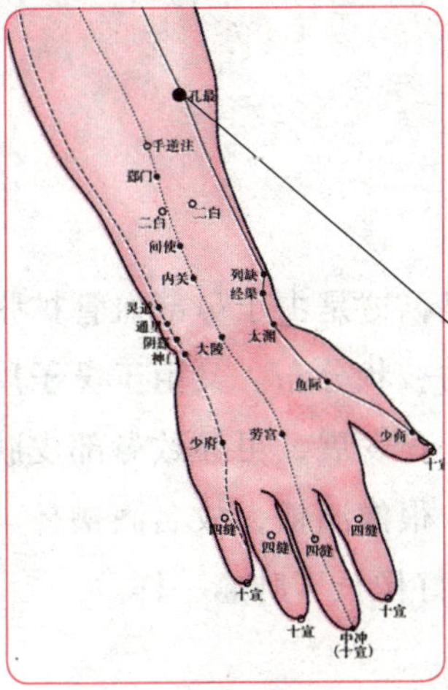

孔最

位于手腕的横纹上7寸处。

足三里

位于外膝眼下3寸，距胫骨前嵴1横指，当胫骨前肌上。

三阴交

位于小腿内侧，足内踝尖上3寸，胫骨内侧缘后方。

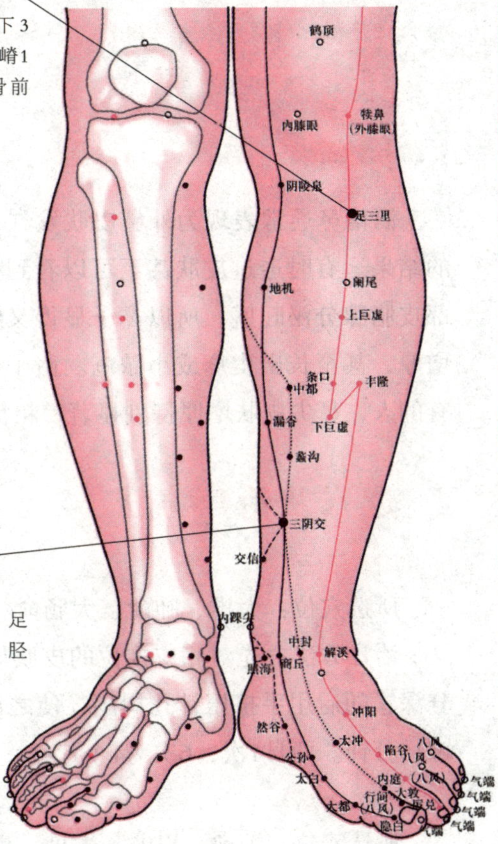

取穴技巧速查索引

足三里穴见34页

孔最穴见32页

三阴交穴见35页

选穴及操作步骤

● 刺络罐法　病损局部

● **刺络罐法**操作步骤：

对病损部位进行局部消毒 → 用三棱针在病损中心部位以梅花状分布进行点刺 → 用闪火法将火罐吸拔在点刺部位以拔出污血，留罐10~15分钟

● 药罐法　皮损区　孔最　足三里　三阴交

● **药罐法**操作步骤：

将指肚大小的脱脂棉浸润到药液罐中 → 将脱脂棉取出贴在玻璃罐壁的中部 → 用火点燃并立即罩在上述穴位上（是单侧穴位而不是双侧），留罐10~15分钟

酒糟鼻

酒糟鼻又名玫瑰痤疮，也称赤鼻，是发于鼻颧部的一种慢性炎症皮肤病，多发生于中年男子。这种病虽然自觉症状不明显，但却影响容貌，故常令人烦恼。在现代医学中，本病病因尚未完全明确，一般认为与内分泌失调、消化功能紊乱、精神抑郁、嗜酒，喜食辛辣食物、浓茶和咖啡等食物有关。此外，与毛囊皮脂腺中寄生的毛囊虫感染也有关系。

诊断

酒糟鼻通常表现为外鼻皮肤发红，但以鼻尖最为明显，这是由于鼻部血管扩张的结果。有时透过皮肤甚至可以看到扩张的毛细血管呈树枝状分布。又由于鼻子局部皮脂腺分泌旺盛，所以鼻子显得又红又亮；如病情进一步发展，可导致鼻部皮肤增厚，甚至长出皮疹或小脓疮。由于鼻子外观粗糙不平，很像酒糟，故名酒糟鼻。有的人，鼻尖皮肤增厚特别显著，粗糙的鼻尖明显增大就好像长了肿瘤一样。

选穴及治疗方法

刺络罐法①

所选穴位：大椎、肺俞、大肠俞、曲池。

治疗方法：先对相应穴位的皮肤局部进行消毒后，用三棱针迅速刺入皮肤0.5~1分深，随后用手挤压针孔周围，使之出血，最后再用闪火法将罐吸拔在穴位上，留罐15分钟。两日1次，6次为1个疗程，连续治疗2~3个疗程。

刺络罐法②

所选穴位：肺俞、胃俞、大椎、患病部位。

治疗方法：让患者取俯伏位，在对穴位和患病部位进行常规消毒后，对肺俞、胃俞、大椎3穴用梅花针叩刺至皮肤发红、微出血的状态，然后用闪火法将火罐吸拔在叩刺的穴位上，留罐15~30分钟。两日1次，连续10次为1个疗程。

注意事项

本病患者在治疗期间要忌烟酒和忌食辛辣刺激性食物，并保持良好的心态和有规律的生活习惯。

拔罐选穴与治疗方法

精确取穴

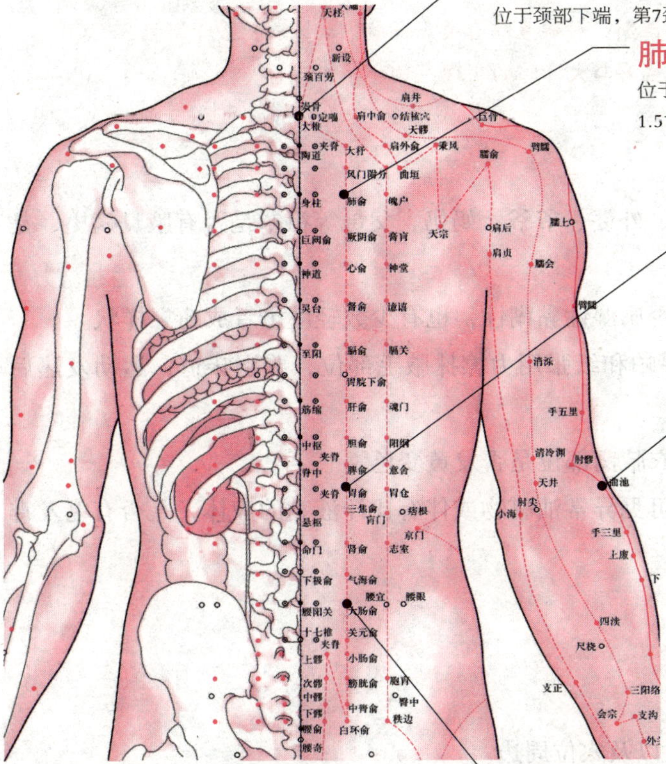

大椎

位于颈部下端，第7颈椎棘突下凹陷处。

肺俞

位于人体背部，第3胸椎棘突下旁开1.5寸处。

胃俞

位于人体背部，当第12胸椎棘突下，旁开1.5寸处。

曲池

屈肘成直角，在肘横纹外侧端与肱骨外上髁连线中点处。

大肠俞

位于腰部，当第4腰椎棘突下，旁开1.5寸处。

取穴技巧速查索引

大椎穴见24页
肺俞穴见30页
胃俞穴见30页
曲池穴见33页
大肠俞穴见30页

选穴及操作步骤

刺络罐法①　大椎　肺俞　大肠俞　曲池

刺络罐法①操作步骤:

对相应穴位的皮肤局部进行消毒 → 用三棱针迅速刺入皮肤0.5~1分深 → 用手挤压针孔周围并使之出血 → 用闪火法将罐吸拔在穴位上，留罐15分钟

刺络罐法②　肺俞　胃俞　大椎　患病部位

刺络罐法②操作步骤:

让患者取俯伏位并对患病部位进行常规消毒 → 对肺俞、胃俞、大椎3穴用梅花针叩刺至皮肤发红、微出血的状态 → 用闪火法将火罐吸拔在叩刺的穴位上，留罐15~30分钟

腋臭

腋臭，又称狐臭、臭汗症，是指汗腺分泌出的一种特殊的臭味或分泌释放出来的臭味。多在青春期时发生，到老年时可减轻或消失。狐臭给人带来很多不便，并使患有狐臭的人造成很大的心理负担并有自卑感，从而影响工作和学习以及交际。狐臭具有遗传性，并与性别、种族差异有关。一般来说，女性多于男性，白种人和黑种人多于黄种人。这主要与大汗腺的生理结构和功能有关。

诊断

（1）家族史：包括外公、外婆、爷爷、奶奶、父母等祖辈是否有腋臭病史，是否有身体异味。

（2）病症：观察耳屎是否属湿性黏糊性，也有少数轻度患者成粉末样状。

（3）气味：用干净味手帕和纸张用力擦抹腋毛部位，鉴别味道，运动发热后最佳。

（4）色素：观察所穿内衣腋窝部位是否发黄变色。

（5）腋毛：腋毛部是否可见异常油腻物或伴有比汗液黏的液体，是否有毛发霉变分泌物粘连。

选穴及治疗方法

火针闪罐法

所选穴位：少海、极泉穴以及穴位周边。

治疗方法：让患者取仰卧位，先取双侧少海穴，在对穴位进行常规消毒后，用三棱针放血3~5滴。然后再让患者双手抱头，露出腋窝，在对腋窝皮肤进行消毒后，用火针快速刺入极泉穴以及此穴周边上、下、左、右0.8寸各1针，随后用闪罐法连续吸拔穴位及周边部位10~15次并留罐30秒钟左右，最后达到皮肤潮红的状态。拔罐完成后禁水3日以防感染。每隔7天治疗1次，3次为一疗程，连续治疗3个疗程即可见效。

注意事项

本病患者应勤洗澡、勤换衣，保持皮肤干燥清洁，也可将腋毛刮去，使局部皮肤减少被细菌感染的机会。

拔罐选穴与治疗方法

精确取穴

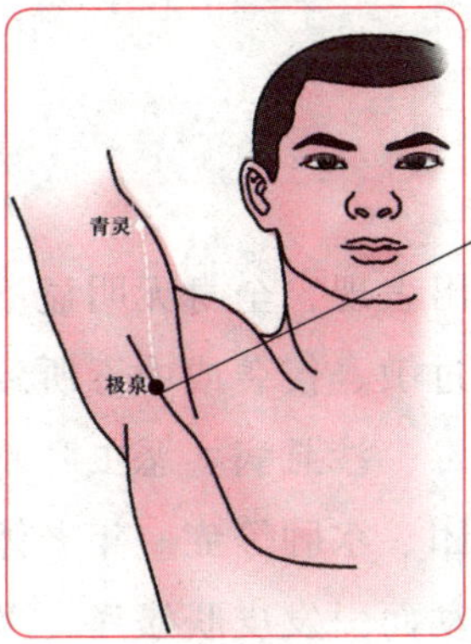

极 泉

位于腋窝正中，腋动脉搏动处即是。

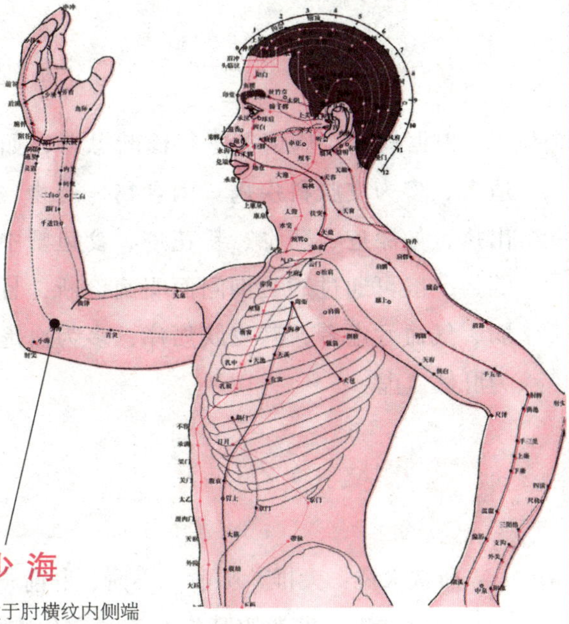

少 海

位于肘横纹内侧端与肱骨内上髁连线的中点处即是。

取穴技巧速查索引

极泉穴见33页
少海穴见33页

选穴及操作步骤

● 火针闪罐法　　**少海　极泉穴以及穴位周边**

● **火针闪罐法**操作步骤:

让患者取仰卧位 → 对双侧少海穴进行常规消毒 → 用三棱针放血3~5滴 → 让患者双手抱头，对腋窝皮肤进行消毒 → 用火针快速刺入极泉穴以及此穴周边上、下、左、右0.8寸各1针 → 用闪罐法连续吸拔穴位及周边部位10~15次并留罐30秒钟左右（达到皮肤潮红的状态） → 拔罐完成后禁水3日以防感染

皮肤瘙痒症

皮肤瘙痒症，是一种自觉瘙痒而无原发损害的皮肤病。由于不断搔抓，常有抓痕、血痂、色素沉着及苔藓样变等继发损害。本病临床上有泛发性和局限性两种。现代医学对本病的病因还不完全明确，多认为与某些内科疾病有关，如糖尿病、肝病、肾病等，同时还与一些外界因素刺激有关，如寒冷、温热、化纤织物等。

诊断

根据病史、病情等进行诊断思考，如：皮肤瘙痒为突出表现，全身无明显不适者，多为皮肤科疾病。因食物、药物、虫毒或其他物质过敏、侵袭或中毒所致出疹，如漆疮、药毒、粉花疮、食鱼蟹中毒、野屎风、水毒、沙虱病、恶虫叮咬等，一般可通过病史询问而明确诊断，且多伴有瘙痒、风团、水肿等症。年老体弱、气血亏虚者，其皮肤瘙痒，多为血虚风燥。由情绪波动而引发皮肤瘙痒，多为肝郁血虚。

选穴及治疗方法

出针罐法

所选穴位：大椎、肺俞、心俞、肝俞、膈俞、脾俞。

治疗方法：患者俯卧位，消毒穴位皮肤后，用2寸毫针先针刺大椎穴，针尖向上斜刺0.5～1寸，其余穴位针尖向脊柱斜刺1～1.5寸，以有酸、麻、胀、沉针感为宜，留针20分钟。起针后不按针孔，然后在上述穴位用闪火法将火罐吸拔在穴位上，留罐10～15分钟，以针孔处拔出血液或组织液为宜。每日1次，亦可隔日1次，10次为1个疗程。

刺络罐法

所选穴位：大椎、肺俞、脾俞、胃俞。

治疗方法：患者俯卧位，消毒背部皮肤，医者用梅花针自颈部以中度刺激叩刺至骶部，再重点叩刺大椎、肺俞、脾俞、胃俞穴部位，使其局部微出血，然后选用大小适度的火罐，在脊柱两侧出血部位，用闪火法吸拔火罐，留罐10～15分钟。隔日1次，连续3次为1个疗程。

拔罐选穴与治疗方法

精确取穴

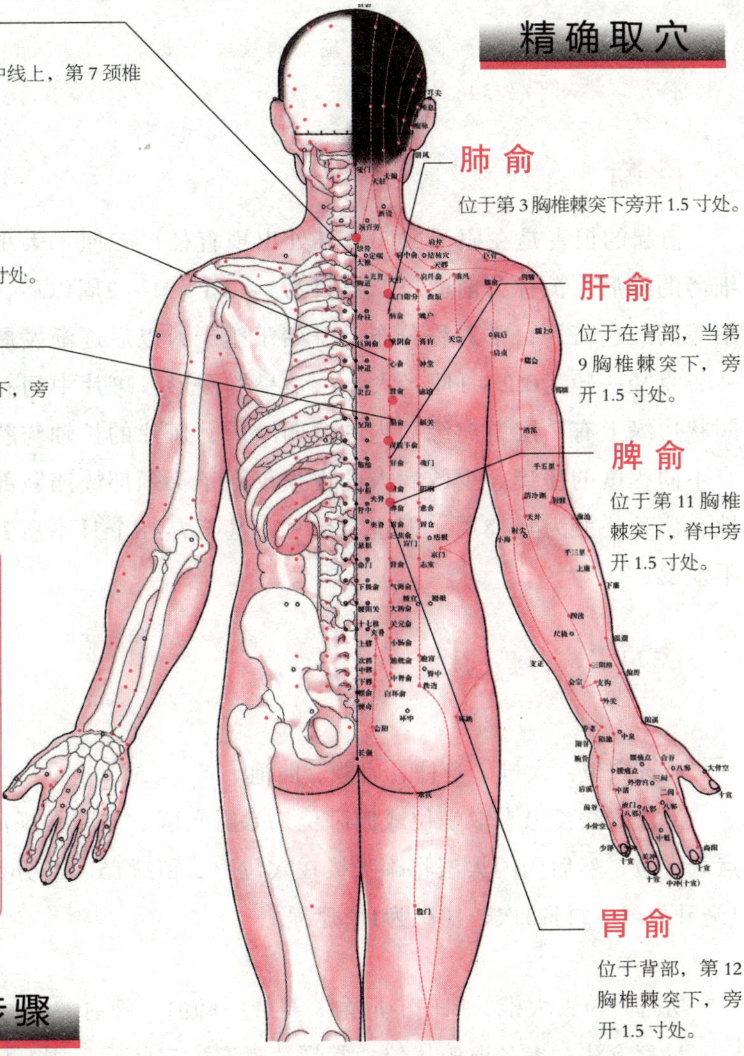

大椎

位于人体颈部后正中线上，第7颈椎棘突下凹陷中。

心俞

位于第5胸椎棘突下，旁开1.5寸处。

膈俞

位于在背部，当第7胸椎棘突下，旁开1.5寸处。

肺俞

位于第3胸椎棘突下旁开1.5寸处。

肝俞

位于在背部，当第9胸椎棘突下，旁开1.5寸处。

脾俞

位于第11胸椎棘突下，脊中旁开1.5寸处。

胃俞

位于背部，第12胸椎棘突下，旁开1.5寸处。

取穴技巧速查索引

肺俞穴见30页

大椎穴见24页

心俞穴见30页

肝俞穴见30页

膈俞穴见30页

脾俞穴见30页

胃俞穴见30页

选穴及操作步骤

● 出针罐法 大椎 肺俞 心俞 肝俞 膈俞 脾俞 胃俞

● **出针罐法**操作步骤:

患者取俯卧位 → 消毒穴位皮肤 → 用2寸毫针先针刺大椎穴，针尖向上斜刺0.5～1寸，其余穴位针尖向脊柱斜刺1～1.5寸，以有酸、麻、胀、沉针感为宜，留针20分钟

→ 起针在穴位用闪火法将火罐吸拔在各穴位上 → 留罐10～15分钟

玫瑰糠疹

玫瑰糠疹是一种圆形或椭圆形的玫瑰色斑疹，其表面附有糠状鳞屑，病因不明，发病可能与病毒感染有关。有一定的季节性，多在春、秋季节发病。

诊断

初起的损害是在躯干或四肢某处出现直径1～3厘米大小的玫瑰色淡红斑，有细薄的鳞屑，被称为前驱斑，数目为1～3个。1～2周以后，躯干与四肢出现大小不等的红色斑片，常对称分布。开始于躯干，以后逐渐发展至四肢。斑片大小不一，直径一般为0.2～1厘米大小，常呈椭圆形，斑片中间有细碎的鳞屑，而四周圈状边缘上有一层游离缘向内的薄弱鳞屑，斑片的长轴与肋骨或皮纹平行。可伴有不同程度的瘙痒。少数病人的皮损仅限于头颈部或四肢部位发生。本病有自限性，病程一般为4～8周，但也有数月，甚至7～8个月不愈者，自愈或痊愈后一般不复发。

选穴及治疗方法

刺络罐法①

所选穴位：大椎、身柱、肩髃、曲池。

治疗方法：患者取坐位或俯卧位，暴露穴区，皮肤常规消毒后，用三棱针快速点刺穴位，然后用闪火法将罐吸拔在穴位上，留罐15～20分钟，以局部红紫并出血1毫升为度。每日1次，10次为1个疗程。

刺络罐法②

所选穴位：大椎、风门、肝俞、身柱、肺俞、脾俞。

治疗方法：患者取俯伏位，常规消毒穴位皮肤后，用三棱针点刺穴位出血，然后用闪火法将火罐吸拔在点刺的穴位上，留罐15分钟左右。每日或隔日1次，两组穴交替使用，一般3～5次皮疹可消退。

注意事项

发病和治疗期间，少去公共场所，忌食辛辣腥膻等刺激性食物。

拔罐选穴与治疗方法

精确取穴

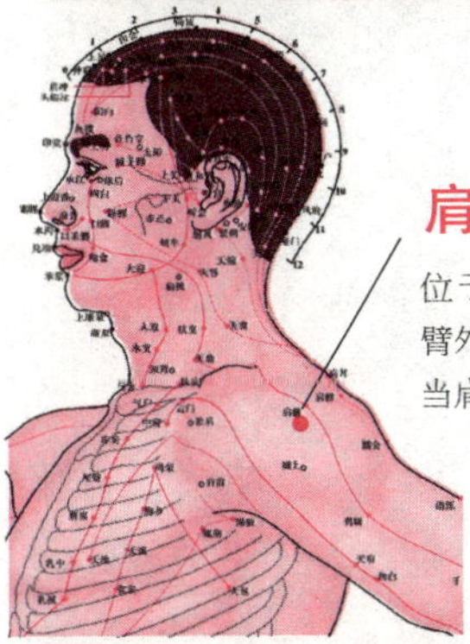

取穴技巧速查索引

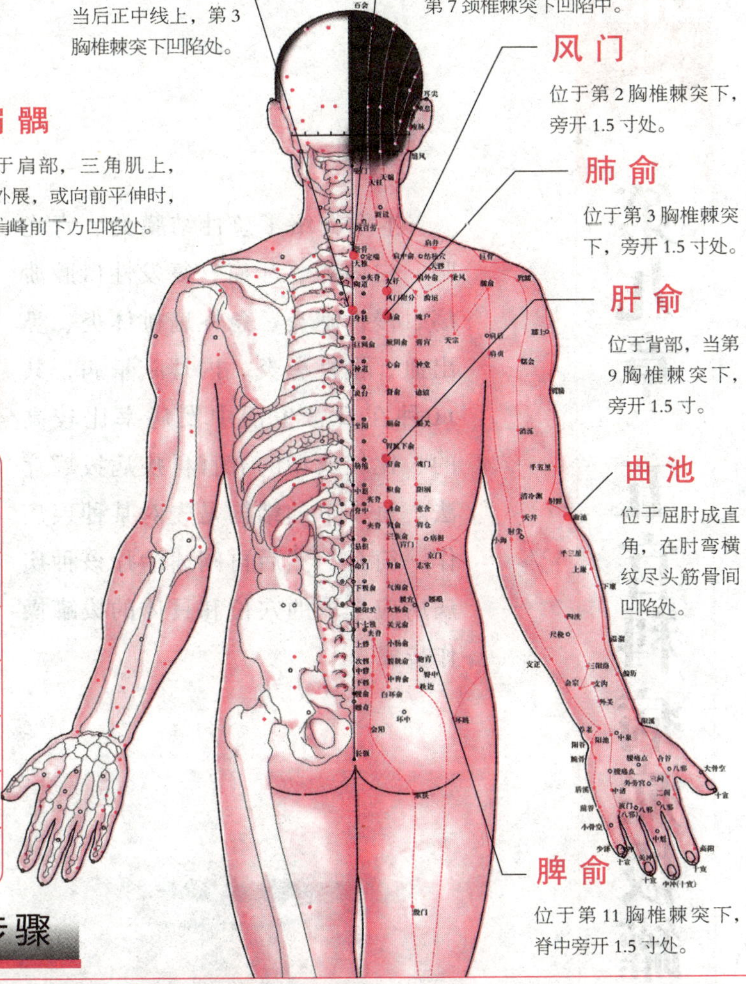

身柱

位于人体后背部，当后正中线上，第3胸椎棘突下凹陷处。

大椎

位于人体颈部后正中线上，第7颈椎棘突下凹陷中。

风门

位于第2胸椎棘突下，旁开1.5寸处。

肩髃

位于肩部，三角肌上，臂外展，或向前平伸时，当肩峰前下方凹陷处。

肺俞

位于第3胸椎棘突下，旁开1.5寸处。

肝俞

位于背部，当第9胸椎棘突下，旁开1.5寸。

曲池

位于屈肘成直角，在肘弯横纹尽头筋骨间凹陷处。

脾俞

位于第11胸椎棘突下，脊中旁开1.5寸处。

选穴及操作步骤

刺络罐法① 大椎 身柱 肩髃 曲池

刺络罐法①操作步骤：

患者取坐位或俯卧位 → 消毒穴位皮肤 → 用三菱针快速点刺穴位 → 用闪火法将火罐吸拔在各穴位上 → 留罐10～15分钟

刺络罐法② 大椎 风门 肝俞 身柱 肺俞 脾俞

刺络罐法②操作步骤：

患者取俯卧位 → 消毒穴位皮肤 → 用三菱针快速点刺穴位出血 → 用闪火法将火罐吸拔在各穴位上 → 留罐15分钟左右

第九章 五官科病症拔罐疗法

本章介绍了急性结膜炎、青光眼、白内障、牙痛、复发性口腔溃疡、慢性咽炎、急性扁桃体炎、鼻出血、慢性鼻炎、内耳眩晕病，共10种在日常生活中发病率比较高的、比较典型的五官科疾病拔罐疗法。每小节的结构是先对某种疾病作一简介，然后再阐述治疗该种疾病所应选取的穴位和具体的拔罐操作步骤。

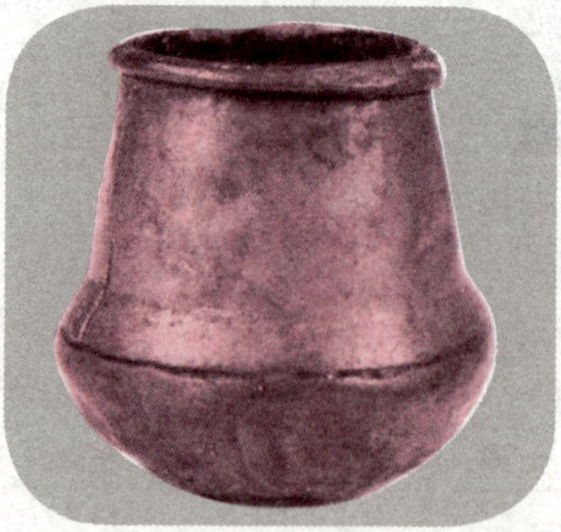

目录

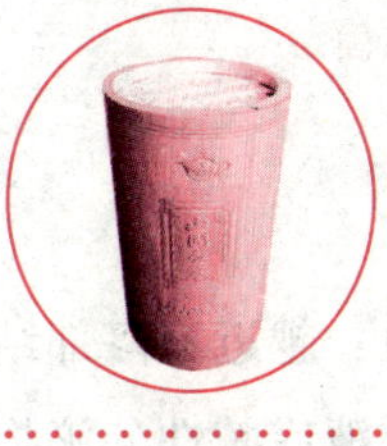

急性结膜炎

急性结膜炎是由细菌感染引起的急性传染性眼病，俗称红眼或火眼，在中医上属天行赤眼范围。

诊断

（1）结膜充血：越近穹窿部结膜充血越明显。血管弯曲不规则，呈网状。

（2）有多量黏液或脓性分泌物，附着于睑缘，所以晨起不易睁眼。

（3）轻者有痒、灼热和异物感；重者有怕光流泪及眼睑重垂。如有疼痛应注意是否蔓延到角膜。

（4）有时还可以在球结膜或角膜缘出现圆形疱疹。

（5）应与睫状充血相鉴别。

选穴及治疗方法

刺络罐法①

所选穴位：大椎、心俞、肝俞、身柱、膈俞、胆俞。

治疗方法：让患者取俯卧位，在对穴位皮肤进行常规消毒后，先用三棱针点刺穴位，然后用闪火法将罐吸拔在点刺穴位上，留罐15分钟。每日1次。

刺络罐法②

所选穴位：太阳。

治疗方法：让患者取坐位或仰卧位，对两侧穴位进行常规消毒。用三棱针快速、数次点刺穴位，使其少量出血，然后再用小号玻璃罐用闪火法吸拔穴位，留罐5分钟，使其每罐出血5毫升。每日1次。

拔罐选穴与治疗方法

精确取穴

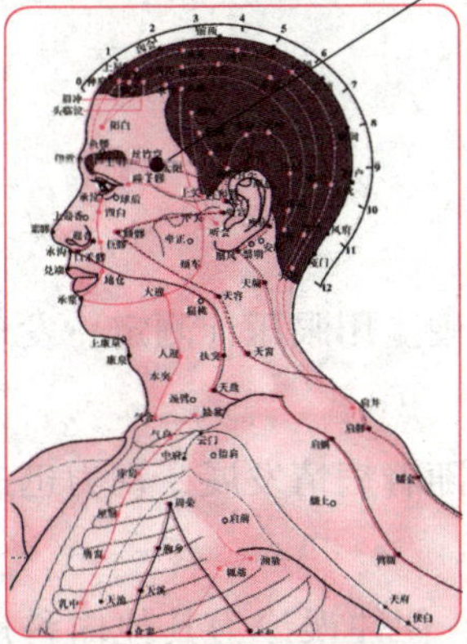

太阳
位于人体头部，在耳廓前面，前额两侧，外眼角延长线的上方，两眉梢后凹陷处。

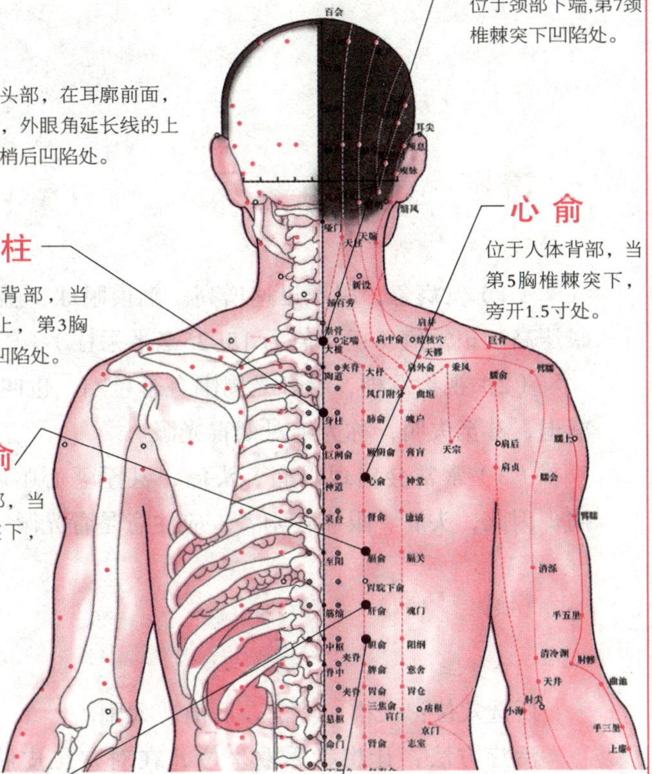

大椎
位于颈部下端，第7颈椎棘突下凹陷处。

心俞
位于人体背部，当第5胸椎棘突下，旁开1.5寸处。

身柱
位于人体背部，当后正中线上，第3胸椎棘突下凹陷处。

膈俞
位于人体背部，当第7胸椎棘突下，旁开1.5寸处。

肝俞
位于人体背部，当第9胸椎棘突下，旁开1.5寸处。

胆俞
位于人体背部，当第10胸椎棘突下，旁开1.5寸处。

取穴技巧速查索引

大椎穴见24页
心俞穴见30页
身柱穴见28页
膈俞穴见30页
肝俞穴见30页
胆俞穴见30页
太阳穴见24页

选穴及操作步骤

刺络罐法①

大椎 心俞 肝俞 身柱 膈俞 胆俞

刺络罐法①操作步骤:

让患者取俯卧位 → 对穴位皮肤进行常规消毒 → 用三棱针点刺穴位 → 用闪火法将罐吸拔在点刺穴位上，留罐15分钟

刺络罐法②

太阳

刺络罐法②操作步骤:

让患者取坐位或仰卧位，并对两侧太阳穴进行常规消毒 → 用三棱针快速，数次点刺穴位，并使其少量出血 → 将小号玻璃罐用闪火法吸拔在穴位上，并留罐5分钟

青光眼

青光眼是眼科一种疑难病，种类很多，常见的分急性和慢性两类，是一种眼内压增高且伴有角膜周围充血，瞳孔散大、眼压升高、视力急剧减退、头痛、恶心呕吐等主要表现的眼痛。危害视力功能极大，是一种常见疾病。因瞳孔多少带有青绿色，故有此名。

诊断

急性充血性青光眼

（1）发病急，眼压迅速增高。触摸眼球，感到十分坚硬。用眼压计测定，发现眼压高于正常值（正常值为15~25毫米汞柱）。

（2）视物发糊，看灯光周围有彩色圈，也叫作虹视。随着病情发展，视力迅速减退，甚至失明，称为绝对期青光眼。

（3）常常会出现眼痛、头痛，甚至恶心呕吐的症状，往往误诊为其他内科疾病。因此，头痛、眼痛较剧者，应注意是青光眼。

选穴及治疗方法

刺络罐法

所选穴位：大椎、心俞、肝俞、太阳。

治疗方法：让患者采取坐位，在对穴位皮肤进行常规消毒后，先用三棱针在穴位上点刺，然后用闪火法将罐吸拔在点刺的穴位上，留罐15~20分钟。每日或两日1次。

走罐法

所选穴位：肝俞、脾俞、胃俞、肾俞。

治疗方法：让患者取俯卧位并暴露背部，在背部涂抹润滑油，然后以闪火法将玻璃火罐吸拔在背部，后用右手握住罐体，按顺时针方向边旋转罐体边向前推进（从肝俞穴推至肾俞穴）。如此反复推走直至皮肤变得潮红为度。最后，在上述穴位再各拔罐1个，留罐15~20分钟，3日1次，10次为1个疗程。

注意事项

本病患者要尽量提早治疗，在治疗期间要保持愉快的心情，避免情绪激动、节制房事，避免身体过度劳累。

拔罐选穴与治疗方法

精确取穴

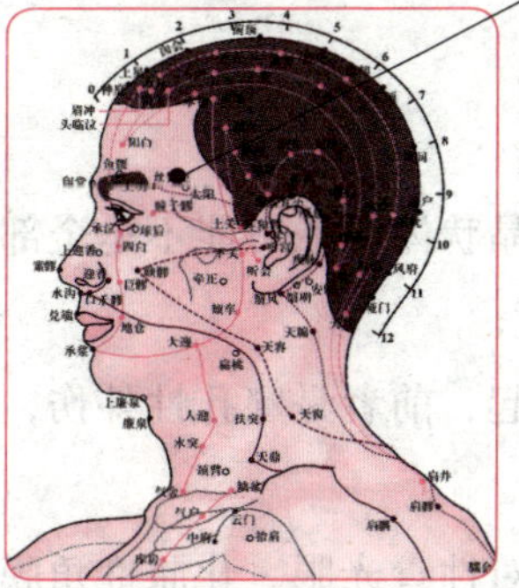

太阳

位于人体头部，在耳郭前面，前额两侧，外眼角延长线的上方，两眉梢后凹陷处。

大椎

位于颈部下端，第7颈椎棘突下凹陷处。

心俞

位于人体背部，当第5胸椎棘突下，旁开1.5寸处。

肝俞

位于人体背部，第9胸椎棘突下，旁开1.5寸处。

脾俞

位于人体背部，在第11胸椎棘突下，左右旁开两指宽处。

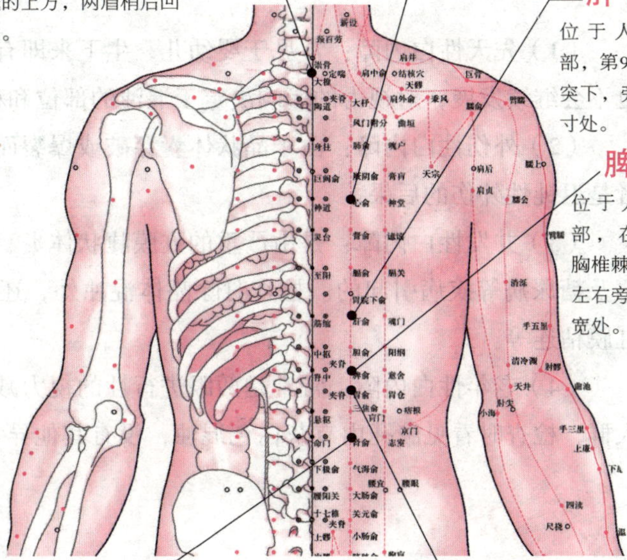

肾俞

位于人体腰部，第2腰椎棘突下旁开1.5寸处。

胃俞

位于人体背部，当第12胸椎棘突下，旁开1.5寸处。

取穴技巧速查索引

大椎穴见24页

太阳穴见24页

心俞穴见30页

肝俞穴见30页

脾俞穴见30页

胃俞穴见30页

肾俞穴见30页

选穴及操作步骤

● 刺络罐法　大椎　心俞　肝俞　太阳

● **刺络罐法**操作步骤:

让患者采取坐位 → 对穴位皮肤进行常规消毒 → 用三棱针在穴位上点刺 → 用闪火法将罐吸拔在点刺的穴位上，留罐15~20分钟

● 走罐法　肝俞　脾俞　胃俞　肾俞

● **走罐法**操作步骤:

让患者取俯卧并暴露背部 → 在背部涂抹润滑油 → 以闪火法将玻璃火罐吸拔在背部 → 右手握住罐体，按顺时针方向旋转罐体向前推进（从肝俞穴推至肾俞穴）。反复推走至皮肤变得潮红为度 → 在上述穴位再各拔罐1个，留罐15~20分钟

白内障

白内障是由于新陈代谢或其他原因发生晶体全部或部分混浊，而引起视力障碍的眼病，中医属圆翳内障。现代医学认为，老化、遗传、代谢异常、外伤、辐射、中毒和局部营养不良等可引起晶状体囊膜损伤，使其渗透性增加，丧失屏障作用，或导致晶状体代谢紊乱，使晶状体蛋白发生变性，形成混浊。

诊断

（1）先天性白内障：常见于婴幼儿，生下来即有。晶状体混浊可能不是全部，也不会继续发展，对视力的影响决定于混浊的部位和程度。

（2）外伤性白内障：由于晶状体囊穿破或爆裂而引起，前者是穿孔性外伤，后者是迟钝性外伤的后果。

（3）并发性白内障：是由严重的虹膜睫状体炎、绝对性青光眼、化脓性角膜溃疡及糖尿病等疾病引起的。检查时除晶体混浊外，还可有其他异常，如角膜混浊、虹膜粘连等。

（4）老年性白内障：常常是两眼进行性的视力减退。多发于年龄在45岁以上的人群，检查时看见瞳孔内有灰白色混浊，没有其他异常。

选穴及治疗方法

刺络罐法

所选穴位：大椎穴及后颈部、眼周围部分。

治疗方法：让患者取适当体位，在对所选穴位和部位进行常规消毒后，用梅花针叩刺之，然后取型号合宜的火罐，用闪火法将罐吸拔在治疗部位，留罐10~15分钟，两日1次，5~10次为1个疗程。

刮痧罐法

所选穴位：①肝俞、肾俞、风池、足三里、光明；②百会、攒竹、丝竹空、太阳、四白、太溪、太冲。

治疗方法：让患者取俯卧位，对第①组穴的穴位皮肤进行消毒，采用刮痧板刮拭穴位皮肤，直至皮肤出现丹痧为度，最后再用闪火法将火罐吸拔在刮痧部位，留罐15~20分钟。对于第②组穴，则只刮痧不拔罐。这样的治疗每两日1次，10次为1个疗程，每个疗程之间间隔5日。

拔罐选穴与治疗方法

精确取穴

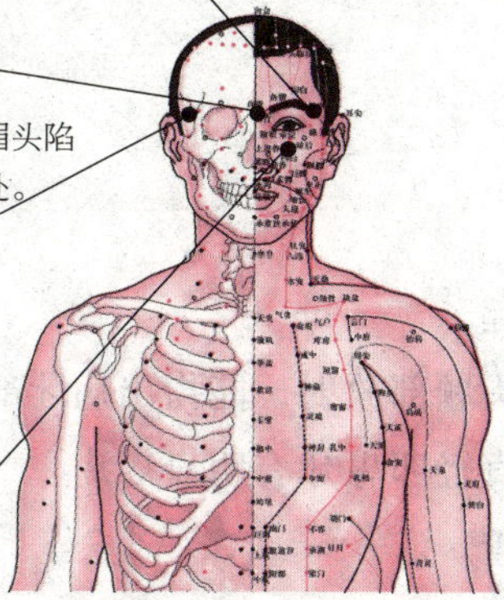

丝竹空 位于面部，眉梢凹陷处。

攒竹 位于面部，当眉头陷中，眶上切迹处。

太阳 位于人体头部，在耳郭前面，前额两侧，外眼角延长线的上方，两眉梢后凹陷处。

四白 位于面部，双眼平视时，瞳孔正中央下约2厘米处。

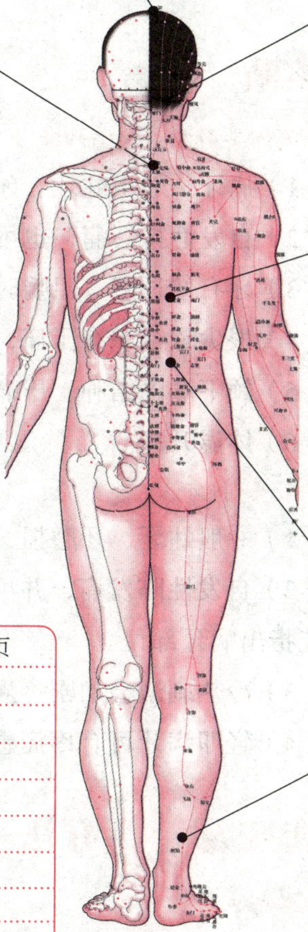

百会 该穴位于人体头部，当前发际正中直上5寸，或两耳尖连线的中点处。

大椎 位于颈部下端，第7颈椎棘突下凹陷处。

风池 位于后颈部，后头骨下，两条大筋外缘陷窝中，相当于耳垂齐平。

肝俞 位于人体背部，当第9胸椎棘突下，旁开1.5寸处。

肾俞 位于人体腰部，第2腰椎棘突下旁开1.5寸处。

光明 位于人体的小腿外侧，当外踝尖穴上5寸，腓骨前缘。

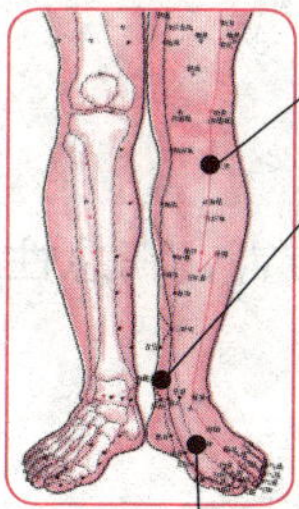

足三里 位于外膝眼下3寸，距胫骨前嵴1横指，当胫骨前肌上。

太溪 位于足内侧，内踝后方与脚跟骨筋腱之间的凹陷处。

太冲 位于人体脚背部第1、2跖骨结合部之前凹陷处。

取穴技巧速查索引

丝竹空穴见23页
攒竹穴见24页
四白穴见23页
太阳穴见24页
足三里穴见34页
太溪穴见36页
太冲穴见36页
百会穴见24页
大椎穴见24页
风池穴见23页
肾俞穴见30页
光明穴见37页
肝俞穴见30页

选穴及操作步骤

刺络罐法

大椎穴及后颈部　眼周围部分

刺络罐法操作步骤：

让患者取适当体位 → 对所选穴位和部位进行常规消毒 → 用梅花针叩刺之 → 取型号合宜的火罐吸拔在治疗部位留罐10~15分钟

刮痧罐法

①肝俞　肾俞　风池　足三里　光明　②百会　攒竹　丝竹空　太阳　四白　太溪　太冲

刮痧罐法操作步骤：

让患者取俯卧位并对第①组穴的穴位皮肤进行消毒 → 采用刮痧板刮拭穴位皮肤，直至皮肤出现丹痧为度 → 用闪火法将火罐吸拔在刮痧部位，留罐15~20分钟 → 对于第②组穴，则只刮痧不拔罐

牙痛

牙痛是以牙齿及牙龈红肿疼痛为主要表现的口腔疾患，一般是由于口腔不洁或过食膏粱厚味、胃腑积热、胃火上冲，或风火邪毒侵犯、伤及牙齿、或肾阴亏损、虚火上炎、灼烁牙龈等引起病症。

诊断

根尖周炎引发的牙痛诊断

（1）痛牙一般由蛀牙、牙折裂引起。

（2）自发性持续痛，也可向同侧头颞部放射，能指出病牙部位。

（3）牙有伸长感，咀嚼时痛，垂直轻叩患牙有明显疼痛。

（4）根尖软组织有压痛，或有瘘管。

（5）颌下淋巴结肿、压痛。

（6）体温升高。

牙髓炎引起的牙痛

（1）一般蛀牙、牙磨损、牙折裂等会引起牙痛。

（2）自发性阵发痛，并可向同侧头、面部放射，夜间疼痛尤其厉害，在急性期时不能指出病牙部位。

（3）冷热刺激会加剧疼痛。

（4）轻叩病牙可有疼痛感。

选穴及治疗方法

刺络罐法

所选穴位：大椎、肩井。

治疗方法：让患者取坐位，在对穴位皮肤进行常规消毒后，先用三棱针点刺所选穴位，然后再用闪火法将罐吸拔在穴位上，留罐10~15分钟。每日1次。

涂药罐法

所选穴位：患侧颊车、下关、合谷。

治疗方法：让患者取坐位，先在颊车、下关穴位处涂上风油精，然后再用闪火法将罐吸拔在穴位上。随后再在合谷穴用出针罐法，留罐10~15分钟。每日1次。

拔罐选穴与治疗方法

精确取穴

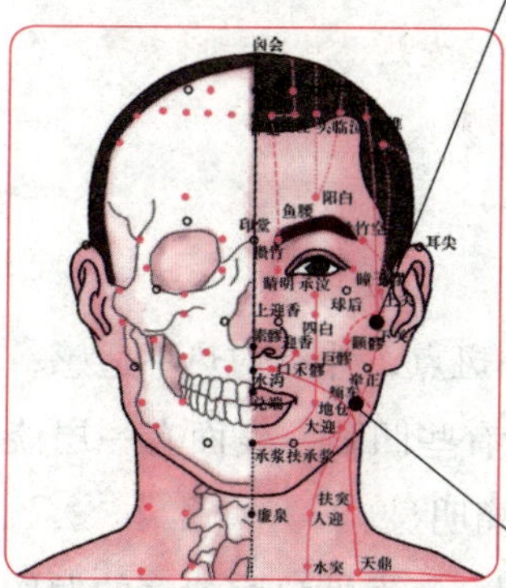

下关 位于面部，耳前方，当颧弓与下颌切迹所形成的凹陷中。

大椎 位于颈部下端，第7颈椎棘突下凹陷处。

肩井 位于人体的肩部，前直乳中，大椎与肩峰端连线的中点，即乳头正上方与肩线交接处。

颊车 位于面部，侧面下颌骨边角上，向鼻子斜方向约1厘米处的凹陷中。

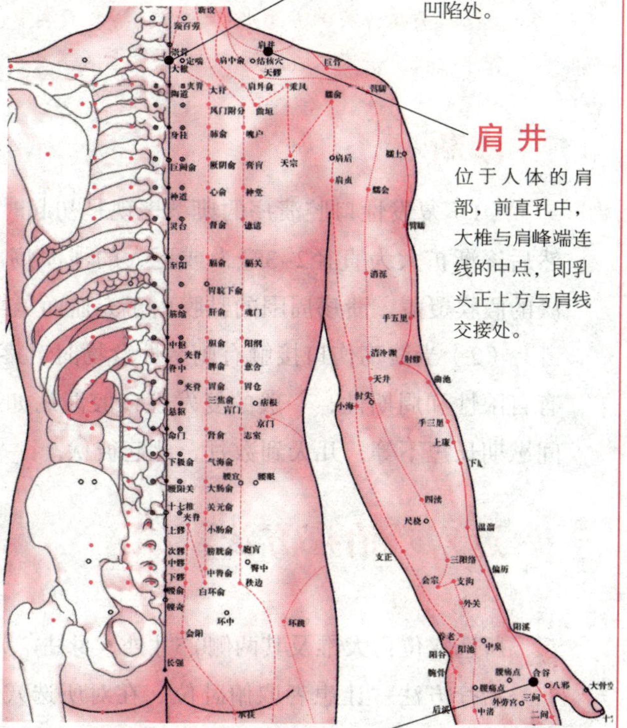

合谷 手背第一、二掌骨间，第二掌骨桡侧的中点处。

取穴技巧速查索引

大椎穴见24页

肩井穴见28页

合谷穴见32页

下关穴见24页

颊车穴见23页

选穴及操作步骤

● 刺络罐法① 大椎 肩井

● 刺络罐法①操作步骤:

让患者取坐位 → 对穴位皮肤进行常规消毒 → 用三棱针点刺所选穴位 → 用闪火法将罐吸拔在穴位上，留罐10~15分钟

● 涂药罐法② 颊车 下关 合谷

● 涂药罐法②操作步骤:

让患者取坐位 → 在颊车、下关穴位处涂上风油精 → 用闪火法将罐吸拔在穴位上 → 在合谷穴上用出针罐法，留罐10~15分钟

复发性口腔溃疡

复发性口腔溃疡，是口腔黏膜疾病中常见的溃疡性损害疾病，发作时疼痛剧烈，灼痛难忍。中医学认为本病是由于情志不遂，素体虚弱，外感六淫之邪致使肝失条达、脾失健运、肝郁气滞、郁热化火、虚火上炎熏蒸于口而患病，长期的反复发作将直接影响患者整个机体的免疫功能，引起代谢紊乱，出现口臭、慢性咽炎、便秘、头痛、头晕、恶心、乏力、精力不集中、失眠、烦躁、发热、淋巴结肿大等全身症状，严重影响患者的工作、生活，甚至造成恶变或癌变。

诊断

（1）复发性口腔溃疡的典型表现是初起时有很细的小斑点，伴有灼热不适感，然后逐渐扩大为直径2~3毫米或更大的浅溃疡。溃疡微微有些凹陷，表面有一层淡淡的假膜覆盖，溃疡周围的黏膜由于充血而呈红晕状，灼痛明显。

（2）当溃疡伤口接触有刺激性食物时，疼痛更加剧烈。复发性口腔溃疡的发作有自限性和周期性，一般的复发性口腔溃疡如果不经特殊治疗7~10天可逐渐愈合，间歇期长短不等，几天到数月，此起彼伏。

选穴及治疗方法

刺络罐法①

所选穴位：大椎及其两侧0.5寸处、身柱、灵台、心俞、曲池、足三里、三阴交。

治疗方法：让患者取俯卧位，在对所选穴位进行常规消毒后，先用三棱针点刺穴位，然后用闪火法将罐吸拔在穴位上，留罐10~15分钟。1日1次或两日1次。

刺络罐法②

所选穴位：神阙。

治疗方法：让患者取仰卧位，在对所选穴位皮肤进行常规消毒后，用梅花针轻刺数下，然后再用闪火法将大号火罐吸拔在穴位上，留罐10分钟。两日1次，10次为1个疗程。

注意事项

本病患者平时要节制饮食，少吃辛辣、肥肉等刺激性食品和油腻食品。除此之外，患者还要保持心情舒畅，保证睡眠的充足，并锻炼身体，增强体质。

拔罐选穴与治疗方法

精确取穴

大椎 位于颈部下端，第7颈椎棘突下凹陷处。

身柱 位于人体背部，当后正中线上，第3胸椎棘突下凹陷中。

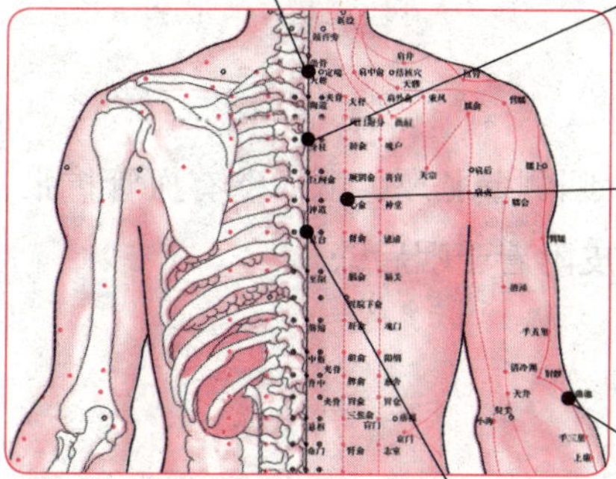

心俞 位于人体背部，当第5胸椎棘突下，旁开1.5寸处。

曲池 屈肘成直角，在肘横纹外侧端与肱骨外上髁连线中点处即是。

灵台 位于人体背部，当后正中线上，第6胸椎棘突下凹陷中。

神阙 位于人体的腹中部，脐中央。

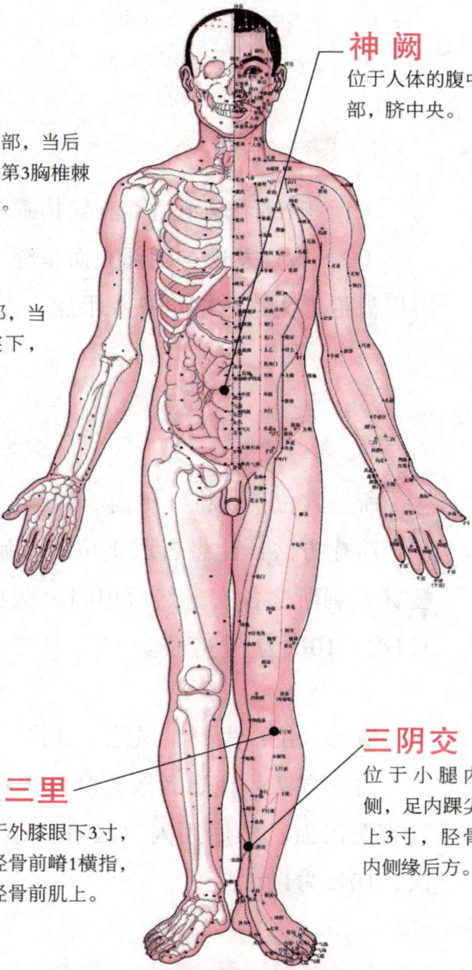

足三里 位于外膝眼下3寸，距胫骨前嵴1横指，当胫骨前肌上。

三阴交 位于小腿内侧，足内踝尖上3寸，胫骨内侧缘后方。

取穴技巧速查索引

大椎穴见24页
身柱穴见28页
心俞穴见30页
曲池穴见33页
灵台穴见29页
神阙穴见26页
三阴交穴见35页
足三里穴见34页

选穴及操作步骤

刺络罐法①

大椎 身柱 灵台 心俞 曲池 足三里 三阴交

刺络罐法①操作步骤:

让患者取俯卧位 → 对所选穴位进行常规消毒 → 用三棱针点刺穴位 → 用闪火法将罐吸拔在穴位上，留罐10~15分钟

刺络罐法②

神阙

刺络罐法②操作步骤:

让患者取仰卧位 → 对所选穴位皮肤进行常规消毒 → 用梅花针轻刺数下 → 用闪火法将大号火罐吸拔在穴位上，留罐10分钟

慢性咽炎

慢性鼻咽炎是一种病程发展缓慢的慢性炎症，常与邻近器官或全身性疾病并存，如急性咽炎反复发作、鼻炎、鼻旁窦炎、扁桃体炎等，有时过度吸烟、饮酒等不良慢性刺激鼻咽部，也会引起慢性咽炎。

诊断

（1）咽部干燥不适，有异物感或胀痛感。

（2）检查发现：咽部充血呈深红色，软腭、咽侧壁肥厚，咽后壁有血管扩张，淋巴滤泡增生；后期可黏膜干燥，无光泽，有痂皮附着于咽后壁。

选穴及治疗方法

刺络罐法①

所选穴位：大椎、肺俞、曲池、照海。

治疗方法：让患者取坐位或者俯卧位，在对穴位皮肤进行常规消毒后，先用三棱针点刺所选各穴，然后用闪火法将罐吸拔在点刺的穴位上，留罐10~15分钟。每日1次，10次为1个疗程。

刺络罐法②

所选穴位：大杼、风池、肺俞、肾俞。

治疗方法：让患者取俯卧位，在对穴位皮肤进行常规消毒后，用三棱针点刺各穴直至出血，然后用闪火法将火罐吸拔在穴位上，留罐15~20分钟。每两日治疗1次，10日为1疗程。

注意事项

本病患者要预防感冒，在平时应忌食烟酒、辛辣等刺激性食物及减少粉尘刺激。除此以外，平时还要用生理盐水漱口，以保持口腔卫生。

拔罐选穴与治疗方法

精确取穴

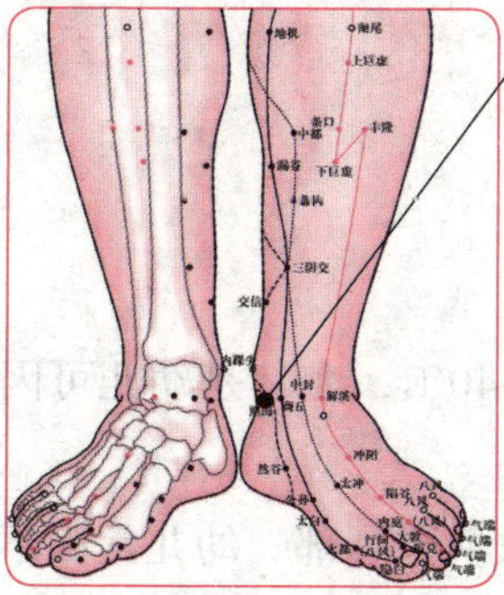

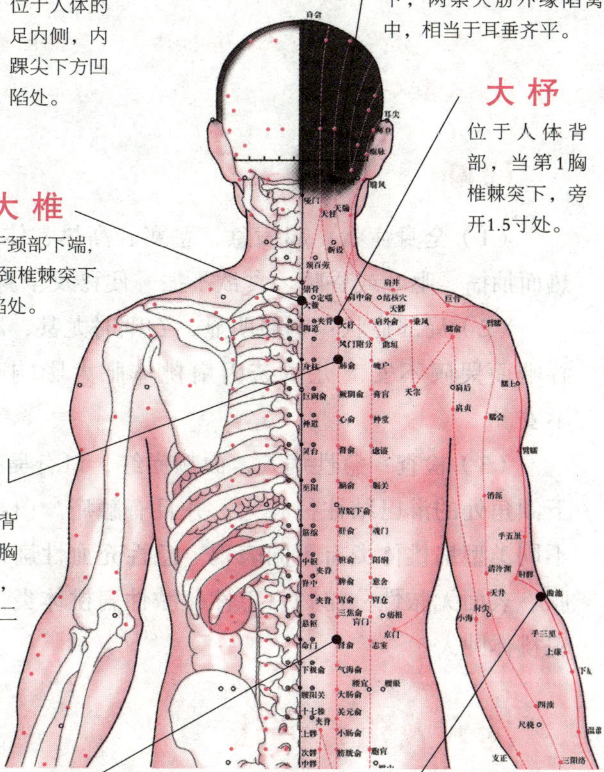

照海
位于人体的足内侧，内踝尖下方凹陷处。

风池
该穴位于后颈部，后头骨下，两条大筋外缘陷窝中，相当于耳垂齐平。

大杼
位于人体背部，当第1胸椎棘突下，旁开1.5寸处。

大椎
位于颈部下端，第7颈椎棘突下凹陷处。

肺俞
位于人体背部，当第3胸椎棘突下，左右旁开二指宽处。

肾俞
位于人体腰部，第2腰椎棘突下，旁开1.5寸处。

曲池
屈肘成直角，在肘横纹外侧端与肱骨外上髁连线中点处即是。

取穴技巧速查索引

大椎穴见24页
肺俞穴见30页
肾俞穴见30页
风池穴见23页
大杼穴见28页
曲池穴见33页
照海穴见37页

选穴及操作步骤

● 刺络罐法① 大椎 肺俞 曲池 照海

● 刺络罐法①操作步骤：

让患者取坐位或者俯卧位 → 对穴位皮肤进行常规消毒 → 用三棱针点刺所选各穴 → 用闪火法将罐吸拔在点刺的穴位上，留罐10~15分钟

● 刺络罐法② 大杼 风池 肺俞 肾俞

● 刺络罐法②操作步骤：

让患者取俯卧位 → 对穴位皮肤进行常规消毒 → 用三棱针点刺各穴直至出血 → 用闪火法将火罐吸拔在穴位上，留罐15~20分钟

急性扁桃体炎

急性扁桃体炎，中医称为“乳蛾”“喉蛾”或“莲房蛾”，是腭扁桃体的一种非特异性急性炎症，常伴有一定程度的咽黏膜及咽淋巴组织的急性炎症。根据临床表现不同，此病可分为卡他性、隐窝性及滤泡性扁桃体炎3种；就诊断和治疗而言，又可分为急性充血性扁桃体炎和急性化脓性扁桃体炎两种。本病常发生于儿童及青少年。

诊断

（1）全身症状：起病急、恶寒、高热、体温可达39~40℃，尤其是幼儿可因高热而抽搐、呕吐或昏睡、食欲不振、便秘及全身酸困等。

（2）局部症状：咽痛明显，吞咽时尤甚，剧烈者可放射至耳部，幼儿常因不能吞咽而哭闹不安。儿童若因扁桃体肥大影响呼吸时可妨碍其睡眠，夜间常惊醒不安。

（3）检查：急性病人，面颊赤红，口有臭味，舌被厚苔，颈部淋巴结，特别是下颌角处的淋巴结往往肿大，并且有触痛。白细胞明显增多。根据局部检查可见到不同类型扁桃体炎有不同表现。急性充血性扁桃体炎，主要表现为扁桃体充血、肿胀、表面无脓性分泌物。急性化脓性扁桃体炎，则表现为扁桃体及腭弓明显充血，扁桃体肿大。

选穴及治疗方法

刺络罐法①

所选穴位：大椎、肺俞、曲池、少商、商阳。

治疗方法：让患者取坐位，对穴位皮肤进行常规消毒后，先用三棱针点刺大椎、肺俞、曲池等穴，随后再用闪罐法将罐吸拔在被点刺的穴位上，留罐5分钟，最后再用三棱针点刺少商、商阳穴，放血数滴。这样的治疗每日1次。

刺络罐法②

所选穴位：大椎。

治疗方法：让患者取坐位并低头，在对大椎穴进行常规消毒后，用三棱针迅速点刺该穴，然后在其周围上、下、左、右0.5寸处各刺1针。最后在穴位局部用闪火法将玻璃火罐吸拔在大椎穴上，并留罐10~15分钟，以出血1~2毫升为度。这样的治疗每两日1次，3次为1疗程。

拔罐选穴与治疗方法

精确取穴

大椎
位于颈部下端，第7颈椎棘突下凹陷处。

肺俞
位于人体背部，当第3胸椎棘突下，左右旁开二指宽处。

曲池
屈肘成直角，在肘横纹外侧端与肱骨外上髁连线中点处即是。

少商
位于双手拇指末节桡侧，距指甲角0.1寸处。

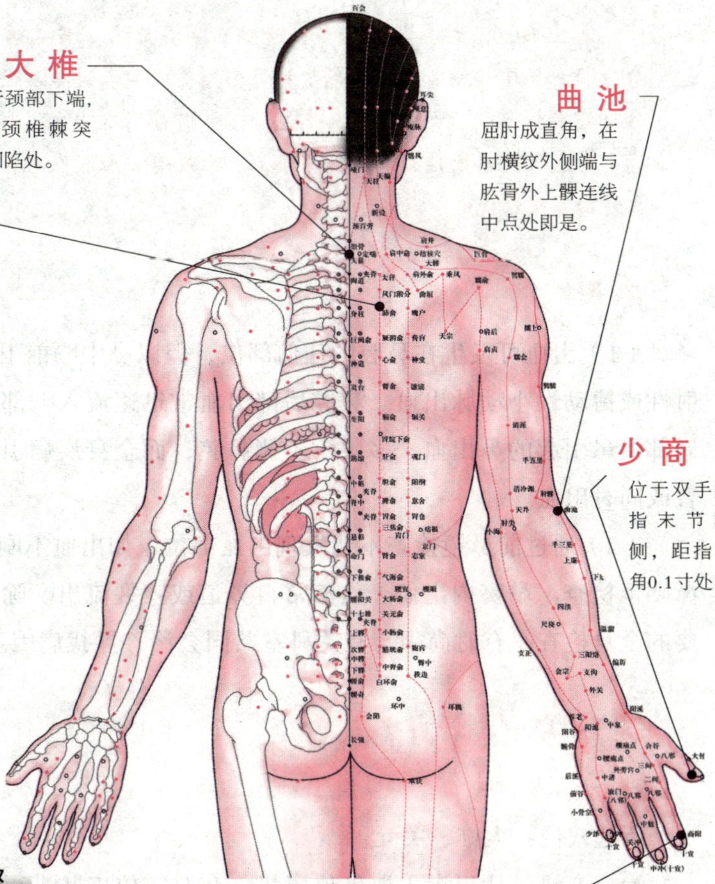

商阳
位于示指末节桡侧，距指甲角0.1寸处。

取穴技巧速查索引

大椎穴见24页
肺俞穴见30页
曲池穴见33页
少商穴见32页
商阳穴见32页

选穴及操作步骤

刺络罐法①

大椎　肺俞　曲池　少商　商阳

- **刺络罐法①操作步骤：**

让患者取坐位 → 对穴位皮肤进行常规消毒 → 用三棱针点刺大椎、肺俞、曲池等穴 → 用闪罐法将罐吸拔在被点刺的穴位上，留罐5分钟 → 用三棱针点刺少商、商阳穴，放血数滴

刺络罐法②

大椎

- **刺络罐法②操作步骤：**

让患者取坐位并低头 → 对大椎穴进行常规消毒 → 用三棱针迅速点刺该穴，然后在其周围上、下、左、右0.5寸处各刺1针 → 最后在穴位局部用闪火法将玻璃火罐吸拔在大椎穴上，并留罐10~15分钟，以出血1~2毫升为度

鼻出血

鼻出血，又称鼻衄，是多种疾病的常见症状。其病因可归纳为局部原因和全身原因。如局部原因有：鼻部受到外伤撞击或挖鼻过深、过重；患急性鼻炎、萎缩性鼻炎者易出血；由鼻腔、鼻窦或鼻咽部肿瘤引起出血。如全身原因有、动脉压过高；患急性发热性传染病；患白血病、血友病等血液疾患；磷、砷、苯等中毒可破坏造血系统功能而引起出血。

诊断

（1）出血可发生在鼻腔的任何部位，但以鼻中隔前下区最为多见，有时可见喷射性或搏动性小动脉出血。鼻腔后部出血常迅速流入咽部，从口吐出。一般说来，局部疾患引起的鼻出血，多限于一侧鼻腔，而全身疾病引起者，可能两侧鼻腔内交替或同时出血。

（2）通过前鼻镜检查不能发现出血部位，如出血不剧，可行后鼻镜或光导纤维鼻咽镜检查。鼻窦内出血，血液常自鼻道或嗅裂流出。除了寻找出血点外，并作必要的全身检查。有时尚须与有关科室共同会诊，寻找病因。

选穴及治疗方法

刺络罐法①

所选穴位：大椎、关元。

治疗方法：让患者采取坐位姿势，在对穴位皮肤进行常规消毒后，使用皮肤针对穴位进行重刺以使其出血，然后将罐吸拔在穴位上，留罐10~15分钟。每3天治疗1次。

刺络罐法②

所选穴位：大椎、肺俞、肝俞、委中、涌泉。

治疗方法：让患者取俯卧体位，在对穴位皮肤进行常规消毒后，先用三棱针点刺各穴使之出血数滴，然后再用闪火法将罐吸拔在所选穴位上，留罐10~15分钟，最终吸拔出血量为1~2毫升。每两日治疗1次，10次为1个疗程。

拔罐选穴与治疗方法

精确取穴

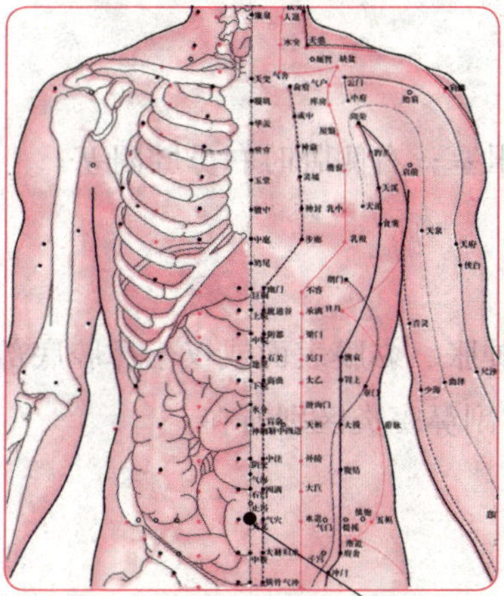

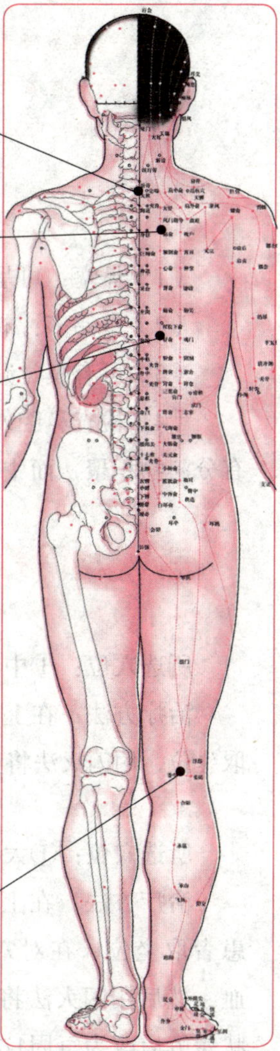

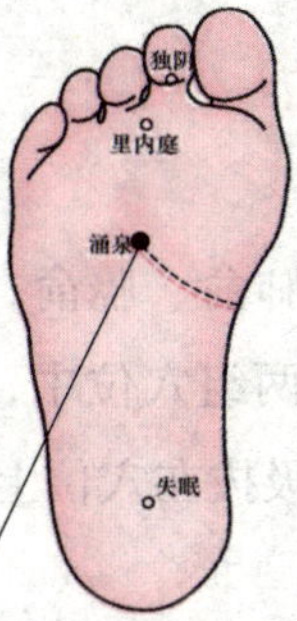

大椎

位于颈部下端，第7颈椎棘突下凹陷处。

肺俞

位于人体背部，当第3胸椎棘突下，左右旁开二指宽处。

肝俞

位于人体背部，当第9胸椎棘突下，旁开1.5寸处。

关元

位于人体腹部，当前正中线上，当脐中下3寸处。

涌泉

位于人体足底部，第2、3趾趾缝纹头端与足跟连线的三分之一处。

委中

位于人体膝部，横纹中点，当股二头肌腱与半腱肌肌腱的中间即是。

取穴技巧速查索引

大椎穴见24页
肺俞穴见30页
肝俞穴见30页
涌泉穴见36页
委中穴见35页
关元穴见26页

选穴及操作步骤

刺络罐法① 大椎 关元

刺络罐法①操作步骤:

让患者采取坐位姿势 → 对穴位皮肤进行常规消毒 → 使用皮肤针对穴位进行重刺以使其出血 → 将罐吸拔在穴位上，留罐10~15分钟

刮痧罐法② 大椎 肺俞 肝俞 委中 涌泉

刮痧罐法②操作步骤:

让患者取俯卧体位 → 对穴位皮肤进行常规消毒 → 用三棱针点刺各穴使之出血数滴 → 闪火法将罐吸拔在所选穴位上，留罐10~15分钟，最终吸拔出血量为1~2毫升

慢性鼻炎

慢性鼻炎是鼻腔黏膜和黏膜下层的慢性炎症。比较早期的慢性鼻炎常表现为鼻黏膜的慢性充血肿胀，称慢性单纯性鼻炎，若发展为鼻黏膜和鼻甲骨的增生肥厚，则称慢性肥厚性鼻炎。

诊断

（1）鼻塞：可呈现交替性，即左侧卧时左鼻腔阻塞；右侧卧时右鼻腔阻塞。

（2）鼻涕多：黏液性、黏液脓性或脓性分泌。

（3）可有嗅觉减退，头胀头昏，咽部不适。

（4）检查鼻腔发现：鼻黏膜弥漫性充血、鼻甲肿胀、黏膜表面或仅于鼻腔底部有分泌物积聚，而中鼻道及嗅沟没有脓液。这也是与副鼻窦炎区别所在。

选穴及治疗方法

单纯火罐法

所选穴位：①中脘、肺俞、膈俞；②风池、脾俞、足三里。

治疗方法：在上述的两组穴位中，每次治疗只选取1组，交替选取治疗。让患者取坐位，用闪火法将火罐吸拔在穴位上，留罐5~20分钟。每日1次，10次为1个疗程。

挑刺罐法

所选穴位：①大椎、合谷；②肺俞、足三里；③风池、曲池。

治疗方法：在上述3组穴位中，每次治疗只选取其中的1组，然后交替使用。让患者取坐位，在对穴位皮肤进行常规消毒后，先用三棱针对穴位进行挑刺直至出血，然后用闪火法将罐吸拔在穴位上，留罐15~20分钟。这样的治疗每周2次，待症状缓解后改为每周1次，5次为1个疗程，在2个疗程之间应间隔1周。

注意事项

本病患者要坚持治疗，平常要加强身体锻炼，以提高抵抗力，并少吃辛辣等刺激性食物。

拔罐选穴与治疗方法

精确取穴

中脘 位于人体腹部，脐上4寸，即胸骨下端至脐连线之中点处。

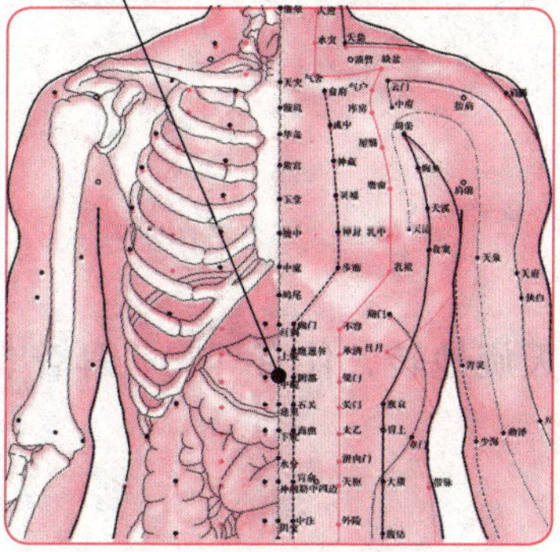

大椎 位于颈部下端，第7颈椎棘突下凹陷处。

风池 该穴位于后颈部，后头骨下，两条大筋外缘陷窝中，相当于耳垂齐平。

膈俞 位于人体背部，当第7胸椎棘突下，旁开1.5寸处。

肺俞 位于背部，当第3胸椎棘突下，左右旁开二指宽处。

曲池 屈肘成直角，在肘横纹外侧端与肱骨外上髁连线中点处。

脾俞 位于人体背部，当第11胸椎棘突下，左右旁开二指宽处。

合谷 位于手背部，第1、2掌骨间，当第2掌骨桡侧的中点处。

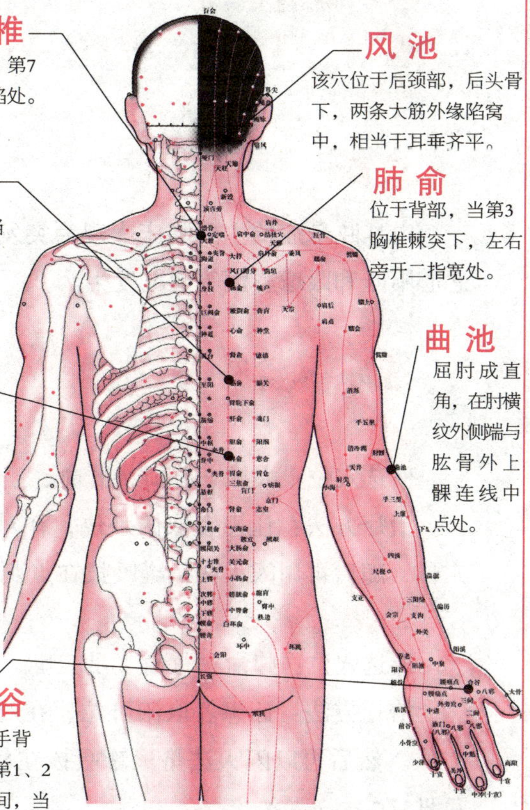

足三里 位于外膝眼下3寸，距胫骨前嵴1横指，当胫骨前肌上。

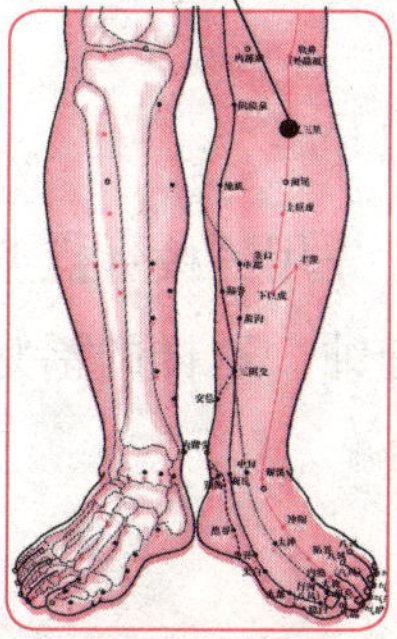

取穴技巧速查索引

大椎穴见24页
脾俞穴见30页
膈俞穴见30页
肺俞穴见30页
风池穴见23页
曲池穴见33页
足三里穴见34页
中脘穴见27页
合谷穴见32页

选穴及操作步骤

● 单纯火罐法 ①中脘 肺俞 膈俞 ②风池 脾俞 足三里

● 单纯火罐法操作步骤:

让患者取坐位 → 以闪火法将火罐吸拔在穴位上 → 留罐5~20分钟

● 挑刺罐法 ①大椎 合谷 ②肺俞 足三里 ③风池 曲池

● 挑刺罐法操作步骤:

让患者取坐位 → 对穴位皮肤进行常规消毒 → 用三棱针对穴位进行挑刺直至出血 → 用闪火法将罐吸拔在穴位上，留罐15~20分钟

内耳眩晕病

内耳眩晕病，又称美尼尔病，是内淋巴积水所致的一种内耳病变。它的临床表现为突然发作的眩晕，眩晕时可感到四周景物或自身在旋转或摇晃。常伴有恶心呕吐、面色苍白、出汗以及耳鸣、听力减退、眼球震颤等。内耳眩晕病的产生，与膜迷路积水膨胀有关，可因变态反应，内分泌紊乱、病毒感染、疲劳、情绪不稳等诱发。

诊断

内耳眩晕症的主要临床表现为突发性眩晕，感觉天旋地转，伴有耳鸣、耳聋、恶心呕吐和眼球震颤等情况发生。

选穴及治疗方法

刺络罐法①

所选穴位：大椎、心俞、肝俞、三阴交。

治疗方法：让患者取俯卧位，在对穴位皮肤进行常规消毒后，先用三棱针点刺穴位，随后再用闪火法将罐吸拔在点刺的穴位上，留罐10~15分钟。每日1次。

刺络罐法②

所选穴位：脾俞、肾俞、足三里、丰隆。

治疗方法：让患者取俯卧位，在对穴位皮肤进行常规消毒后，先用三棱针点刺穴位。然后再以闪火法将火罐吸拔在相应的穴位上，留罐10~15分钟。这样的治疗每日1次。

刺络罐法③

所选穴位：大椎。

治疗方法：让患者取俯卧位，在对穴位皮肤进行常规消毒后，先用细三棱针点刺大椎穴，以刺出血为度，然后再以闪火法将大号的玻璃火罐吸拔在穴位上，留罐10分钟。每3天治疗1次，8次为1个疗程。

注意事项

本病患者在疾病发作时，应卧床休息，加强营养，并尽量吃一些含盐量低的食品。除此以外，病人的生活起居要有规律，避免过度疲劳，不要抽烟喝酒。

拔罐选穴与治疗方法

精确取穴

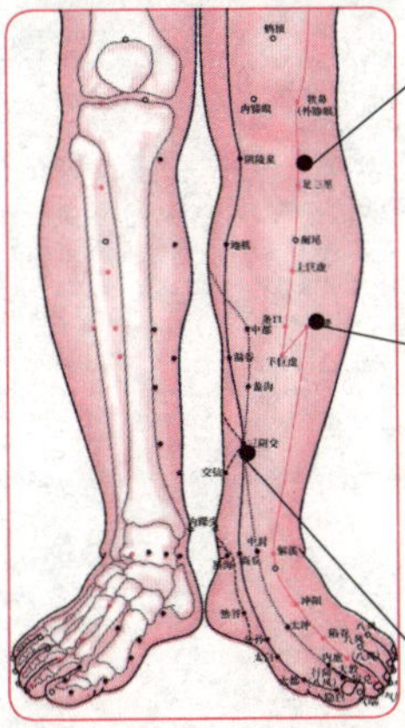

足三里

位于外膝眼下3寸，距胫骨前嵴1横指，当胫骨前肌上。

丰隆

位于小腿前外侧，外踝尖上8寸，即小腿外侧中点处，距胫骨前缘2横指。

三阴交

位于小腿内侧，足内踝尖上3寸，胫骨内侧缘后方。

取穴技巧速查索引

大椎穴见24页
心俞穴见30页
肝俞穴见30页
脾俞穴见30页
肾俞穴见30页
足三里穴见34页
丰隆穴见34页
三阴交穴见35页

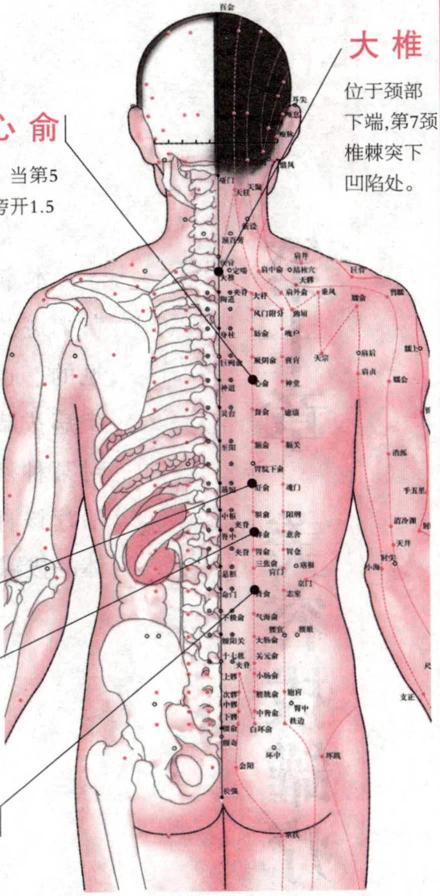

大椎

位于颈部下端,第7颈椎棘突下凹陷处。

心俞

位于人体背部，当第5胸椎棘突下，旁开1.5寸处。

肝俞

位于人体背部，当第9胸椎棘突下，旁开1.5寸处。

脾俞

位于人体背部，当第11胸椎棘突下，旁开1.5寸处。

肾俞

位于人体背部，当第2胸椎棘突下，旁开1.5寸处。

选穴及操作步骤

刺络罐法①　大椎　心俞　肝俞　三阴交

- **刺络罐法①操作步骤:**

让患者取俯卧位 → 对穴位皮肤进行常规消毒 → 用三棱针点刺穴位 → 用闪火法将罐吸拔在点刺的穴位上，留罐10~15分钟

刺络罐法②　脾俞　肾俞　足三里　丰隆

- **刺络罐法②操作步骤:**

让患者取俯卧位 → 对穴位皮肤进行常规消毒 → 用三棱针点刺穴位 → 以闪火法将火罐吸拔在相应的穴位上，留罐10~15分钟

刺络罐法③　大椎

- **刺络罐法③操作步骤:**

让患者取俯卧位 → 对穴位皮肤进行常规消毒 → 用细三棱针点刺大椎穴，以刺出血为度 → 以闪火法将大号的玻璃火罐吸拔在穴位上，留罐10分钟

第十章 美容拔罐疗法

本章介绍了肥胖症、痤疮以及黄褐斑，共3种在日常生活中比较常见的、也比较典型的，有关美容的疾病拔罐疗法。每小节的结构是先对某种疾病作一简介，然后再阐述治疗该种疾病所应选取的穴位和具体的拔罐操作步骤。

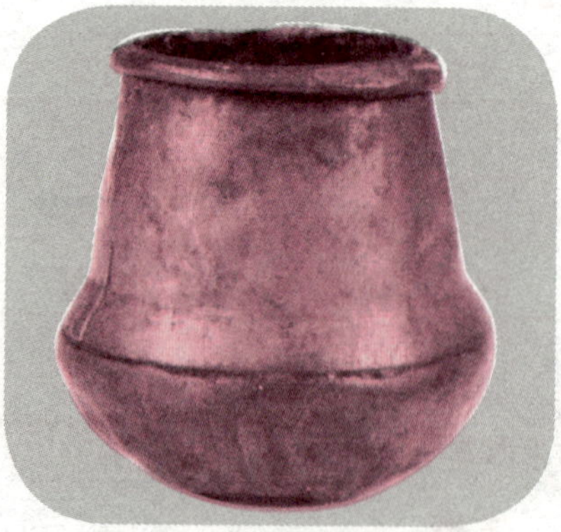

目录

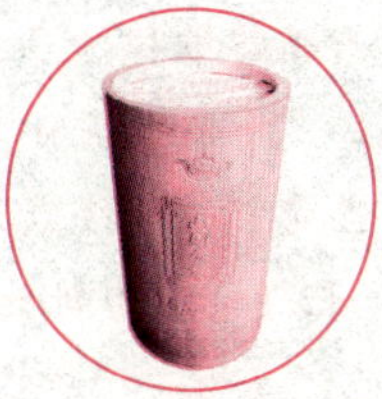

肥胖症

肥胖症，又称肥胖病，是一种社会性慢性疾病。当人体内热量的摄入量高于消耗量，造成体内脂肪堆积过多，导致体重超标、体态臃肿，实际测量体重超过标准体重20%以上，并且脂肪百分比超过30%者称为肥胖。通俗讲肥胖就是体内脂肪堆积过多。当前肥胖已经成为全世界的公共卫生问题，国际肥胖特别工作组（TOTF）指出，肥胖将成为新世纪威胁人类健康和生活满意度的最大杀手。不能否认的是，肥胖已经成为一种疾病，并且一直严重威胁我们的健康。

诊断

（1）成年人标准体重：（身高厘米-100厘米）×90%=标准体重（千克）。当体重超过标准体重的10%时，称为超重；超出标准体重的20%，称为轻度肥胖；超出标准体重的30%时候，称为中度肥胖；当超过50%的时候称为重度肥胖。

（2）儿童标准体重：（年龄×2）+8=标准体重（千克）。当体重超过标准体重的10%时，称为超重；超出标准体重的20%时，称为轻度肥胖；超出标准体重的30%时候，称为中度肥胖；当超过50%的时候称为重度肥胖。

选穴及治疗方法

留针罐法

所选穴位：天枢、中脘、神阙、关元、足三里。

治疗方法：让患者取仰卧位，对穴位皮肤进行消毒后，先用毫针点刺穴位，得气后再施以平补平泻手法，然后用闪火法将火罐吸拔在留针穴位上，留罐20分钟。每两日治疗1次，10次为1个疗程。

出针罐法

所选穴位：①中脘、天枢、关元、足三里、阴陵泉；②巨阙、大横、气海、丰隆、三阴交。

治疗方法：让患者取仰卧位，在对穴位皮肤进行常规消毒后，以毫针点刺各穴，得气后再施以泻法，反复大幅度地旋转豪针以产生较强烈的针感，留针30分钟。起针后，除下肢穴位外，腹部穴位均用闪火法将罐吸拔在针刺后的穴位上，留罐15分钟。每日治疗1次，10次为1个疗程。每个疗程之间间隔3日。

拔罐选穴与治疗方法

精确取穴

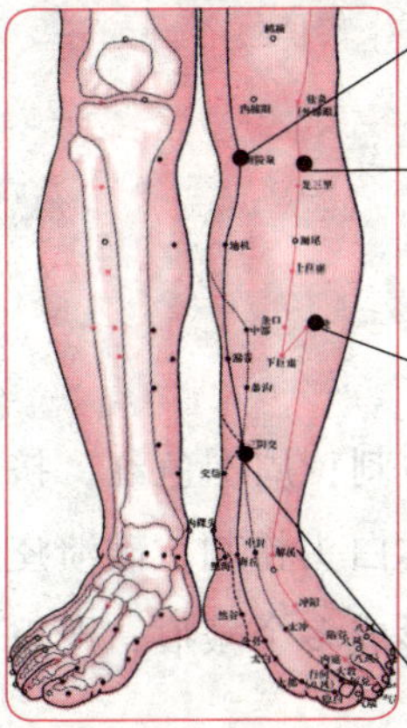

阴陵泉
该穴位于小腿内侧，胫骨内侧踝后下方凹陷处。

足三里
位于外膝眼下3寸，距胫骨前嵴1横指，当胫骨前肌上。

丰隆
位于小腿前外侧，外踝尖上8寸，即小腿外侧中点处，距胫骨前缘2横指。

三阴交
位于小腿内侧，足内踝尖上3寸，胫骨内侧缘后方。

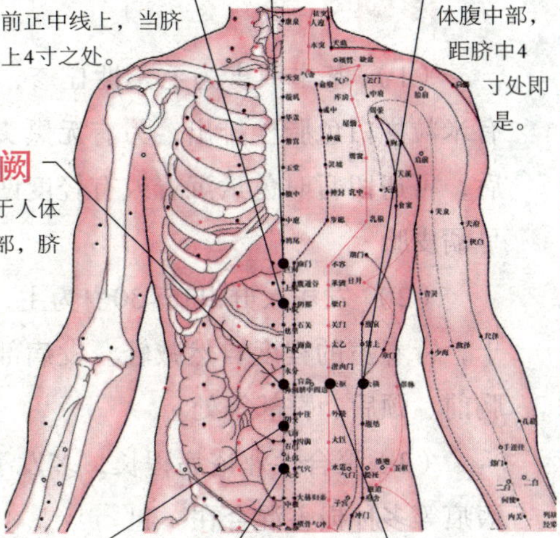

巨阙
该穴位于人体上腹部，前正中线上，当脐中上6寸之处。

中脘
位于人体上腹部，前正中线上，当脐上4寸之处。

大横
该穴位于人体腹中部，距脐中4寸处即是。

神阙
该穴位于人体的腹中部，脐中央。

气海
该穴位于人体的腹中部，脐中央。

关元
该穴位于人体下腹部，当前正中线上，脐中下3寸之处。

天枢
该穴位于人体上腹部，脐中旁开2寸之处。

取穴技巧速查索引

阴陵泉穴见35页
足三里穴见34页
丰隆穴见34页
三阴交穴见35页
巨阙穴见26页
中脘穴见27页
神阙穴见26页
大横穴见25页
关元穴见26页
气海穴见27页
天枢穴见26页

选穴及操作步骤

● 留针罐法

天枢 中脘 神阙 关元 足三里

● **留针罐法操作步骤：**

让患者取仰卧位 → 对穴位皮肤进行消毒 → 用毫针点刺穴位 → 得气后施以平补平泻手法 → 用闪火法将火罐吸拔在留针穴位上，留罐20分钟

● 出针罐法

①中脘 天枢 关元 足三里 阴陵泉 ②巨阙 大横 气海 丰隆 三阴交

● **出针罐法操作步骤：**

让患者取仰卧位 → 对穴位皮肤进行常规消毒 → 以毫针点刺各穴，得气后再施以泻法，反复大幅度地旋转豪针以产生较强烈的针感，留针30分钟 → 起针后，除下肢穴位外，腹部穴位均用闪火法将罐吸拔在针刺后的穴位上，留罐15分钟

痤疮

痤疮，又叫青春痘、粉刺、毛囊炎等，是由于毛囊及皮脂腺阻塞、发炎所引发的一种皮肤病。青春期时，体内的荷尔蒙会刺激毛发生长，促进皮脂腺分泌更多油脂，毛发和皮脂腺因此堆积许多物质，使油脂和细菌附着，引发皮肤红肿的反应。由于这种症状常见于青年男女，所以才称它为“青春痘”。其实，青少年不一定都会长青春痘；而青春痘也不一定只长在青少年的身上。

诊断

（1）基本损害为毛囊性丘疹，中央有一黑点，称黑头粉刺；周围色红，挤压有米粒样白色脂栓排出，另有无黑头、成灰白色的小丘疹，称白头粉刺。破溃痊愈后，可遗留暂时色素沉着或有轻度凹陷的瘢痕，甚至破溃后形成多个瘢痕，严重者呈橘皮脸。

（2）发病人群以15~30岁为主，因为随着皮肤油脂的下降，皮肤会慢慢由油转干，青春痘的程度自然减轻。发病部位以颜面为多，亦可见于胸背上部及肩胛处，胸前、颈后、臀部等处。

（3）聚合性痤疮病程长，多发于男性，常见丘疹、结节、囊肿、脓肿、窦道、瘢痕等多种损害混合在一起。

选穴及治疗方法

刺络罐法①

所选穴位：大椎、肺俞、曲池。

治疗方法：让患者取俯卧位，在对穴位皮肤进行常规消毒后，先用三棱针点刺或者用皮肤针叩刺所选穴位，然后再用闪火法将罐吸拔在穴位上，并留罐10~15分钟。每4日1次，10次为1个疗程。

刺络罐法②

所选穴位：身柱、心俞、外关。

治疗方法：让患者取俯伏位，在对穴位进行常规消毒后，用皮肤针用力叩刺穴位皮肤至出血的程度，然后用闪火法将罐吸拔在所选穴位上，并留罐10~15分钟。每3日治疗1次，10次为1个疗程，在每个疗程之间间隔5日。

拔罐选穴与治疗方法

精确取穴

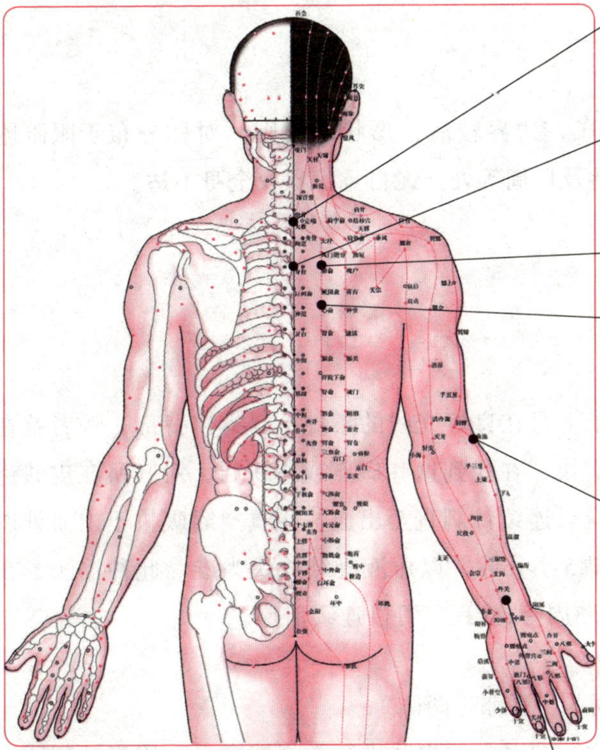

大椎

位于颈部下端，第7颈椎棘突下凹陷处。

身柱

位于人体背部，当后正中线上，第3胸椎棘突下凹陷中。

肺俞

位于人体背部，第3胸椎棘突下旁开1．5寸处即是。

心俞

位于人体背部，当第5胸椎棘突下，旁开1.5寸处。

曲池

屈肘成直角，在肘横纹外侧端与肱骨外上髁连线中点。完全屈肘时，当肘横纹外侧端处。

外关

位于手背腕横纹上2寸，尺桡骨之间，阳池与肘尖的连线上。

取穴技巧速查索引

大椎穴见24页

身柱穴见28页

肺俞穴见30页

心俞穴见30页

曲池穴见33页

外关穴见34页

选穴及操作步骤

刺络罐法①　大椎　肺俞　曲池

刺络罐法①操作步骤:

让患者取俯卧位 → 对穴位皮肤进行常规消毒 → 用三棱针点刺或者用皮肤针叩刺所选穴位 → 用闪火法将罐吸拔在穴位上，并留罐10~15分钟

刺络罐法②　身柱　心俞　外关

刺络罐法②操作步骤:

让患者取俯伏位 → 对穴位进行常规消毒 → 用皮肤针用力叩刺穴位皮肤至出血的程度 → 用闪火法将罐吸拔在所选穴位上，并留罐10~15分钟

黄褐斑

黄褐斑，也称肝斑，是面部黑变病的一种，是发生在颜面的色素沉着斑。黄褐斑虽然无痛无恙，但却影响美容，往往会给患者带来精神上的压力和痛苦。现代医学认为，黄褐斑多由妇女妊娠、更年期内分泌紊乱、服用避孕药和日晒等原因引起。如结核病、肝脏病等慢性病也可引发黄褐斑。

诊断

患病部位为淡褐色或黄褐色斑，边界较清，形状不规则，对称分布于眼眶附近、额部、眉弓、鼻部、两颊、唇及口周等处，无自觉症状及全身不适。

选穴及治疗方法

刺络罐法

所选穴位：背部反应点。

治疗方法：让患者反坐在椅子上，在良好光线的条件下暴露出背部，医者就在脊柱两侧寻找黄色斑点和深褐色斑块，在找到这些斑点或斑块后，对其所在皮肤进行消毒，然后用三棱针对这些反应点连续针刺直至出血，用真空罐吸拔于出血处以罐内有血液流出为强度标准，留罐5~6分钟，以血液凝结成块为准。此种治法，在第一周内1天1次，以后则3天1次。3周为1疗程，可以连续治疗。

出针罐加艾灸法

所选穴位：气海、肾俞（两侧）、肝郁（两侧）。

治疗方法：让患者取适当体位，在对穴位皮肤进行常规消毒后，用毫针刺所选穴位，然后再用平补平泻手法，留针10分钟。起针后，以闪火法将罐吸拔在所选穴位上，留罐10~15分钟。起罐后，用艾条温灸5~10分钟，同时用毫针刺两侧迎香穴，留针15~30分钟。用艾炷灸患部中央3~7壮。每天1次，7次为1个疗程。

注意事项

本病患者在治疗期间，注意要保持良好心态，饮食宜清淡，忌食辛辣等刺激性食物。除此之外，患者还要尽量避免长时间的户外活动，以免暴晒。

拔罐选穴与治疗方法

精确取穴

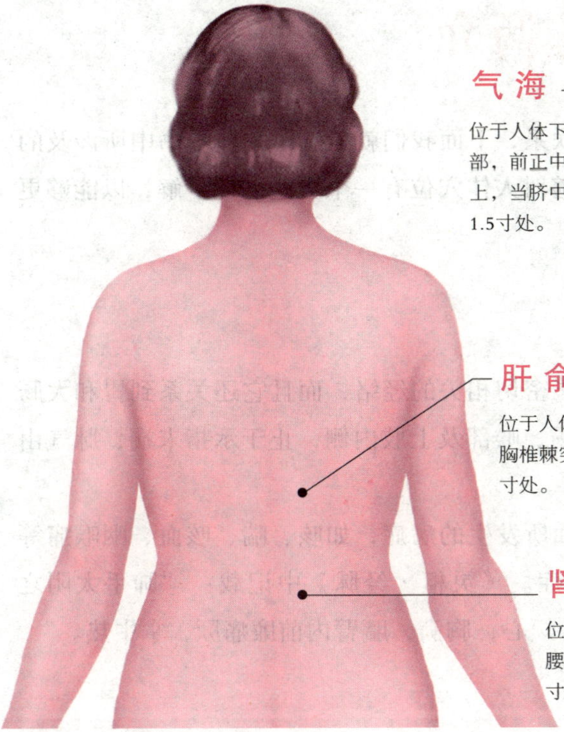

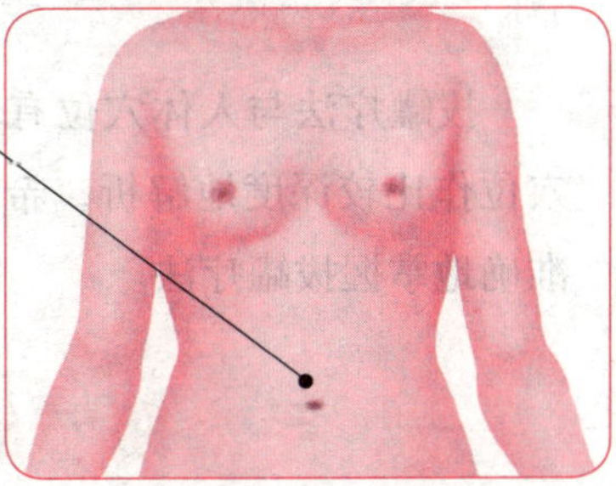

气海

位于人体下腹部，前正中线上，当脐中下1.5寸处。

肝俞

位于人体背部，当第9胸椎棘突下，旁开1.5寸处。

肾俞

位于人体腰部，当第2腰椎棘突下，旁开1.5寸处。

取穴技巧速查索引

气海穴见27页

肝俞穴见30页

肾俞穴见30页

选穴及操作步骤

● 刺络罐法　背部反应点

● **刺络罐法**操作步骤：

让患者反坐在椅子上 → 在良好光线的条件下暴露出背部 → 医者在脊柱两侧寻找黄色斑点和深褐色斑块 → 对其所在皮肤进行消毒 → 用三棱针对这些反应点连续针刺直至出血 → 用真空罐吸拔于出血处以罐内有血液流出为强度标准，留罐5~6分钟，以血液凝结成块为准

● 出针罐加艾灸法　气海　肾俞（两侧）　肝俞（两侧）

● **出针罐加艾灸法**操作步骤：

让患者取适当体位 → 对穴位皮肤进行常规消毒 → 用毫针刺所选穴位 → 用平补平泻手法，留针10分钟 → 起针后，以闪火法将罐吸拔在所选穴位上，留罐10~15分钟 → 起罐后，用艾条温灸5~10分钟，同时用毫针刺两侧迎香穴，留针15~30分钟 → 用艾炷灸患部中央3~7壮

附 录

本书所用穴位精选简介

拔罐疗法与人体穴位有着天然的联系，下面我们就精选了一些本书中所涉及的穴位作比较深度地解析，希望读者能够对人体穴位有一个更透彻地了解，以能够更准确地掌握拔罐疗法。

一、手太阴肺经经穴

手太阴肺经是一条与呼吸系统功能密切相关的经络，而且它还关系到胃和大肠的健康。此经脉始于胃部，循行经大肠、喉部及上肢内侧，止于示指末端，脉气由此与手阳明大肠经相接。

本经所属腧穴主治有关“肺”方面所发生的病症，如咳、喘、咳血、咽喉痛等肺系疾患，及经脉循行部位的其他病症。《灵枢·经脉》中记载：“肺手太阴之脉，主肺所生病者：咳，上气，喘喝，烦心，胸满，臑臂内前廉痛厥，掌中热。”

中府穴

长期郁闷不乐，心情烦躁，时时感到胸闷气短的人只要按压中府穴，就有立竿见影的效果。根据《针灸大成》中记载：“治少气不得卧”最有效。从中医的病理来说，“少气”即气不足的人，此类人大多喜欢静卧休养，“不得卧”是因为气淤积在身体上半部分，所以，按摩此穴位可以使淤积之气疏利升降而通畅，对于通畅内脏抑郁淤积之气，即现在说的“郁卒”最为有效。

命名：中，指中焦；府，是聚集的意思。手太阴肺经之脉起于中焦，此穴为中气所聚，又为肺之募穴，藏气结聚之处。肺、脾、胃合气于此穴，所以名为中府。又因位于膺部，为气所过的俞穴，所以又称膺俞。

主治：（1）《针灸大成》记载：“主腹胀，四肢肿，食不下，喘气胸满，肩背痛，呕秽，呃逆上气，肺气急，肺寒热，胸悚悚，胆热呕逆，嗑唾浊涕，风汗出，皮痛面肿，少气不得卧，伤寒胸中热，飞尸遁注,瘿瘤。”（2）中府穴在针灸经络上是肺与脾脏经络交会的穴道，所以还可以泻除胸中及体内的烦热，是支气管炎及气喘的保健特效穴。（3）对于扁桃体炎、心脏病，胸肌疼痛、头面及四肢浮肿等症也有保健功效。（4）长期按压此穴，对于支气管炎、肺炎、咳嗽、气喘、胸肺胀满、胸痛、肩背痛等病症，也具有很好的调理保健功效。

尺泽穴

属于手太阴肺经，出自《灵枢·本输》，又名鬼受、鬼堂，为肺经的合穴。“合”即有汇合的意思，经气充盛，由此深入，进而汇合于脏腑，恰似百川汇合入海，故称为“合”。尺泽穴为肺经合穴，既具有合穴的共性，又有自己的特性。考证古代针灸医籍，治疗半身不遂多取阳经穴，如《针灸大成，治证总要》中说：“阳证中风不语，手足瘫痪者，合谷，肩髃，手三里，百会，肩井，环跳，足三里，委中，阳陵泉”。“阴证中风，半身不遂，拘急，手足拘挛，此是阴证也。亦依治之，但先补后泻”。但近年来，天津中医学院第一附属医院采用以内关，尺泽等阴经穴为主，阴阳经穴配合的方法治疗中风病，取得了很好的效果，弥补了古代针灸医籍的不足。

命名：尺，长度的单位；泽，指水之聚处。在“考骨度法”中，有从腕至肘定为一尺者，穴当肘窝深处，为肺经合穴，属水，扬上善指出水井泉，流注行已，便于入海，因名尺泽。

主治：（1）按摩此穴对无名腹痛有特效；（2）对咳嗽、气喘、肺炎、支气管炎、咽喉肿痛有一定疗效；（3）尺泽穴是最好的补肾穴，通过降肺气而补肾，最适合上实下虚的人，高血压患者多是这种体质。肝火旺，肺亦不虚，脾气大但很能克制自己不发火（金能克木）的人常会感到胸中堵闷，喘不上气来。此时可点揉肺经的尺泽穴。尺，此字在这里不指尺寸，而是暗指肾脏（中医诊脉讲“寸、关、尺”，而“尺”正是肾脉之反应处）；泽，是雨露，引申为灌溉，由此可知，此穴有补肾之意；（4）肘臂肿痛、皮肤痒、过敏等病症，长期按压此穴，会有很好的调理保健功效。

孔最穴

在针灸经穴的应用上，孔最穴有调降肺气，清热止血的效能，确实是调理痔疮的特效穴，尤其是久年老痔。相传孔子喜欢读书，久坐不愿动弹，久而久之便患了痔疮，后来，按摩孔最穴治好了孔子的痔疮，而且效果非常显著。这虽然只是一个传说，不过也说明从那时开始，人们已经开始关注孔最穴的功效。对现代上班族来说，孔最穴能够帮不少忙。由于脑力劳动者长时间坐着从事脑力工作，运动的机会相当少，这类人群非常容易患痔疮，长期按压孔最穴不仅可以缓解痔疮的疼痛，也可以调理肺气，清热止血。

命名：孔，孔隙的意思；最，多的意思。此处穴位是肺经之穴。从四季时序上讲，肺与秋对应，性燥，肺经所过之处其土（肌肉）亦燥（肺经之地为西方之地），从尺泽穴流来的地部经水大部分渗透漏入脾土之中，脾土在承运地部的经水时就像过筛一般，所以此处穴位名叫孔最穴，它是肺脏气血聚集的地方，所以能够开窍通瘀，是调理孔窍疾病的最有用的穴位。

主治：（1）能治疗大肠炎及痔疮；（2）稍出力强压（或灸）二十分钟即可出汗；（3）对于身体热病、头痛、吐血、肺结核、手指关节炎、咳嗽、嘶哑失声、咽喉痛等病症都有很好的调理保健功效；（4）能治疗支气管炎、支气管哮喘、肺结核、肺炎、扁桃体炎、肋间神经痛等。配鱼腥草穴位注射，主治由于支气管扩张等引起的咯血；配肺俞、风门主治咳嗽、气喘；可以用电针刺激治疗哮喘；配少商主治咽喉肿痛。

鱼际穴

老师们在课堂上讲课，很多老师都喜欢在讲台上放一杯水，讲了一阵课后，喝一点水，润润嗓子，可是，仍然还是有很多老师在讲完一堂课后，觉得嗓子干燥，喉咙嘶哑。鱼际穴对于那些由于讲话太多，引起了声带发炎，从而导致失声的人，具有良好的疗效。《灵枢》云：“肺心痛也，取之鱼际、太渊”；《甲乙经》曰：“凡唾血，泻鱼际，补尺泽”；《金鉴》云：“惟牙痛可灸”。

命名：鱼，比喻水中之物，阴中之阳；际，际会、会聚的意思。因为鱼际穴位于大拇指后内侧，在隆起犹如鱼形的肌肉边际的凹陷处，所以名叫鱼际穴。这处穴位的气血物质是从太渊穴传来的地部经水。因为肺经经水流经列缺穴时分流，流至太渊穴后又失散，所以，传到此处穴位时，地部经水已经变得很稀少了。而这处穴位处于西方之地，地性干燥，所以，经水吸收脾土之热后，大量蒸发上达于天。鱼际的意思就是指穴位内的气血由阴间阳的变化。

主治：（1）古籍中有“鱼际主治谌歌失音”的记载，在调理声带疾患、长茧、失音上有很好的功效；（2）对于头痛、眩晕，神经性心悸亢进症、胃出血、咽喉炎、咳嗽、汗不出、腹痛、风寒、脑充血、脑贫血等病症，长期按压此穴会有很好的调理保健效能；（3）现代中医临床常利用此穴治疗支气管炎、肺炎、扁桃体炎、咽炎、水儿单纯性消化不良等；（4）经常按摩鱼际穴还可以缓解口干舌燥的症状；（5）配合孔最穴、尺泽穴，治疗咳嗽、咳血；配合少商穴治疗咽喉肿痛；配合谷穴主治肺热所致的咳嗽、咽喉肿痛、失音；配合孔最穴、天突穴等主治哮喘。

少商穴

每年春秋两季都是流行性感冒的高发期，不管老人、儿童，还是成人，只要因为冷热不均，稍感风寒就有可能会喷嚏连天，甚至严重的还会不断地流眼泪与鼻涕，既有碍于外在形象，也影响了学习和工作。还有一些人由于免疫力比较低，也经常感冒。你可能会说，感冒根本就不能算什么大病。是的，感冒看似平常，然而，正是这样的小病却极有可能对我们的身体造成严重损害。那么，我们该怎么做呢？有没有既有效、又简单的办法，可以帮助我们防治感冒呢？其实办法很简单，只需要经常掐按少商穴就可以了。《千金方》曰：“主耳前痛”；《铜人》曰：“忽腮颔肿大如升，喉中闭塞”；《图翼》云：“泄诸脏之热，项肿，雀目不明，中风”。

命名：少，阴中生阳的意思。中国古代的五音六律，分宫商角徵羽。在中医上，“商”属肺经之根，所以称少商。

主治：（1）遇到流行性感冒、腮腺炎、扁桃体炎或者小儿惊风、喉部急性肿胀、呃逆等，都可以用“少商穴”来调治；（2）可以开窍通郁。据古籍中记载：对于治疗小儿食滞吐泻、唇焦、小儿慢性肠炎，都具有良好的功效，能够散邪清热；（3）在昏厥、癫狂、拇指痉挛时，按压少商穴可以使症状得到舒缓，并且能够收缩脑部的血管，活化淤积的气血；（4）现代临床医学利用此处穴位治疗一些呼吸系统疾病，如支气管、肺炎、咯血等；（5）对于精神神经系统的疾病，如休克、精神分裂症、癔症、失眠都具有疗效；（6）能治疗一些消化系统疾病，如食道狭窄，黄疸；（7）能治疗齿龈出血、舌下肿瘤、口颊炎等五官科系统疾病；（8）还可以治疗脑溢血、盗汗、小儿惊风、手指挛痛等。

二、手阳明大肠经经穴

手阳明大肠经和肺经的关系非常密切，它是肺和大肠的保护者。《黄帝内经》上说：“阳明经多气多血”，疏通此经气血，可以预防和治疗呼吸系统和消化系统的疾病。阳明经起于示指末端，循行于上肢外侧的前缘，经过肩，进入锁骨上窝，联络肺脏，通过膈肌，入属大肠。又经颈部入下齿，过人中沟，止于鼻侧。

手阳明大肠经主要治疗头面五官疾患、热病、皮肤病、肠胃病、神志病等及经脉循行部位的其他病症。《灵枢·经脉》中记载：“大肠手阳明之脉主津所生病：目黄，口干，鼽衄，喉痹，肩前臑痛，大指次指痛不用。”

商阳穴

不知道你是否遇到过这样的情况，那就是当你偶尔受到了一点风寒后，或者当你感到胸中气闷、咳嗽、全身发热、皮肤滚烫的时候，不知道怎么回事，你的全身就是不会出汗。此时，你全身感到又热又胀，身体极其不舒服，你真渴望能够大汗淋漓，让你浑身能够感到舒舒服服的。其实，如果你遇到了这种情况，根本不用担心自己是否患上了什么大病，此时，你只需要稍微用力地掐按商阳穴，就能使身体感到很舒服。关于这个穴位，《千金方》云：“商阳、巨髎　、上关、承光、瞳髎　、络却，主青盲无所见”；《铜人》曰：“喘咳支肿”；《循经》曰：“指麻木”；《金鉴》曰：“中风暴仆昏沉，痰塞壅”。

命名：根据《易经》和阴阳五行的原理，肺和大肠都属“金”。而商阳穴位于手大肠经脉的开始之处，承受手肺经的经脉之气，并且由阴侧转入阳侧。在五行之中，金之的音都属商，所以被称为商阳。

主治：（1）对于治疗胸中气闷、哮喘咳嗽、四肢肿胀、热病无汗，都有特殊的疗效；（2）患有咽喉肿痛、牙痛、中风昏迷、手指麻木、耳鸣、耳聋等病症的人，长期按压这处穴位，具有很好的调理保健功能；（3）还能治疗齿痛、颔肿、青盲；（4）现代临床医学常用它来治疗咽炎、急性扁桃体炎、腮腺炎、口腔炎、急性胃肠炎、中风昏迷等；（5）配合少商穴、中冲穴等，主要治疗中风、中暑；配合着合谷穴、少商穴，主要治疗咽喉肿痛。

合谷穴

俗话说“牙疼不是病，痛起来真要命!”我们这里告诉你一个小窍门。万一你被牙痛折磨得苦不堪言时，只要按压合谷穴，就会立即止痛。有关这个穴位，《铜人》云："妇人妊娠不可刺之，损胎气"；《资生经》云："风疹，合谷、曲池"；《大成》云："疔疮生面上与口角，灸合谷；小儿疳眼，灸合谷（二穴），各一壮。"

命名：这个穴位名出自《灵枢·本输》，也称虎口，属于手阳明大肠经，原穴。它是古代全身遍诊法三部九候部位之一，即中地部，以候胸中之气。因为它位于大拇指与示指之间的陷凹处，犹如两山之间的低下部分。拇指与示指的指尖相合时，在两指骨间有一处低陷如山谷的部位，所以称"合谷"。虎口是指手张开之后它的形状就像大大的虎口一样。

主治：（1）合谷穴为全身反应的最大刺激点，可以降低血压、镇静神经、调整机能、开关节而利痹疏风，行气血而通经清瘀；（2）能治头面的各种症状，不但对牙齿、眼、喉都有良好的功效，还能止喘、疗疮等；（3）长期按压此穴，对反射性头痛、耳鸣、耳聋、鼻炎、蓄脓症、扁桃体炎、视力模糊、呼吸困难、肩胛神经痛、痰阻塞、窒息，虚脱、失眠、神经衰弱等症都有很好的调理保健效能；（4）能治疗一些妇科系统的疾病，如痛经、闭经、催产等。

曲池穴

我们有时由于饮食不慎，风寒感冒，或者别的原因，遇到腹疼如绞、上吐下泻等情况。此时，只要按摩曲池穴，就能够使症状得到缓解。关于曲池穴，《甲乙经》云："伤寒余热不尽。胸中满，耳前痛，齿痛，目赤痛，颈肿，寒热，渴饮辄汗出，不饮则皮干热。目不明，腕急，身热，惊狂，躄痿痹重，瘈疭，癫疾吐舌，曲池主之"；《千金方》云："耳痛。举体痛痒如虫噬，痒而搔之，皮便脱落作疮，灸曲池二穴，随年壮，发即灸之神良"；《金鉴》云："主治中风，手挛筋急，痹风疟疾，先寒后热等症"。

命名：曲，隐秘、不太察觉的意思；池，指水的围合之处、汇合之所。"曲池"指此处穴位的气血物质为地部之上的湿浊之气。此穴物质为手三里穴的降地之雨气化而来，位于地之上部，性湿浊滞重，犹如雾露，为隐秘之水。它也被称为"鬼臣穴""洪池穴""阳泽穴"。

主治：（1）此穴对大肠功能障碍、肠炎、肚腹绞痛等，有很好的保健调理效果；（2）可以清热解毒，缓解皮肤过敏、奇痒难忍或被蚊虫叮咬之后的红肿状况，并能够凉血润燥；（3）长期按压此穴，对结膜炎、眼睑炎、荨麻疹、湿疹，齿槽出血、甲状腺肿等疾病，有很好的调理保健效果；（4）现代中医临床常用来治疗肩肘关节疼痛、上肢瘫痪、流行性感冒、扁桃体炎、急性胃肠炎等；（5）配血海穴、足三里，治疗瘾症；配手三里治疗上肢不遂症；配太冲穴、大椎穴治疗高血压；（6）配合谷、外关等治疗感冒发热、咽喉炎、扁桃体炎；配合谷、血海等治疗荨麻疹；配肩髃、外关等治疗上肢痿痹。

肩髃穴

甄权是隋末唐初的著名医学家，擅长针灸治疗。公元621年，唐太宗李世民平定河南，派李袭誉出任潞州地方官。当时，朝廷征召了一批医生，甄权就是其中跟随李袭誉的医生之一。有一天，鲁州刺史受风患之苦，双手无力，没法拉开弓箭，四处遍寻名医都没有人能治这种病。后来，在别人的介绍下，鲁州刺史找到甄权，要求甄权为他治病。甄权仔细检查了病情后，便在刺史的肩髃穴上扎针，没想到一针扎下去，刺史马上就能够拉弓射箭了。肩髃穴是“五十肩”的特效穴。那么，什么是“五十肩”呢？原来，长年累月在办公室里久坐，或者长期伏案工作，或者长时间坐在电脑前的上班族，经常都会遇到肩膀酸痛，颈项僵硬的问题。等到了五十岁左右时，如果不注意身体的健康状况，又受到了风寒，那么在举手、抬头的时候，就有可能会拉伤肩膀，这就是俗称的“五十肩”。此外，天气的变化也会间接影响人体的健康。当气候的冷热在剧烈变化时，或者遇到季节的交替之时，也往往是风湿性关节炎肆虐横行的时候。那么，如何缓解这样的症状呢？其实，要解决这个问题并不难，经常按揉肩髃穴，对于肩膀的酸、疼、僵、硬等各种病变，均有良好的疗效。

命名：髃，骨间凹陷的意思，因为此处穴位位于肩端关节的凹陷处，所以称肩髃穴。

主治：（1）此处穴位对于治疗肩胛关节炎（五十肩）有特殊疗效；（2）长期按压此处穴位，对于中风、偏瘫、高血压、多汗症、不能提物、手臂无力等病症，有很好的调理保健效能。

三、足阳明胃经经穴

足阳明胃经属于胃，络于脾，所以它和胃的关系最为密切，是关于消化系统的非常重要的经穴，但同时也和脾有关，维系着人的后天之本。它始于头部鼻旁，循行经额颅中部、颈部，进入锁骨上窝部，再向下经胸、腹、下肢以至足尖，是一条非常长的经脉。

本经主治胃肠病、神志病和头、面、眼、鼻、口、齿疾患，以及经脉循行部位的病症。《灵枢·经脉》中记载："胃足阳明之脉是主血所后病者：狂，疟，温淫，汗出，鼽衄，口歪……其有余于胃，则消谷善饥，溺色黄；气不足，则身以前皆寒栗，胃中寒，则胀满。"

四白穴

在中小学眼保健操中，有一节是"揉四白穴"，四白穴在眼眶下方的凹陷处。按揉这个穴位，对眼部保健极有好处。《甲乙经》曰："目痛口僻，戾目不明，四白主之"；《图翼》云："头痛目眩，目赤后翳，瞤动流泪，眼弦痒，口眼喎僻不能言"；《铜人》曰："凡用针稳审方得下针，若针深，即令人目乌色"，这些记载，都说明了这个穴位的作用和特点。

命名："四"是数词，四面八方之意，也指此穴位所在的周围空间；"白"是可见的颜色，脉之色。胃经的经水在此处穴位迅速气化成天部之气。此穴的物质是从承泣穴传来的地部之水，性温热，从地部流到四白时，因为吸收脾土之热而在此处穴位迅速气化，气化后形成的白雾之状充斥四周，清晰可见，所以名"四白穴"。

主治：（1）按揉四白穴对眼睛保健，治疗近视较有疗效；（2）经常按摩此穴位，还可以有效治疗目赤痛、目翳、眼睑动、口眼歪斜、头痛眩晕等；（3）按揉四白穴，还可以在一定程度上缓解神经系统疾病，如三叉神经痛、面神经麻痹、面肌痉挛等；（4）对角膜炎、青光眼、夜盲、结膜瘙痒、角膜白斑、鼻窦炎、胆道蛔虫等，也有一定疗效；（5）配阳白穴、地仓穴、颊车穴、合谷穴，可以有效治疗口眼歪斜；配攒竹穴可以治疗眼睑动；配涌泉穴、大杼穴，能够治疗头痛；配颊车穴、攒竹穴、太阳穴，有通经活络的作用，能治口眼歪斜、角膜炎。

颊车穴

做恶作剧的时候，人们经常都会扮个鬼脸，博得大家一笑。而此时，大家也往往会一笑置之。可是，如果遇到的场面不是扮鬼脸，而是下面这些情况，那么估计谁也笑不出来。例如因病导致的口歪、眼斜，使得面部肌肉看起来极不协调，甚至扭曲变形，还有像患感冒引发的后遗症，或者在中风后导致的口眼歪斜等。那么，遇到这种情况该怎么办呢？其实，只要坚持按摩颊车穴，就具有特殊的疗效。《甲乙经》曰："颊肿，口急，颊车痛，不可以嚼"；《图翼》云："颊车、地仓、水沟，承浆、听会、合谷，主口眼歪斜。"

命名：颊，指该穴位所在的部位是面颊；车，指运载的工具。"颊车"的意思就是指此处穴位的作用是将胃经的五谷精微气血循着运脉运上头部。此处穴位的物质是从大迎穴传来的五谷精微气血，到达此处穴位后，由于受内部心火的外散之热，气血物质就循着胃经输送到头部，就像用车载一样，所以名叫"颊车"。此处穴位另外还有几个别名，分别是"曲牙穴""机关穴""鬼床穴""牙车穴"。

主治：（1）颊车穴对于口眼歪斜具有特殊的疗效；（2）按摩此处穴位对于治牙关不开、颜面神经麻痹、声嘶沙哑、颔颊炎、颈部痉挛等毛病都有良好的效果；（3）长期按压此处穴位，对腮腺炎、下牙痛等病症，也具有良好的保健和治疗功效；（4）配合下关、阳白、合谷穴，可以缓解三叉神经痛；配合地仓穴可以治疗口眼歪斜。

下关穴

《图翼》中说下关穴治"耳鸣耳聋，痛痒出脓。"《铜人》中说下关穴主治"偏风，口目歪，牙车脱臼。"《备急千金要方》中说"牙齿痛配下关、大迎、翳风、完骨；口失欠、下牙齿痛配下关、大迎、翳风。"《甲乙经》中说"耳鸣耳聋配下关、阳溪、关冲、腋门、阳关。"由此可见，如果能够在现代临床医学中灵活运用下关穴，并根据辨证选择不同的配穴，将具有非常好的疗效。

命名：下，指此处穴位调节的气血物质属阴、属下的浊重水湿；关，关卡的意思。"下关"的意思就是说，此处穴位对胃经上输头部的气血物质中的阴浊部分，具有类似关卡的作用。因为本穴的物质是来自颊车们的天部水湿之气，上行至此处穴位后，水湿之气中浊重的部分冷降归地，此处穴位就犹如具有对上输头部的气血具有严格把关的作用，所以名叫"下关穴"。

主治：（1）此处穴位具有消肿止痛、聪耳通络、疏风清热、通关利窍的作用；（2）经常按摩下关穴，能够有效治疗耳聋、耳鸣、聤耳等疾病；（3）长期按压下关穴对于齿痛、口歪、面痛、牙关紧闭、面神经麻痹都有良好的疗效；（4）下颌脱臼、颞下颌关节炎、颞下颌关节功能紊乱综合征等，也可利用下关穴进行治疗；（5）按摩下关穴，还能缓解眩晕、颈肿等症状；（6）配合谷穴，能够清热止痛，主治由阳明热邪上扰导致的牙痛；配大迎、颊车、地仓、巨髎、风池，能够疏风通络，主治风痰阻络造成的面瘫；配听宫、太冲、中渚，还能疏风清热降火，聪耳利窍，主治肝胆火旺耳聋。

乳根穴

快节奏的生活，紧张的工作，竞争带来的压力以及由于生活水平的提高，大量食用高脂肪高蛋白饮食，这致使成年女性患上乳腺增生、乳房纤维囊肿、乳瘤、乳癌的比率不断升高。乳房一旦发生病变，就会影响到健康，严重的甚至必须做手术切除，不仅对身心是严重的打击，也会影响到女性身体曲线的美感。还有的女性嫌弃自己的乳房太小，为了拥有傲人挺立的乳房，做隆胸手术，人为使乳房增大。其实，要保证乳房的健康和美丽，平时的自我保健非常重要。每天早晚各花三分钟按摩乳根穴，能使胸部的各种血凝气瘀得到缓解，对乳房就能起到良好的自我保健的作用，也具有丰胸的效果。《甲乙经》云："胸乳下满痛，膺肿，乳根主之"；《金鉴》中说这个穴位能治疗"小儿龟胸"。

命名：乳，乳房，即此处穴位所在的部位；根，本的意思。"乳根"的意思就是说此处穴位是乳房发育的根本。因为穴在乳根部，因名乳根。此处穴位的物质是胃经上部经脉气血下行而来，由于气血物质中的经水不断气化，再加上从膺窗穴传到体表的心部之火，所以，此穴中的气血物质实际上已无地部经水，而是火生之土。由于穴中的脾土微粒干硬结实，对乳房上部的肌肉具有承托作用，是乳房肌肉承固的根本，所以称为乳根，也称薜息穴。

主治：（1）经常按揉此处穴位，对乳痈、乳痛、乳腺炎、乳汁不足等具有很好的疗效；（2）长期按压此处穴位，还能够治疗胸痛、胸闷、咳嗽、气喘、呃逆、肋间神经痛、狭心症等病症，具有很好的调理保健作用；（3）配少泽穴、膻中穴，治疗乳痈；配少泽穴、足三里穴，治疗乳汁不足。

天枢穴

《千金方》曰："小便不利……灸天枢百壮。天枢，主疟振寒，热盛狂言。天枢，主冬月重感于寒则泄，当脐痛，肠胃间游气切痛”；《大成》云：“妇人女子癥瘕，血结成块，漏下赤白，月事不时”，这说的都是此穴位的作用。现代人由于各种各样的原因，经常受到消化不良和排泄不畅的困扰，尤其不正常的排便，如便秘，或者吃了腐坏的食物拉肚子，腹痛难忍，等等，都会让人极其难受，不但对身体健康不利，情况严重的还会影响到工作、学习。如果你遇到了这种情况，只要按摩天枢穴，就能够有效刺激并调整肠胃的蠕动，起到良好的改善作用。

命名：天枢是天星名，即天枢星。在这里，用天枢来比喻天地之气相交的中点，正居人身体之中点，应天枢星象，所以名为“天枢”。此外，脾胃是后天之本，在五行中属土。此处穴位是足胃经经脉的脉气发出的部位，位于胃经的枢纽位置，所以名“天枢”，也称长溪穴、谷门穴、长谷穴、循际穴、谷明穴、补元穴、循元穴。元气是先天之气，即肾气，它与生俱来，不可改变，并随着人的生长发育不断消耗。后天之气盛，元气消耗慢；后天之气衰，元气消耗快。补充后天之气就是间接补充了人体元气。此处穴位输出的强盛之气具有补充强化人体后天之气的作用。

主治：（1）此处穴位正好在大肠通过的地方，经常按摩，能够治疗便秘、腹泻、肠鸣等病症；（2）按揉此处穴位，对腹痛、虚损劳弱、伤寒等疾病有很好的抑制作用；（3）长期按压此处穴位，对中暑呕吐、男性生殖器疾病、月经不调、不孕等病症有很好的调理保健疗效。

足三里穴

你有没有遇到过这种情况，早晨正准备出门，却突然感到胃部抽搐，或者遇到胃腹闷胀、吐酸、呕吐、腹泻、便秘等症状。对于这些症状，只要经常按摩足三里穴，就能够达到治疗保健的效果。《灵枢》云：“邪在脾胃，则病肌肉痛，阳气有余，阴气不足，则热中善饥；阳气不足，阴气有余，则寒中肠鸣腹痛。阴阳俱有余，若俱不足，则有寒有热。皆调于足三里”。

命名：足三里是胃经的合穴，也就是胃脏精气功能的聚集点，主治腹部上、中、下三部之症，因此名为“三里”。此穴位于人体下肢，为了和手三里相区别，所以称为“足三里”。

主治：（1）此穴有养生保健的功能，能够增强体力、消除疲劳、强壮神经、预防衰老，对结核病、伤风感冒、高血压、低血压、动脉硬化、冠心病、心绞痛、风心病、肺心病、脑溢血后遗症具有预防治疗的作用，经常按摩能够祛病延年，所以也称长寿穴；（2）经常按摩能够理脾胃、调气血、补虚弱，防治肠胃疾病，对胃肠虚弱、胃肠功能低下、食欲不振、羸瘦、腹膜炎、肠雷鸣、腹泄、便秘、消化吸收不良、肝脏疾患、胃痉挛、急慢性胃炎、口腔及消化道溃疡、急慢性肠炎、胰腺炎、腹水膨胀、肠梗阻、痢疾、胃下垂等，都具有很好的疗效；（3）长期按摩此穴对于胸中瘀血、乳痈、心腹胀满、脚气、眼疾等病症，也具有很好的调理保健功能；（4）按摩此穴还能增强下肢体力，防治四肢肿满、倦怠、股膝酸痛、软弱无力等症，对胫腓骨神经痛、坐骨神经痛、小儿麻痹、风湿痹痛、末稍神经炎等都有疗效。

丰隆穴

有的人胸闷有痰，整天都在咳嗽，而且经常喉咙感到淤塞，等到好不容易咳出了一口浓痰后，却又不知道该吐到哪里。或者夜里等到好不容易睡着了，却突然感到喉咙里有一口浊痰，不得不从床上爬起来，把痰咳出来吐出去后，才能安心再睡。这种情形已经非常严重地干扰了日常生活，成为现代人的梦魇。不过，遇到这种情况也不用担心，只要坚持长期按摩丰隆穴，就能够使情况得到改善。因为丰降穴是一个疗效很好的化痰穴，对人体具有很好的调理保健功能。《甲乙经》曰：“厥头痛，面浮肿，烦心，狂见鬼，善笑不休”；《千金方》曰：“主胞痛如刺，腹若刀切痛”。

命名：丰隆穴是足胃经与足脾经的络穴，因为足胃经谷气（胃食五谷之气）隆盛，至此丰溢，穴上肌肉丰满而隆起，所以名为丰隆。此处穴位物质主要是从条口穴、上巨虚穴、下巨虚穴传来的水湿云气，到达本穴后，水湿云气化雨而降，并且降雨量很大，就像雷雨的轰隆声一样。此穴也称足阳明络穴，因为此处穴位处于胃经下部，气血物质汇聚而成的天之下部的水湿云气，为云化雨降之处，气压低下，胃经及脾经天部水湿浊气汇合于此，所降之雨又分走胃经及脾经各部，有联络脾胃二经各部气血物质的作用。

主治：（1）丰隆穴是中医针灸中最好的化痰穴，长期按压此处穴位，能够化痰湿、宁神志，主治痰多、咳嗽等疾患；（2）长期按压此穴，还能够治疗头痛、眩晕、下肢神经痉挛、麻痹，便秘、尿闭等病症，具有很好的调理保健功能；（3）配风池穴，治疗眩晕；配膻中穴、肺俞穴，治疗痰多咳嗽。

四、足太阴脾经经穴

足太阴脾经是阴经，跟脏腑联系最紧密，尤其是脾、胃和心，同时它也是治疗妇科病的首选经穴。此经脉始于大趾末端，后从胃部分出支脉，通过膈肌，流注心中，接手少阴心经。主要循行在胸腹部及下肢内侧。

本经穴位主治胃病、妇科、前阴病及经脉循行部位的其他病症。《灵枢·经脉》中说："脾足太阴之脉是主脾所生病者：舌本痛，体不能动摇，食不下，烦心，心下急痛，溏瘕泄，水闭，黄疸，不能卧，强立，股膝内肿、厥，足大指不能用。"

三阴交穴

"三阴交"这个穴位的名称最早出现于《黄帝明堂经》。从唐代开始，"三阴"被理解为太阴、少阴、厥阴，并被视为三阴经交会穴，沿袭至今。它是肝、脾、肾三条阴经的交会穴，肝藏血、脾统血、肾藏精。肾为先天之本，脾为后天之本，先天依赖于后天的滋养，后天来自先天的促动，所以，经常按揉三阴交穴，可以调补肝、脾、肾三经的气血，达到健康长寿的目的。

命名：三阴，即足三阴经；交，交会的意思。"三阴交"的意思就是指足部的三条阴经中气血物质在此穴交会。此穴物质有脾经提供的湿热之气，肝经提供的水湿风气，肾经提供的寒冷之气。三条阴经气血交会于此，故名"三阴交"。三阴交穴也称承命穴、太阴穴、下三里穴。"太阴"的意思是指本穴物质为足三阴经气血交会而成，位于足部，表现出较强的阴寒特性；"下三里"是指穴内气血场的范围，即本穴内气血场范围较大，犹如三里之广。

主治：（1）此穴是妇科主穴，对妇科疾病很有疗效，如子宫功能性出血、月经不调、经痛、带下、不孕、崩漏、闭经、子宫脱垂、难产、产后血晕、恶露不行等；（2）按压此穴位还能治疗男女生殖器官的疾病，如遗精、遗尿、阳痿等；（3）按压此穴能够使腹胀、消化不良、食欲不振、肠绞痛、腹泻、失眠、神经衰弱、全身无力、下肢麻痹、神经痛、脚气病、更年期综合征等得到缓解；（4）三阴交穴能排出瘀血，产生新血，经常按摩此穴能有效去除头皮屑。

阴陵泉穴

《千金方》中说："阴陵泉、关元，主寒热不节，肾病不可俯仰，气癃尿黄；

阴陵泉、阳陵泉，主失禁遗尿不自知；阴陵泉、隐白，主胸中热，暴泄。”《百世赋》中说：“阴陵、水分，去水肿之脐盈。”《大成》中说：“霍乱，阴陵泉、承山、解溪、太白。”在这些古典医书里面，对阴陵泉穴的功能和作用均有非常详细的说明。你可能也知道，当我们遇到小便不通，或者有尿却又尿不出来、小腹鼓胀时，那可真是比便秘不知还要痛苦多少倍，甚至还有可能会引起脐下水肿，严重时甚至会伤害到肾与膀胱。此时，按压阴陵穴，就具有很好的治疗调理功能。

命名：阴，水的意思；陵，土丘的意思；泉，水泉穴。“阴陵泉”的意思就是指脾经地部流行的经水和脾土物质的混合物在此穴中聚合堆积。此穴物质为地机穴流来的泥水混合物，因为本穴位于肉之陷处，泥水混合物在穴中沉积，水液溢出，脾土物质沉积为地之下部翻扣的土丘之状，所以名“阴陵泉”。

主治：（1）这个穴位能够清脾理热、宣泄水液、化湿通阳，对通利小便，治疗脐下水肿具有特效；（2）按摩这个穴位，能够使腹胀、腹绞痛、肠炎痢疾、膝痛等得到缓解；（3）长期按压这个穴位，对尿潴留、尿失禁、尿路感染、月经不调、阴道炎、膝关节及周围软组织疾患，具有很好的改善、调理和保健效果；（4）配足三里、上巨虚，治疗腹胀、腹泻；配中极、膀胱俞、三阴交，治疗小便不利；配肝俞、至阳，治疗黄疸。

血海穴

在你蹲下拣拾地上的东西然后站起来的时候，或者当你俯身取物之后站立起身时，突然会有一瞬间，你是否感到眼前发黑，天旋地转，仿佛要晕倒一样。如果经常出现这种情况，平时就要多多按揉一下血海穴，这个穴位对身体气血具有很好的保健调理功能。《甲乙经》曰：“若血闭不通，逆气胀，血海主之”；《大成》曰：“暴崩不止，血海主之”；《图翼》曰：“主带下，逆气，腹胀”。

命名：血，指受热后变成的红色液体；海，大的意思。“血海”的意思就是说此处穴位是脾经所生之血的聚集之处。因为本穴物质是阴陵泉穴外流水液气化上行的水湿之气，气血物质充斥的范围巨大如海，所以名“血海”。血海穴又别百虫窝穴、血郄穴。“百虫窝”的意思是指此处穴位的气血物质为聚集而成的脾经之气，性湿热，而此处穴位所应的时序、地域又为长夏的中土，是百虫的产生之时和繁衍之地。“血郄”是指本穴内的物质为血。因为本穴物质为天部的水湿云气，其性既湿又热，是血的气态物质存在形式，穴内气血物质的出入为水湿云气，水湿云气折合为血其量较小，犹如从孔隙中出入一样。

主治：（1）此穴是人体脾血的归聚之处，具有祛瘀血和生新血的功能，属于女子生血之海；（2）能够清血利湿，可以治疗一切血病及月经不调、崩漏（月经过多）、闭经等病症；（3）对荨麻疹、丹毒、湿疹、瘫疮、膝痛等，具有很好的保健调理功效；（4）按摩敲打此穴，可以缓解治疗湿痒疮毒；（5）配三阴交穴，治疗月经不调。

大横穴

在日常生活之中，我们经常会见到这样一些人，他们大腹便便，在整个体型中，呈中广型的肥胖，也就是说腰腹部极为肥胖。而且他们长期习惯性便秘，每天都要到厕所，但是每次都哼哼唧唧，好不容易挤出一些，也仅似羊屎般的东西。对这些人来说，除了每天要多饮水、多多摄取富含纤维质的蔬菜以外，再每天坚持按压这个穴位，就对身体和肠胃功能以及腰腹的肥胖状态，具有很好的调理、改善和保健效果。

命名：大，指穴内气血作用的区域范围大；横，指穴内气血运动的方式为横向传输；“大横”的意思是指本穴物质为天部横向传输的水湿风气。本穴物质为腹结穴传来的水湿云气，到达本穴后，因受脾部外散之热，水湿云气胀散而形成风气，运行方式为天部的横向传输，所以名“大横”，也称“肾气穴”“人横穴”。“肾气”指本穴的天部之气富含水湿。“人横”指穴内气血在人部横向传输。因为本穴物质不仅有天部的滞重水湿云气，还有腹哀穴下行传来的地部经水，其地部经水由本穴外溢脾部，有阴维脉的气血特性，所以是足太阴阴维的交会穴。

主治：（1）按摩这个穴位，能够治疗多种大肠疾病，尤其对习惯性便秘、腹胀、腹泻、小腹寒痛、肠寄生虫等疾患，具有很好的治疗、调理和改善作用；（2）长期坚持按摩这个穴位，对于多汗、四肢痉挛、肚腹肥胖等症状，也具有很好的调理、改善和保健作用；（3）长期按摩这个穴位，还能够治疗各种急、慢性肠炎，细菌性痢疾、肠麻痹等；（4）配天枢穴、足三里穴，治疗腹痛。

五、手少阴心经经穴

手少阴心经属于心，因此和心脏有密切的关系，它是主宰人体的重要经脉。此经脉从心中开始，出于小指末端，接手太阳小肠经。主要循行在上肢内侧后缘。

本经腧穴主治心、胸、神志及经脉循行部位的其他病症，如眼睛昏黄，胸胁疼痛，上臂内侧后边痛或厥冷，手掌心热等症。《灵枢·经脉》中记载：“心手少阴之脉是主心所生病者：目黄、胁痛，臑臂内后廉痛、厥，掌中热、痛。”

极泉穴

《黄帝内经》认为，心经是君主之官，君主之官有个特性，就是君主不受邪。心包经就相当于是心经的警卫。警卫可以代君受过，所以我们可以拍打心包经。而心包经上有一个非常重要的穴位——极泉穴。如果一个人经常郁闷，他的腋窝下，即极泉穴上，就会长出一个包，这是心气被郁滞的现象。如果把极泉穴弹拨开了，就能把包块化解掉，就能够缓解心经郁滞的疾病。还有的时候你可能会发现，别人突然的一个小动作，或者一件突发性的事件，有可能会让你心跳加快，并且感到胸飞、头晕、头疼，出汗、浑身无力，甚至不想吃饭。出现这种情况就是心悸，它是过度疲劳及情绪不稳定的一种表现。此时，只要弹拨腋窝下面的极泉穴，就能够让心脏得到放松。

命名：极，高、极至的意思；泉，心主血脉，如水之流，故名泉；“极泉”的意思就是指最高处的水源，也就是说这处穴位在心经的最高点上，所以名叫“极泉穴”。

主治：（1）弹拨、揉按此处穴位，能够有效治疗各种心脏疾病，如心肌炎、心绞痛、冠心病、心悸、心痛等；（2）长期按揉此处穴位，对肩臂疼痛、臂丛神经损伤、臂肘冷寒、肩关节炎、肋间神经痛、黄疸、腋臭、息病等疾患，具有很好的调理和保健作用；（3）按揉此穴位，能够缓解上肢麻木的现象；（4）在现代中医临床中，常利用此穴位治疗心绞痛、肋间神经痛、颈淋巴结核等；（5）配神门、内关，治疗心痛、心悸；配侠白，治疗肘臂冷痛。

少海穴

“牙痛不是病，痛起来要老命”，我们对这句话都已经耳熟能详了，它既出现在一些电视广告词中，也出现在了我们的日常生活中。我们不但经常都能听见周围有人说这句话，而且有时候就连我们自己在牙痛的时候也会这样说。是的，不论是由于冷热症状，还是由于蛀牙引起的各种牙齿疼痛，甚至有时候还会由于牙痛引起手肘、手臂、肋部、腋下等部位也发生痉挛、疼痛的现象。其实，在这个时候，只要按压少海穴，有能够很好地起到止痛和保健的作用。在古籍《针灸铜人》书上有这样的记载："治寒热齿龋痛、目眩发狂，呕吐涎沫、项不得回顾、肘挛腋肋下痛、四肢不得举。"

命名："少"的意思是"阴""水"；"海"的意思是"大"，即百川所归之处。"少海"的意思就是指心经的地部经水汇合于此处穴位。此穴位物质是由青灵穴水湿之气的冷降之雨和极泉穴下行之血汇合而成，汇合的地部水液宽深如海，所以名"少海穴"。此穴也被称为"曲节穴"。

主治：（1）此处穴位具有宁神通络的作用，主要治疗神经衰弱、头痛目眩、心痛、牙痛、肋间神经痛等；（2）长期按压此处穴位，对于前臂麻木、肘关节痛、肘关节周围软组织疾患、臂麻手颤、肘臂挛痛等症状，具有良好的调理和保健作用；（3）现代中医临床中，常利用此穴位治疗癔症、精神分裂症、尺神经麻痹、肋间神经痛等；（4）配曲池穴治疗肘臂挛痛；配后溪穴治疗手颤、肘臂疼痛；配神门、内关、大陵，治疗癔症。

六、手太阳小肠经经穴

手太阳小肠经是具有宁心安神、舒筋活络功效的经穴，按摩这些经穴可以疏通经气，缓解疲劳。小肠经起于手小指尺侧端，最后经由其支脉到达颧部，与足太阳膀胱经相接，主要循行于上肢、肩膀及头部部分地方。

本经所属俞穴主治耳聋、眼睛昏黄、面颊肿、颈部、颔下、肩胛、上臂、前臂的外侧后边痛等症。《灵枢·经脉》中记载："小肠手太阳之脉是主'液'所生病者：耳聋，目黄，颊肿，颈、颔、肩、臑、肘臂外后廉痛。"

少泽穴

此穴位名出自《灵枢·本输》："别名小吉、小结。少者小也，泽者润也，心之热出火府于小肠，故名少泽。"当你感到喉咙疼痛、吞咽困难的时候，或者在你将中风后不省人事的患者送往医院的途中，只要用指甲稍微用力掐按此处穴位，就能够快速解除咽喉疼痛，使血气得以畅通，并能让昏迷的患者苏醒。此穴对产妇少乳也具有疗效。

命名：少，阴、浊的意思；泽，沼泽的意思。"少泽"的意思就是指此处穴内的气血物质为天部的湿热水气。此穴因为有地部孔隙连通小肠经体内经脉，穴内物质为小肠经体内经脉外输的经水，经水出体表后气化为天部的水湿之气，就像热带沼泽的气化之气一样，所以名“少泽”。少泽穴也称小吉穴，少吉穴。虽然本穴内的物质是小肠经体内经脉的外输湿热水气，但因为它从体内出体表后，水液气化散去了较多的热量，所以，成为天部水湿之气后的温度并不高，对于天部中的金性之气来说是吉祥之事，所以名“小吉”“少吉”。

主治：（1）用指甲掐按此处穴位，可以立即消除喉痛；（2）用指甲掐按此处穴位，对于初期中风、暴卒、昏沉、不省人事的患者，可以使气血流通，有起死回生的作用；（3）长期掐按此处穴位，对头痛、目翳、咽喉肿痛、短气、肋间神经痛、前臂神经痛，颈项神经痛、耳聋、寒热不出汗等症状，都具有很好的保健和调理作用；（4）长期掐按此处穴位，能够治疗乳痈、乳汁少等乳疾；（5）在现代中医临床上，常利用此穴治疗乳腺炎、乳汁分泌不足、神经性头痛、中风昏迷、精神分裂等症状。

天宗穴

此穴位名出自《甲乙经》：“在秉风后大骨下陷者中”，“肩重、肘臂痛不可举，天宗主之”。《铜人》中说：“肩胛痛，臂肘外后廉痛，颊颔肿”。《循经》中说：“当是肩板骨下陷中”。清代高士宗在《黄帝素问直解》中说：“肩解下三寸，两天宗穴，相去秉风三寸”。从上述可以看出，中国古人在医典中，已经对天宗穴有了非常详细的记述。据古人的记述，凡遇到肩重肘臂重不可举、胸肋支满、颊颔肿、肩胛痛、背痛时，按压此处穴位，就可以使病情得到缓解。在近现代医学中，医家还利用这一穴位，治疗女性的乳腺炎、乳腺增生、产后乳少以及肩关节周围炎、落枕、慢性支气管炎等疾病。

命名：天，指穴内气血运行的部位为天部；宗，祖庙、宗仰、朝见的意思；“天宗”的意思是说小肠经气血由此气化上行于天。本穴物质为臑俞穴传来的冷降地部经水，到达本穴后，经水复气化上行天部，犹如向天部朝见一样，所以名“天宗穴”。

主治：（1）按压此处穴位，具有疏通肩部经络，活血理气的作用；（2）此处穴位，是治疗女性急性乳腺炎、乳腺增生的特效穴位，按摩此穴位，对于乳房疼痛、乳汁分泌不足、胸痛也有明显的疗效；（3）按压此穴位，能够治疗肩胛疼痛、肩背部损伤、上肢不能举等局部疾病；（4）长期揉按此处穴位，还对气喘、颊颔肿等病症具有改善作用；（5）配肩外俞穴治疗肩胛疼痛；配膻中穴、足三里穴，治疗乳痈；（6）现代中医临床利用此处穴位治疗肩胛疼痛、肩关节周围炎、慢性支气管炎等。

七、足太阳膀胱经经穴

足太阳膀胱经是十四经络中最长的一条经脉，几乎贯穿整个身体。它运行人体中宝贵的体液，因此关系到全身的健康。此经脉起于内眼角睛明穴，止于足小趾端至阴穴，循行经过头、颈、背部、腿足部。《灵枢·寒热病》提到：“足太阳有通项入于脑者，正属目本，名曰眼系……在项中两筋间，入脑乃别阴跻、阳跻，阴阳相交，阳入阴，阴入阳，交于目锐。”

本经俞穴主治泌尿生殖系统、精神神经系统、呼吸系统、循环系统、消化系统的病症及本经所过部位的病症。例如：癫痫、头痛、目疾、鼻病、遗尿、小便不利及下肢后侧部位的疼痛等症。

攒竹穴

《针灸心悟》中云：攒竹穴可以治疗急性腰扭伤。其实，攒竹穴不仅对急性腰扭伤具有良好的治疗效果。还能够改善头痛、昏晕等多种症状。尤其是在现代社会中，大多数人的工作都很紧张繁忙、疲惫不堪，尤其是整天都在办公室里面工作，眼睛长时间地盯着电脑屏幕的白领们，或者是那些经常通宵达旦地熬夜加班，或者经常喜欢整夜看DVD的年轻人，非常容易遇到眼睛胀痛、眉棱骨痛的情况。对这些人士来说，只要能够经常正确按压攒竹穴，就可以达到改善的效果。

命名：攒，聚集的意思；竹，指山林之竹。“攒竹”的意思是指膀胱经湿冷水气由此吸热上升。因为此处穴位的物质是睛明穴上传而来的水湿之气，因其性寒吸热上行，与睛明穴内提供的水湿之气相比，由本穴上行的水湿之气量小，如同捆扎聚集的竹竿小头一样，所以名“攒竹”。攒竹穴有很多别名，如眉本、眉头、员在、始光、夜光、明光、光明穴、员柱、矢光、眉柱、始元、小竹、眉中。“眉本”的意思是指此处穴位气血的强弱关系到眉发的荣枯。“始光”的意思是说膀胱经气血在此处由寒湿之状变为阳热之状。

主治：（1）此穴对急慢性结膜炎、泪液过多、眼睑震颤、眼睛疼痛等症状都有明显的疗效；（2）按摩此穴，能够缓解视力不清、眼睛红肿等症状；（3）长期按摩此处穴位，对风热，痰湿引起的脑昏头痛、眉棱骨痛等具有明显的调理和改善作用。

大杼穴

夏季长期待在空调环境中，长时间坐在办公室里面工作，或者长期使用电脑，再加上缺少运动，颈肩部位很容易感到不舒服，会感到酸痛。这种情况如果持续下去，颈肩部位就会变得疼痛、僵硬，严重的还会患上各种肩周关节炎。这是因为不正确的坐姿，过度的紧张，会使得颈肩部位的督脉、足太阳膀胱经脉气受阻，同时使得这个部位的大杼穴气血不通。而且不正确的姿势还会对脊柱骨质产生压力，时间久了，就会产生骨质增生，即“骨病”，会使大杼穴气血淤阻的情况被加重。所以，经常按压大杼穴，可以使这个穴位的气血保持畅通，并保证了颈肩部经脉气血的流通，各种颈椎疾病的症状也就能够得到改善。

命名：大，大、多的意思；杼，在古代指织布的梭子；“大杼”的意思就是膀胱经水湿之气在此处穴位吸热后迅速上行。此处穴位的物质是膀胱经背俞各穴吸热上行的水湿之气，至本穴后虽散热冷缩为水湿成分较多的凉湿水气，但在本穴位进一步吸热胀散，并化为上行的强劲风气，上行之气中水湿犹如织布的梭子一样向上穿梭，所以名“大杼”。“大杼穴”也有很多别名，如“背俞穴”“本神穴”“百旁穴”“百劳穴”。

主治：（1）按摩这处穴位，具有清热除燥、止咳通络；（2）长期按压这个穴位，能够有效治疗咳嗽、发热、肩背痛等疾病；（3）配肩中俞穴、肩外俞穴，治疗肩背痛。

风门穴

此处穴位名出自《针灸甲乙经》：“风眩头痛，鼻不利，时嚏，清涕自出，风门主之。”《会元针灸学》中说“风门者，风所出入之门也”，“穴在第二椎下两旁，为风邪出入之门户，主治风疾，故名风门。”这个穴位是中医临床驱风最常用的穴位之一。比如，天冷的时候，总是很容易受风寒感冒，咳嗽不断、颈项僵硬、肩背酸痛，遇到这种情况后，如果每天能够按摩风门穴，就会有意想不到的保健作用。

命名：风，指穴位内的气血物质主要为风气；门，指出入的门户；“风门”的意思是指膀胱经气血在此化风上行。此穴位的物质是膀胱经背俞各穴上行的水湿之气，到此穴后吸热胀散，并化风上行，所以名“风门”。“风门穴”也称“热府”“背俞”“热府俞”。“热府”的意思是指膀胱经气血在这里吸热上行。“背俞”的意思是指此处穴位的气血来自背部各穴位。

主治：（1）按摩这个穴位，具有宣通肺气、调理气机的作用；（2）按摩这个穴位，能够有效治疗各种风寒感冒发热、恶寒、咳嗽、支气管炎等疾病；（3）这个穴位对预防感冒、头颈痛、胸背痛、荨麻疹、呕逆上气等病症，都具有很好的保健和调理作用；（4）用热吹风机“吹”这个穴位，对剧烈的哮喘具有迅速缓解的作用；（5）此穴位还可以有效治疗背部青春痘、痈疮。

殷门穴

殷门穴是足太阳膀胱经的穴位，在大腿后侧正中，敲打这处穴位，专门治疗腰背疼痛和腰椎间盘突出症状，并且立竿见影，效果非常明显。敲打这个穴位时，可以用小木槌等器物。站立，以适当的力度用小木槌轮流敲打殷门穴各三百次，背痛能迅速得到改善，坚持敲打一个月左右，椎间盘突出和慢性腰痛疼的症状基本上消失，使疾患得到治愈。平时坚持敲打这个穴位，还能积极预防腰椎间盘突出症；同时，像前列腺炎、尿路不畅、尿滴沥等症状也能够消失。另外，经常按摩、敲打殷门穴，能够通经络、疏通筋脉，还可以促使腿部消耗多余的脂肪，使大腿具有修长、平滑的曲线美。关于它的疗效，《甲乙经》云：“腰痛得俛不得仰”；《铜人》云：“举重恶血”；《大成》曰：“外股肿”。

命名：殷，盛大、众多、富足的意思；门，指出入的门户。“殷门”的意思是指膀胱经的地部水湿在这个穴位大量气化。因此这处穴位的物质是承扶穴脾土中外渗至本穴的地部水湿，在此穴位，水湿分散于穴位周围并且大量气化，气血物质显得很充盛，所以名“殷门”。

主治：（1）按摩、敲打这个穴位，可以舒筋通络、强腰膝；（2）经常按摩、敲打这个穴位，可以治疗精神神经系统的疾病，如坐骨神经痛、下肢麻痹、小儿麻痹后遗症；（3）经常按压、敲打这个穴位，对腰背痛、股部炎症等，也具有明显的调理和改善作用；（4）配大肠俞穴，治疗腰痛；配肾俞穴、委中穴，有健腰补肾、舒筋活络的作用，能够治疗腰脊疼痛；配风市穴、足三里穴，有利腰腿、祛风除湿的作用，能够治疗下脚痿痹。

委中穴

腰腿无力，腰酸背痛，几乎成了每一个现代文明人的通痛，此时，只要按摩委中穴，就有强化腰腿力量、去除腰酸、背痛的效果。委中穴是中医针灸经络中的四大总穴之一，因此，在古代的经诀歌中就有“腰背委中求”之类的句子，在《幼科铁镜》一书中也云：“惊时若身往前扑，即将委中穴向下掐住，身便直”。《灵枢》云：“膀胱病者，小腹偏肿而痛，以手按之，即欲小便而不得，肩上热，若脉陷，及足小趾外廉及胫踝后皆热，取委中央”。

命名：委，堆积的意思；中，穴内气血所在为天、人、地三部的中部。“委中”的意思是指膀胱经的湿热水气在这里聚集。此穴物质是膀胱经膝下部各穴上行的水湿之气，吸热后的上行之气，在穴中呈聚集之状，因此称“委中”。“委中穴”也叫“腘中穴”“郄中穴”“血郄穴”。在五行中，此穴属土。因为此穴位物质为天部的湿热水气，在本穴为聚集之状，有土的不动之义，所以属土。

主治：（1）按摩这个穴位，具有通络止痛、利尿祛燥的作用；（2）长期按摩此穴位，对腰背、腿部的各种疾病，如腰腿无力、腰痛、腰连背痛、腰痛不能转侧等，都有良好的疗效；（3）长期按摩这个穴位，能够有效治疗四肢发热、热病汗不出、小便难以及中暑，急性胃肠炎、坐骨神经痛、小腿疲劳、颈部疼痛、下肢瘫痪，臀部疼痛、膝关节疼痛、腓肠肌痉挛等病症；（4）配大肠俞穴，治疗腰痛；（5）配长强、次髎、上巨虚、承山，治疗便血。

承山穴

承山，顾名思义，就是承受一座山。人站着的时候，小腿肚子会感到紧张，而承山穴所处的位置，正好是筋、骨、肉的一个纽结，是最直接的受力点。平时，我们在学习、工作、生活中，也要承受巨大的压力，这些压力在身上“压”久了，我们就会感到累，并且会产生疲劳感。而承山穴是一个可以帮助我们缓解疲劳的穴位，不管我们遇到了多大的压力，身心感到多么的疲惫，只要轻轻按压承山穴，就能够帮助我们缓解疲劳，消除压力。同时，经常按摩承山穴，还具有去除体内湿气的良好效果。

命名：承，承受、承托的意思；山，指大堆的土石，这里指穴内物质为脾土。

“承山”的意思是随膀胱经经水下行的脾土微粒在此处固化。随膀胱经经水上行而来的脾土和水液的混合物，行至本穴后，水液气化，干燥的脾土微粒沉降穴的周围，沉降的脾土堆积如同大山一样，所以名“承山”。“承山穴”有很多别名，如鱼腹、肉柱、伤山、鱼肠、肠山、鱼腹山、玉柱、鱼腰穴等。

主治：（1）经常按摩承山穴，具有舒筋活血的作用；（2）经常按摩这个穴位，对腰腿疼痛、坐骨神经痛、腓肠肌痉挛、腰背疼痛、足跟疼痛、膝盖劳累，具有非常明显的疗效；（3）长期按摩这个穴位，还能够治疗并改善四肢麻痹、脚气、痔疮、便秘、脱肛等疾病；（4）配大肠俞穴，治疗痔疮；配环跳穴、阳陵泉，治疗下肢痿痹。

昆仑穴

在针灸穴中，昆仑穴是足太阳膀胱经的穴道，能够舒筋化湿、强肾健腰。中国古代医书《医宗金鉴》中写道：“足腿红肿（昆仑）主，兼治齿痛亦能安。”。在《肘后歌》中也记载道：“脚膝经年痛不休，内外踝边用意求，穴号（昆仑）并吕细。”由此可见，这个穴位对于腿足红肿、脚腕疼痛、脚踝疼痛，都能够疏通经络，消肿止痛，具有良好的治疗效果。在古代的《医书入门》中还记载道：“背曲杖行之人，针两足昆仑，能够投杖而走”，由此可知这个穴位对腰、腿和背部脊椎具有很好的疗效。

命名：昆仑，广漠无垠的意思，指膀胱经的水湿之气在这里吸热上行。本穴物质是膀胱经经水的气化之气，性寒湿，由于足少阳、足阳明二经的外散之热的作用，寒湿水气吸热后也上行并充斥于天之天部，穴中各个层次都有气血物质存在，就像广漠无垠的状态一样，所以名“昆仑”，也称“上昆仑穴”。

主治：（1）按摩这个穴位，具有消肿止痛、散热化气的作用；（2）这个穴位对于腿足红肿、脚腕疼痛、脚踝疼痛、踝关节及周围软组织疾病等具有疗效；（3）长期按摩这个穴位，对女性卵巢、男性睾丸功能等疾患，具有调整和改善作用；（4）按摩这个穴位还能够缓解头痛、项强、目眩、肩痛、腰背痛，坐骨神经痛、关节炎等症状；（5）此穴位对难产胞衣（胎盘）不下、脚气、小儿搐搦等病症也有很好的疗效；（6）配风池穴，治疗目眩。

八、足少阴肾经经穴

足少阴肾经是人体的先天之本，是与人体脏腑器官有最多联系的一条经脉，它起于足底涌泉穴，止于胸前的俞府穴，主要循行于下肢的内侧和躯干的前面，沿前正中线的两侧。在《灵枢·经脉》有关此经的病候记载："咳唾则有血，喝喝。面喘，坐而欲起目。"本经主要治疗妇科、前阴、肾、肺、咽喉病证。如月经不调、阴挺、遗精、小便不利、水肿、便秘、泄泻以及经脉循行部位的病变。

涌泉穴

涌泉穴是肾经的首要穴位，据《黄帝内经》记载："肾出于涌泉，涌泉者足心也。"中国民间自古就有"寒从足入""温从足入"的说法。《内经图说》中把按摩涌泉穴称为做"足功"，可以起到强身健体，延年益寿的作用。《韩氏医通》上记载道："多病善养者，每夜令人擦足心（涌泉），至发热，甚有益。"北宋著名大文豪苏东坡也在《养生记》中，把擦涌泉穴视为养生之道。《寿视养老新书》中指出："旦夕之间擦涌泉，使脚力强健，无痿弱酸痛之疾矣。"经常按摩涌泉穴还能增强人体的免疫功能，能够提高抵抗传染病的能力。苏东坡曾经讲过这样一个故事：扬州有一名武官在广州、广西地区做了十多年的官，从来没有染上过疟疾，而且始终面色红润、健步如飞，从不吃药。问他有什么方法，他说自己每天早晨天不亮就起床，然后坐着，两足相对，按摩涌泉穴，直到涌泉穴出汗。他在两广做官的十多年里，之所以从来没有感染过疟疾，完全是因为每天都坚持按摩涌泉穴的原因。

命名：涌，溢出的意思；泉，泉水。"涌泉"是指体内肾经的经水从此处穴位溢出体表。所以称"涌泉"。

主治：（1）经常按摩涌泉穴，具有散热生气的作用；（2）长期按摩这个穴位，能够益肾、清热、开郁；（3）按摩这个穴位治疗咽喉肿痛、头痛、目眩、失音、失眠、小便不利、休克、中暑、中风、高血压、癫痫、女子不孕、月经不调、阴痒、阴挺等疾病，具有特效；（4）经常按摩此穴位，还能缓解并治疗神经衰弱、糖尿病、更年期障碍、肾脏等疾病。

太溪穴

此穴位名出自《灵枢·本输》，《针灸大成》中称它为吕细。这是一个重要的穴位，具有“决生死，处百病”的作用。《会元针灸学》中说：“太溪者，山之谷通于溪，溪通于川。肾藏志而喜静，出太深之溪，以养其大声，故名太溪。”《经穴解》中也说：“穴名太溪者，肾为人身之水，自涌泉发源；尚未见动之形，溜于然谷，亦未见动之形，至此而有动脉可见。溪乃水流之处，有动脉则水之形见，故曰太溪。溪者；水之见也；太者，言其渊不测也。”《针灸甲乙经》中说这个穴位“在内踝后跟骨上动脉陷中”，即在足内侧，内踝的后方，当内踝尖与跟腱之间的凹陷处。

命名：太，大的意思；溪，溪流的意思。“太溪”的意思是指肾经水液在此形成较大的溪水。此穴内物质是然谷穴传来的冷降之水，到本穴后，冷降水形成了较为宽大的浅溪，因此名“太溪”，也称“大溪穴”“吕细穴”。“吕细”的意思是形容在此穴内流行的地部经水水面宽大而流动缓慢。

主治：（1）按摩这个穴位，有清热生气的作用；（2）长期按压此穴，能够益肾、清热、健腰膝、调节内脏，并且对肾炎、膀胱炎、月经不调、遗尿、遗精、神经衰弱、腰痛、足底疼痛等病症具有一定的调节和缓解作用；（3）通过刮按这个穴位，还能够有效治疗女性子宫疾患；（4）经常按揉这个穴位，对于咽喉肿痛、耳鸣、失眠、脱发、齿痛、气喘、胸闷、咯血、健忘等症状，也具有很好的保健和调理作用。

九、手厥阴心包经经穴

手厥阴心包经是心脏的保护神，能够代心受过，替心承受侵袭，它起始于胸腔，浅出属于心包，通过膈肌，经历胸部、上腹和下腹，散络上、中、下三焦。在《灵枢·经脉》有关此经的病候记载：“手心热，臂、肘挛急，腋肿；甚则胸胁支满，心中澹澹大动，面赤，目黄，喜笑不休。”此经穴可主治胸部、心血管系统、精神神经系统和本经经脉所经过部位的病症。例如：心痛、心悸、心胸烦闷、癫狂、呕吐、热病、疮病及肘臂挛痛等。

天池穴

如果有天，你发现自己很容易疲乏、倦怠，就要提防心脏问题。当心脏的泵血能力下降时，流向肌肉的血液就不足以满足需要，患者时常会感到疲乏倦怠。这些症状往往难以捉摸，很难引起患者的重视。患者容易误把这种症状归咎于衰老，并试图通过逐渐减少运动量来让身体恢复。有人还可能会经常感到身体不舒服、四肢无力、头痛，吸气的时候好像胸中有杂音。还有的人腋窝下面出现肿块。遇到这些情况时，不妨试着按压天池穴，或许能够使情况得到好转。天池穴是心包经上的重要穴位之一，据中国古典医籍《针灸铜人》中记载，此处穴位能够治疗“胸膈烦满、头痛、四肢不举、腋下肿、上气、胸中有声、喉中鸣”等疾病。

命名：天，天部的意思；池，储液之池。“天池”的意思是指心包外输的高温水气在此处穴位冷凝为地部经水。这个穴位在乳头外侧，乳头为人体体表的高地势处，因此，这个穴位也位于高地势处，即天部，穴内物质又是心包经募穴膻中穴传来的高温水气，到达本穴后散热冷降为地部经水，本穴气血既处高位又为经水，所以名“天池”，也称“天会穴”。“天会”的意思是指心包经外输的高温水气在此会合。

主治：（1）长期按压这个穴位对心脏外膜炎、脑充血、腋腺炎、乳腺炎、肋间神经痛、目视不明、咳嗽、热病汗不出等病症，有很好的调理和保健作用；（2）按摩该穴位，还能有效缓解胸闷、心烦、气喘、胸痛、腋下肿痛、疟疾等症状；（3）配列缺穴、丰隆穴，治疗咳嗽；配内关穴治疗心痛；配支沟穴治疗肋痛。

内关穴

《针灸甲乙经》中说：“心🤍🤍而善惊恐，心悲，内关主之”；“实则心暴痛，虚则心烦，心惕惕不能动，失智，内关主之”。《针灸大成》中也记载：“主手中风热，失志，心痛，目赤，支满肘挛。实则心暴痛泻之，虚则头强补子”。内关穴也是心包经上的重要穴位之一。这个穴位，对于由于饮食不洁、饮酒过度、呕吐不止或者想吐又吐不出来等各种原因导致的身体不适，具有良好的疗效。所以，在中医古籍中，还有“吐，可不吐；不吐，可吐”的记载。经常按摩内关穴，还可以治疗心脑血管和消化系统方面的疾病。

命名：内，内部；关，关卡；“内关”是指心包经的体表经水由此穴位注入体内。本穴物质是间使穴传来的地部经水，流至本穴后，由本穴的地部孔隙从地之表部注入心包经的体内经脉，心包经体内经脉经水的气化之气，无法从本穴的地部孔隙外出体表，如同被关卡阻挡住了一样，所以名“内关”，也称阴维穴。

主治：（1）这个穴位对于因怀孕呕吐、晕车、手臂疼痛、头痛、眼睛充血、恶心想吐、胸肋痛、上腹痛、腹泻、痛经等症状，具有明显的缓解作用；（2）长期按压这个穴位，对心绞痛、精神异常、风湿疼痛、胃痛、中风、哮喘、偏瘫、偏头痛、产后血晕、忧郁症，具有明显的改善和调理作用；（3）长期按压这个穴位，还能够治疗失眠、心悸等；（4）配公孙穴治疗肚痛；配膈俞穴治疗胸满支肿；配中脘穴、足三里穴治疗胃脘痛、呕吐、呃逆；配外关穴治疗上肢不遂；配建里穴除胸闷。

十、手少阳三焦经经穴

手少阳三焦经又可称为“耳脉”，是耳朵的忠实守护者，它分布于人体体侧，就像一扇门的门轴，起始于无名指末端的关冲穴，上行小指与无名指之间，沿手背出于前臂伸侧两骨之间，向上通过肘尖，沿上臂外侧，向上通过肩部，进入缺盆穴，分布于膻中。本经穴主治“气”方面所发生病症：自汗出，眼睛外眦痛，面颊肿，耳后、肩部、上臂、肘弯、前臂外侧均可发生病痛，无名指不好使用。

阳池穴

《医宗金鉴》明确说明了人体阳池穴的位置：“从中渚由四指本节直上，行手表腕上陷中，阳池穴也。”这个穴位能够有效治疗女性身体发冷的症状。尤其是在秋冬季节，总是会有很多女性手、脚冰冷，并且还患有腰寒等疾患。其实，有一个好办法可以解决这个问题，就是按摩手背手腕上的阳池穴。阳池穴是支配人体全身血液循环及激素分泌的重要穴位，只要刺激这个穴位，就可以使血液循环迅速得以畅通，并且平衡体内激素的分泌，让身体变得暖和，从而消除发冷的症状。除了按摩阳池穴，还可以将关冲、命门两处穴位和“手心”配合起来对穴位加以刺激，从而获得更好的治疗效果。此外，对妊娠中的女性来说，按摩阳池穴，还能够对妊娠呕吐进行调理。

命名：阳，指天部阳气；池，指屯物之器。“阳池”的意思是指三焦经气血在这个穴位处吸热后，化为阳热之气。此穴位物质为中渚穴传来的弱小水湿之气，到达本穴后，受外部的传入之热，并吸热胀散化为阳热之气，就像阳气的生发之池一样，所以名“阳池”，也称“别阳穴”“发阳穴”。“别阳”的意思是指三焦经的阳气由此别走厥阴心包经。“发阳”的意思是指三焦经在此生发阳气。

主治：（1）此穴位能治妊娠呕吐、女性汗毛过长；（2）按摩此穴，对腕关节及周围软组织风湿等疾患，腕痛无力，肩臂痛不得举等症状具有疗效；（3）此穴能治疗耳鸣、耳聋、眼睛红肿、咽喉肿痛；（4）长期按压此穴，对糖尿病、子宫不正等病症具有调节、改善作用。

丝竹空穴

这个穴位的名称出自《针灸甲乙经》，属于手少阳三焦经。在这里，“丝竹”指的是眉毛，“空”指的是孔窍。《千金方》云：“目疾：丝竹空、前顶”；《针灸大成》谓：“宜泻不宜补”，“吐涎：丝竹空、百会”；《胜玉歌》云：“目内红肿：丝竹空、攒竹”。上述这些医典，都详细记述了这个穴位的作用。它不但是医治眼部疾病的一个人体重要穴位，而且不论高血压、低血压、脑充血、脑贫血，还是受风寒等各种原因造成的头痛、头晕、目眩等，只要按压这个穴位，很快就能够止痛、止晕。平时多按一按这个穴位，具有很好的保健和调理功效。

命名：丝竹，在古代指弦乐器，是八音之一，这里指气血的运行就像声音飘然而至；空，空虚的意思。“丝竹空”的意思是指穴外天部的寒湿水气从此处穴位汇入三焦经后冷降归地。这个穴位是三焦经终点之穴，由于禾髎穴传到这里的气血极为虚少，穴内气血为空虚之状，穴外天部的寒湿水气因而汇入穴内，穴外的寒水水气就像天空中的声音飘然而至，所以名“丝竹空”，又名“巨窌穴”“目窌穴”。“巨窌”的意思是指穴内气血为地部水液，即这个穴位天部大范围的水湿之气皆化雨冷降。

主治：（1）按摩这个穴位，能够有效治疗各种头痛、头晕、目眩、目赤疼痛等疾患；（2）按摩此穴位，对眼球充血、睫毛倒长、视物不明、眼睑跳动等症状，也具有明显的疗效；（3）长期坚持按压这个穴位，可以使颜面神经麻痹、牙齿疼痛、癫痫等病症，得到很好的调理和改善。

十一、足少阳胆经经穴

足少阳胆经是现在很热门的一条经，它在我们身体上循行的路线是最长的，沿着经络循行刺激能够改善气血的运行，它起始于外眼角，走在我们身体的两个侧面，从小腿到上身，再到脖子和头。在《灵枢·经脉》有关此经的病候记载：“口苦，善太息，心胁痛，不能转侧，甚者面微有尘，体无膏泽，足外反热，是为阳厥。”主治胸胁、肝胆病症、热性病、神经系统病症和头侧部、眼、耳、咽喉病症以及本经脉所经过部位之病症。

风池穴

此穴位最早见于《灵枢·热病》篇，云："风为阳邪，其性轻扬，头顶之上，惟风可到，风池穴在颞颥后发际陷者中，手少阳、阳维之会，主中风偏枯，少阳头痛，乃风邪蓄积之所，故名风池。"《针灸甲乙经》中说它"在颞颥（脑空）后发际陷者中"；《素问·气府论》王冰注："在耳后陷者中，按之引于耳中"；《医学入门》中云："耳后一寸半，横侠风府"。据古代医典记述，这个穴位能够治疗头痛、眩晕、热病汗不出、疟、中风不语、瘿气、颈项强痛、目不明、目泣出、目赤痛、眼目生花、耳病、鼻鼽衄、筋挛不收等疾病。

命名：风，指穴内物质为天部的风气；池，屯居水液之器，这里指穴内物质富含水湿。"风池"的意思是指有经气血在此穴位化为阳热风气。本穴物质为脑空穴传来的水湿之气，至本穴后，受外部之热，水湿之气胀散并化为阳热风气，然后输散于头颈各部，所以名"风池"，也称"热府穴"。"热府"的意思是指本穴气血的变化为受热膨胀。因为本穴吸热胀散的阳热风气不仅传输胆经，也输向阳维脉所在的天部层次，所以是足少阳阳维之交会处。

主治：（1）按摩这个穴位，具有醒脑明目、快速止痛、保健调理的功效；（2）长期按摩这个穴位，对感冒、头痛、头晕、中风、热病、颈项强痛、眼病、鼻炎、耳鸣、耳聋、咽喉疾患、腰痛等疾患，具有很好的调理保健效能；（3）每天时持按摩这个穴位，对高血压、脑震荡、面肌痉挛和荨麻疹也具有治疗效果。

肩井穴

肩井穴是一个比较特殊的穴位。按摩这个穴位时，如果用力太重，可能会导致人体半身麻痹，手不能举，甚于令人昏晕。所以在很多防身术和武功招式之中，就有"重击肩井穴"这一个动作。假如女性在路上偶遇不良分子，就可以通过重击对方的肩井穴，达到防身自卫的目的。在另一方面，对这个穴位轻揉慢按，却能够缓解工作压力、放松肩颈僵硬，疏通经络血脉。据古代医书记述，肩井穴能治疗"肩背痹痛，臂不举，颈项不得回顾，中风气塞，涎上，不语，气逆，翻胃，呕吐，咳逆上气，瘰疬，虚劳，产后乳汁不下，乳痈，妇人产晕，难产"等疾患。《针灸甲乙经》云："在肩上陷者中，缺盆上，大骨前"；《太平圣惠方》云："在肩上陷罅中，缺盆上，大骨前一寸半，以三指按之，当其中指下陷者中是也。"《针灸玉龙经》云："在肩端上缺盆尽处"；《针方六集》云："如取左穴，用本人右手小指按于左肩柱骨尖上，平排三指，取中指下第一节中是穴。取右穴，亦如是。”

命名：肩，指穴位在肩部；井，指地部孔隙；“肩井”是指胆经的地部水液从这个穴位流入地之地部。本穴物质为胆经上部经脉下行而至的地部经水，到达本穴后，经水由本穴的地部孔隙流入地之地部，所以名“肩井”，也称“肩解穴”、“膊井穴”。

主治：（1）按摩此穴位对肩背痹痛、手臂不举、颈项强痛等病疾，具有特殊疗效；（2）长期按摩这个穴位，对乳痈、中风、瘰疬、难产、乳腺炎、功能性子宫出血、产后子宫出血、神经衰弱、半身不遂、脑贫血、脚气、狐臭等症状，都具有缓解、调理、治疗和保健作用；（3）配足三里穴、阳陵泉穴，治疗脚气酸痛。

环跳穴

据古代医书记载，环跳穴可以治疗“中风，半身不遂，髀枢痛不可举，腰胁相引急痛，腰胯痛不得转侧，冷风湿痹，痹不仁，股膝酸痛，胫痛不可屈伸，足麻痹，风疹”等疾病。在日常生活中，我们可能会偶尔碰到一不小心就闪了腰的情况，或者遇到身体不舒服，腰痛得让人难受，而且使得人体的整个身子像虾一样弯曲着，没有办法伸直，走路的时候也驼着背，在躺卧的时候一定要垫棉絮，并且在床上直挺挺的丝毫也不能够动弹，稍微转下身就会疼得要命。遇到这种情况时，只要轻轻按揉背部痛点和环跳穴，就能够迅速止痛，并使疼痛难受的身体得以舒缓。这个穴位，《针灸甲乙经》云：“在髀枢中。侧卧，伸下足，屈上足取之。”《神应经》云：“即砚子骨下宛宛中也”；《素问·气府论》王冰注：“足少阳，太阳二脉之会。”

命名：环，一种圆形而中间有孔的玉器，或者一串连环中的某一节，这里指穴内物质为天部肺金特性的凉湿之气；跳，跳动的意思，阳之健，这里指穴内阳气健盛。“环跳”的意思是指胆经水湿在这里大量气化为天部阳气。本穴物质为居髎穴传来的地部水湿，到达本穴后，水湿渗入穴内丰满的肌肉中并气化为天部的阳气，穴内阳气健盛，所以名“环跳”，也称“臏骨”“髋骨”“分中”“环各”“髀枢”“髀厌”。

主治：（1）这个穴位对腰痛、背痛、腿痛、坐骨神经痛等疾病具有特效；（2）长期按摩这个穴位，对下肢麻痹、腰部肌炎、大腿肌炎、膝部肌炎、风疹、脚气等症状，具有很好的调理、改善、医治和保健作用。

阳陵泉

这个穴位是传统中医针灸经络的八大会穴之一，有“筋会阳陵”之说。长期筋骨僵硬、酸痛，容易抽筋的人，只要平时多多按压这个穴位，就能得到改善。古代医书还记载这个穴位对“胆病、善太息、口苦、呕宿汁、心下澹澹、胁下痛胀、吐逆、喉鸣、诸风、头面肿、头痛、眩晕、遗尿、髀痹引膝股外廉痛、不仁、筋挛急、筋软、筋疼、膝伸不得屈、冷痹、半身不遂、脚冷无血色、膝肿麻木、草鞋风”等病都具有良好的医治效果。《灵枢·本输》云：“在膝外陷者中也”；《针灸甲乙经》云：“在膝下一寸，外廉陷者中。”《针灸问对》云：“膝下二寸”；《备急千金要方》云：“在膝下外，尖骨前陷者中”；《动功按摩秘诀》云：“在膝外高骨下各一指。”

命名：阳，阳气；陵，土堆；泉，源源不断。“阳陵泉”是指胆经的地部经水在此穴位大量气化。膝阳关穴飞落下传的经水和胆经膝下部经脉上行而至的阳热之气交会后，随胆经上扬的脾土尘埃吸湿沉降于地，胆经上部经脉落下的经水也渗入脾土中，脾土固化于穴周，脾土中的水湿大量气化，如同脾土尘埃的堆积之场和脾气的生发之地，所以名“阳陵泉”，也名“筋会穴”“阳陵穴”。

主治：（1）按摩这个穴位能疏泄肝胆、清利湿热、舒筋健膝；（2）按摩这个穴位对抽筋、筋骨僵硬、酸痛有特效；（3）长期按压这个穴位，对胃溃疡、肝炎、胆石症、高血压、肋间神经痛、肩关节痛、膝关节痛，下肢麻木瘫痪、胆绞痛、胆囊炎、胆道蛔虫、足内翻、耳鸣、耳聋等疾病，具有很好的改善、医治和保健作用。

十二、足厥阴肝经经穴

足厥阴肝经循行路线不长，穴位不多，但是作用一点也不小，可以说是护身卫体的大将军，它起于脚大踇趾内侧趾甲边缘上，向上到脚踝，然后沿着腿的里面向上走，在肾经和脾经的中间，最后到达肋骨边缘。在《灵枢·经脉》中有关此经的病症记载“腰痛不可以俯仰，丈夫颓疝，妇人少腹肿，甚则嗌干，面尘脱色。”主治胸胁、肝胆病症、热性病、神经系统病症和头侧部、眼、耳、咽喉病症以及本经脉所经过部位之病症。

太冲穴

在日常生活中，我们时常都有可能遇到一些脾气暴躁，动辄就大动肝火的人。

有的时候，我们自己也会因为某些事情而生气、动怒。中医认为，肝为“将军之官”，主怒。人在生气发怒的时候，体内能量往往走的是肝经的路线。所以，人在生气发怒时，肝也会多多少少受到影响，作为肝经上的穴位，太冲穴就会出现异常现象，例如，有的有压痛感，有的温度或者色泽会发生变化，对外界更加敏感，还有的软组织张力会发生异常。所以，脾气不好，经常生气、动怒的人，不妨多多按摩一下太冲穴，这个穴位能够有效化解心中的怒气，疏解情况，消除心胸的不适之感。关于这个穴位，据《灵枢·本输》记载，在：“行间上二寸陷者之中也”；《针灸甲乙经》云：“在足大指本节后二寸，或曰一寸五分陷者中”。

命名：太，大的意思；冲，冲射之状；“太冲”的意思是指肝经的水湿风气在此穴位向上冲行。本穴物质为行间穴传来的水湿风气，到达本穴后，因受热胀散，化为急风冲散穴外，所以名“太冲”，也名“大冲穴”。本穴物质为热胀的风气，在本穴为输出之状，所以是肝经俞穴，在五行中属土。

主治：（1）按摩该穴位，具有平肝、理血、通络之作用，能使头痛，眩晕、高血压、失眠、肝炎等症状都得到调理和缓解；（2）长期按压这个穴位，对月经不调、子宫出血、乳腺炎、肾脏炎、肠炎、淋病、便秘等病症，具有很好的改善和保健作用。

十三、督脉经穴

人体奇经八脉之一。督脉总督一身之阳经，六条阳经都与督脉交会于大椎，督脉有调节阳经气血的作用，故称为“阳脉之海”。主生殖机能，特别是男性生殖机能。督脉起于胞中，下出会阴，后行于腰背正中，循脊柱上行，经项部至风府穴，进入脑内，再回出上至头项，沿头部正中线，经头顶、额部、鼻部、上唇，到唇系带处。该经脉发生病变，主要表现为脊柱强直、角弓反张、头重痛、项强、眩晕、癫痫、癃闭、遗溺、痔疾、妇女不孕等。

长强穴

很多人都受过便秘的困扰，尤其是长时间久坐办公室、缺乏运动的人。便秘时，老觉得有大便阻塞在直肠和肛门口，可是费尽力气也排泄不出来，怎么办呢？只要每天坚持按摩长强穴，就可以解决这个问题。长强穴能够促进直肠的收缩，使大便通畅，还能有效治疗便秘，对人体内部肠胃排毒具有很好的调理作用。关于此穴，《聚英》中云："足少阴、少阳结会，督脉别走任脉"；《铜人》中说："针入三分，抽针以太痛为度……灸然不及针"；《图翼》中说："一经验治少年注夏羸瘦，灸此最效"。由此可见，古代医师早已发现了长强穴在人体治疗疾患中的重要作用。

命名：长，长久的意思；强，强盛的意思；"长强"是指胞宫中的高温高压水湿之气由此穴位外输体表。本穴为督脉之穴，其气血物质来自胞宫，温压较高，向外输出时既强劲又饱满，并且源源不断，所以名"长强"。

主治：（1）按摩这个穴位，能够促进直肠的收缩，使大便畅通，还能治疗便秘，并且能迅速止腹泻；（2）长期坚持按压这个穴位，具有通任督、调肠腑的作用，对肠炎、腹泻、痔疮、便血、脱肛等疾患，都具有良好的治疗效果；（3）长期按压这个穴位，还对阴囊湿疹、引产、阳痿、精神分裂，癫痫、腰神经痛等病症，具有很好的调理和改善功能；（4）配承山穴，有清热通便、活血化瘀的作用，能够治疗痔疾、便秘；配小肠俞穴，有行气通腑、分清泌浊的作用，能够治疗大小便困难、淋症；配身柱穴，有行气通督的作用，能治疗脊背疼痛；配百会穴，有通调督脉、益气升阳的作用，能治脱肛、头昏。

命门穴

医史记载，雷公问岐伯："十二经各有一主，主在何经？"岐伯答："肾中之命门为十二经之主也"。雷公不同意。岐伯答："……人非火不生，命门属火，先天之火也……人身先生命门而后生心……十二经非命门不生……故心得命门，而神明应物也；肝得命门，而谋虑也；胆得命门，而决断也；胃得命门，而受纳也；脾得命门，而转输也；肺得命门，而治节也；大肠得命门，而传导也；小肠得命门，而布化也；肾得命门，而作强也……是十二经为主之官，而命门为十二官之主……"这段话形象概括了人体命门的重要意义。

命名：命，人的根本；门，出入的门户；"命门"指人体脊骨中的高温高压阴性水液由此穴外输督脉。本穴因其位于腰背正中部位，内连脊骨，在人体重力场中位置低下，脊骨内的高温高压阴性水液由此穴外输体表督脉，本穴外输的阴性水液有维系督脉气血流行不息的作用，是人体生命之本，故称"命门"，也称"属累穴""精宫穴"。

主治：（1）按摩此穴对肾气不足、精力衰退，有固本培元的作用，对腰痛、腰扭伤、坐骨神经痛有明显疗效；（2）经常按摩此穴能治疗阳痿、遗精、月经不调、头痛、耳鸣、四肢冷等疾患；（3）长期按压此穴，能治小儿遗尿；（4）配肾俞穴能调补肾气，可治肾虚溺多、腰酸背疼；配肾俞穴、气海穴、然谷穴能补益肾气、固涩精关，能治阳痿、早泄、滑精；配天枢穴、气海穴、关元穴能温肾健脾，能治肾泄、五更泄。

身柱穴

顾名思义，身柱就是指身体的支柱。当你遇到因脑力不足而眩晕，或者中气不足而喘息，或者大气下陷而脱肛，或者督脉之气升举无力而腰背疼痛时，就可以按压身柱穴，这个穴位能使你的症状迅速得到缓解，并帮助你提高身体的免疫和保健能力。此外，这个穴位几乎还能通治小儿之病。幼儿的脏腑娇嫩，功能还没有健全，特别是肺和脾脏的机能较弱，因此很容易患上感冒、发热、咳嗽、哮喘、腹泻、消化不良等疾病。此时，按摩孩子的身柱穴就具有很好的防治作用。另外，经常按摩这个穴位还具有益智健脑的作用。

命名：身，身体的意思；柱，支柱的意思；“身柱”的意思是指督脉气血在此处穴位吸热后，化为强劲饱满之状。本穴物质为神道穴传来的阳气，到达本穴后，此气因受体内外传之热而进一步胀散，胀散之气充斥穴内，并快速循督脉传送，使督脉的经脉通道充胀，如皮球充气而坚，可承受重负一样，所以名“身柱”。

主治：（1）经常按摩这个穴位，对气喘、感冒、咳嗽、肺结核以及因为咳嗽导致的肩背疼痛等疾患，具有特殊的疗效；（2）按摩这个穴位，还能够有效治疗虚劳喘咳、支气管炎、肺炎、百日咳，并且对疔疮肿毒还具有非常明显的效果；（3）长期按压这个穴位，对脊背强痛、小儿抽搐、癔症、热病、中风不语等病症，具有很好的调理和保健作用；（4）配水沟穴、内关穴、丰隆穴、心俞穴，治疗癫狂病；配风池穴、合谷穴、大椎穴，治疗肺热、咳嗽；配灵台穴、合谷穴、委中穴，治疗疮毒；配本神穴，有行气疏风的作用，能治头痛、目眩。

大椎穴

据《甲乙经》记载，此穴位是“三阳、督脉之会”；《图翼》中云：“又治颈瘿、灸百壮，及大椎两边相去各一寸半少垂下，各三十壮”；《千金方》云：“凡灸疟者，必先问其病之所先发者先灸之。从头项发者，于未发前预灸大椎尖头，渐灸过时止；从腰脊发者，灸肾俞百壮；从手臂发者，灸三间”；《普济》云：“灸以年为壮”。不论患了风寒感冒，还是身体其他病变引起的高热不退，父母都非常担心孩子因此“烧”坏了脑神经，发生严重的后遗症。此时，刮按孩子的大椎穴，具有迅速退热的作用。

命名：大，多的意思；椎，锤击之器，这里指穴内的气血物质实而非虚。“大椎”的意思是指手足三阳的阳热之气由此处汇入本穴，并与督脉的阳气上行头颈。本穴物质一为督脉陶道穴传来的充足阳气，二为手足三阳经外散于背部阳面的阳气，穴内的阳气充足满盛，如椎一样坚实，故名“大椎”，也称“百劳穴”“上杼穴”。“百劳”是指穴内气血为人体各条阳经上行气血汇聚而成。“上杼”是指穴内气血为坚实饱满之状。

主治：（1）按摩这个穴位，有解表通阳、清脑宁神的作用，能够快速退烧；（2）按摩这个穴位，还能够治疗感冒、肩背痛、头痛、咳嗽、气喘、中暑、支气管炎、湿疹、血液病等疾患；（3）坚持长期按摩和针灸这个穴位，还能够有效治疗体内寄生虫、扁桃体炎、尿毒症等；（4）配腰俞穴，有通督行气、清热截疟的作用，能治疟疾；配合谷穴、中冲穴，有解表泻热的作用，能治伤寒发热、头昏；配长强穴，有通调督脉的作用，能治脊背强痛。

百会穴

如果你长期感到忧郁不安、情绪不佳，还时常头昏、脑涨、胸闷、失眠的话，只要按压这个穴位，就有很好的调理和保健作用。此穴位名首次出现于《针灸甲乙经》，属督脉，别名“三阳五会”。《采艾编》云：“三阳五会，五之为言百也”，意思就是说人体百脉于此处交会。由于是百脉之会的地方，自然也是百病所主的地方，所以，这个穴位可以治疗很多的病症，是中医临床中常用的穴位之一。《圣济》云：“凡灸头顶，不得过七壮，缘头顶皮薄，灸不宜多”；《普济》云：“北人始生子，则灸此穴，盖防他日惊风也”；《图翼》云：“若灸至百壮，停三五日后绕四畔，用三棱针出血，以井花水淋之，令气宣通，否则恐火气上壅，令人目暗”。这些描述都指明了这个穴位的性质，也说明了它的特殊性。

命名：百，数量词，多的意思；会，交会。“百会”指手足三阳经及督脉的阳气在此交会。本穴在人的头顶，在人的最高处，因此人体各经上传阳气都交会于此，所以名“百会”。也称“顶中央穴”“三阳五会穴”“天满穴”“天蒲穴”“三阳穴”“五会穴”“巅上穴”。

主治：（1）按摩这个穴位，具有开窍宁神的作用，能治疗失眠、神经衰弱；（2）长期按压这个穴位，有平肝熄风的作用，能治疗头痛、眩晕、休克、高血压、中风失语、脑贫血、鼻孔闭塞等疾患；（3）长期按压这个穴位，还有升阳固脱的作用，能治疗脱肛、子宫脱垂等疾患。

十四、任脉经穴

任脉是人体的奇经八脉之一，它与全身所有阴经相连，身体的精血、精液都由任脉所主，也被称为“阴脉之海”。它起始于胞中，下出会阴，经阴阜，沿腹部和胸部正中线上行，经过咽喉，到达下唇内，环绕口唇，并向上分行至两目下。其病症即以下焦、产育为主。《素问·骨空论》：“任脉为病，男子内结七疝，女子带下，瘕聚。”任脉主治：遗尿、遗精、腹胀痛、胃痛、呃逆、舌肌麻痹、各种疝气病、女子易患带下、女子小腹结块等症。

关元穴

关元穴又称丹田，据《甲乙经》记载，它为“足三阴、任脉之会”；《圣惠方》云：“引岐伯云，但是积冷虚乏病，皆宜灸之”；《图翼》云：“此穴当人身上下四旁之中，故又名大中极，乃男子藏精，女子畜血之处”；《扁鹊心书》曰：“每夏秋之交，即灼关元千壮，久久不畏寒暑。人至三十，可三年一灸脐下三百壮；五十，可二年一灸脐下三百壮；六十，可一年一灸脐下三百壮，令人长生不老”。由此可见，这个穴位人体具有重要意义。经常按摩这个穴位，能够治疗男性性功能障碍，如阳痿、早泄、遗精、气虚、体弱等，对女性月经不调、痛经、带下等症状，也有很好的调理与保健作用。

命名：关，关卡的意思；元，元首的意思；“关元”指的是任脉气血中的滞重水湿在此处不得上行。因为本穴物质为中极穴吸热上行的天部水湿之气，到达本穴后，大部分水湿被冷降于地，只有小部分水湿之气吸热上行，此穴位就如同天部水湿的关卡一样，所以名“关元”。

主治：（1）按摩这个穴位，有培肾固本、调气回阳的作用，能够治疗阳痿、早泄、月经不调、崩漏、带下、不孕、子宫脱垂、闭经、遗精、遗尿、小便频繁、小便不通、痛经、产后出血、小腹痛、腹泻、腹痛、痢疾、完谷不化等症状；（2）长期按摩这个穴位，对全身衰弱、尿路感染、肾炎、疝气、脱肛、中风、尿道炎、盆腔炎、肠炎、肠粘连、神经衰弱、小儿消化不良等疾患，都有很好的疗效，而且有调理、改善的功能。

神阙穴

神阙穴是人体任脉上的重要穴位之一，是人体的长寿大穴。它与人体的生命活动密切相关。母体中的胎儿是靠胎盘呼吸的，属于先天真息状态；婴儿脱体后，脐带被切断，先天呼吸中止，后天肺呼吸开始，而脐带、胎盘紧连在脐中，没有神阙穴，生命就不复存在。经常按摩神阙穴，可以使人体真气充盈、精神饱满、体力充肺、腰肌强壮、面色红润、耳聪目明、轻身延年，并对腹痛肠鸣、水肿膨胀、泄痢脱肛、中风脱症等有独特的疗效。《图翼》中云："故神阙之灸，须填细盐，然后灸之以多为良，若灸之三五百壮。不惟愈疾，亦且延年，若灸少，则时或暂愈，后恐复发，必难救矣。但夏月人神在脐，乃不宜灸"；《神灸经纶》云："凡卒中风者，此穴最佳。罗天益云：中风服药，只可扶持，要收全功，灸火为良。盖不惟追散风邪，宣通血脉，其於回阳益气之功，真有莫能尽述者。"

命名：神，尊、上、长的意思，这里指父母或先天；阙，牌坊的意思。"神阙"的意思是指先天或前人留下的标记。此穴位也称"脐中""脐孔穴""气合穴""命蒂穴"等。

主治：（1）按摩这个穴位，有温阳固脱、健运脾胃的作用，对小儿泻痢有特效；（2）按摩这个穴位，能够治疗急慢性肠炎、痢疾、脱肛、子宫脱垂、水肿、中风、中暑、不省人事、肠鸣、腹痛、泻痢不止等疾患；（3）配关元穴，有温补肾阳的作用，能治疗久泄不止、肠鸣腹痛；配百会穴、膀胱俞穴，有升阳举陷、回阳固脱的作用，能治疗脱肛；配石门穴，有温阳利水、通经行气的作用，能治疗大腹水肿、小便不利。

膻中穴

如果遇到稍食即吐、胸闷，胸郁、形体羸瘦、气虚体弱这样的情况，只要按压膻中穴，就有很好的调理和保健功效。《难经》云："上焦者，在心下下鬲，在胃上口，主纳而不出，其治在膻中"；《普济》云："膻中为气之海，然心主为君，以敷宣散令。膻中主气，以气有阴阳，气和志适，则喜乐由后；分布阴阳，故官为臣使也"；《图翼》云："禁刺，灸七壮，刺之不幸，令人夭"；《大成》云："足太阴、少阴、手太阳、少阳、任脉之会"。

命名：膻，羊臊气或羊腹内的膏脂，这里指穴内气血为吸热后的热燥之气；中，与外相对，指穴内；"膻中"指任脉之气在此吸热胀散。本穴物质为中庭穴传来的天部水湿之气，至本穴后吸热胀散，变为热燥之气，如羊肉带辛臊气味一样，所以名"膻中"，也称"元儿穴""胸堂穴""上气海穴""元见穴"。

主治：（1）按摩这个穴位，有调气降逆、宽胸利膈的作用，能够治疗支气管哮喘、支气管炎、咳嗽、气喘、咯唾脓血、胸痹心痛、心悸、心烦等疾病；（2）长期按压此穴位，对乳腺炎、乳汁过少、肋间神经痛等病症，有很好的调理和保健作用；（3）配曲池穴、合谷穴，治急性乳腺炎；配内关穴、三阴交穴、巨阙穴、心平穴、足三里穴，治冠心病、急性心肌梗死；配中脘穴、气海穴，治疗呕吐反胃；配天突穴，治哮喘；配乳根穴、合谷穴、三阴交穴、少泽穴、灸膻中穴，治产后缺乳；配肺俞穴、丰隆穴、内关穴，治咳嗽痰喘；配厥阴俞穴、内关穴，治心悸、心烦、心痛。